臨床判断学入門

内山　靖
小林　武
前田眞治
編集

協同医書出版社

編集者一覧
内山　靖（群馬大学医学部保健学科理学療法学専攻）
小林　武（東北文化学園大学医療福祉学部リハビリテーション学科理学療法学専攻）
前田眞治（国際医療福祉大学大学院リハビリテーション学領域）

執筆者一覧（五十音順）
会田茂男（希望の家療育病院リハビリテーション課）
浅海奈津美（北里大学医療衛生学部リハビリテーション学科作業療法学専攻）
石川　朗（札幌医科大学保健医療学部理学療法学科）
伊藤貴子（健康科学大学健康科学部作業療法学科）
伊藤斉子（大阪リハビリテーション専門学校作業療法学科）
伊藤良介（神奈川県総合リハビリテーションセンター）
岩永竜一郎（長崎大学医学部保健学科作業療法学専攻）
内山　靖（群馬大学医学部保健学科理学療法学専攻）
大山峰生（新潟医療福祉大学医療技術学部作業療法学科）
岡本隆嗣（東京慈恵会医科大学リハビリテーション医学講座）
小澤敏夫（東日本循環器病院リハビリテーション科）
風間忠道（東京病院附属リハビリテーション学院作業療法学科）
金子純一朗（国際医療福祉大学保健学部理学療法学科）
笠原良雄（東京都立神経病院リハビリテーション科）
川井伸夫（東北文化学園大学医療福祉学部リハビリテーション学科理学療法学専攻）
川島敏生（日本鋼管病院リハビリテーション科）
河渕　緑（初台リハビリテーション病院教育管理部）
木村　朗（聖隷クリストファー大学リハビリテーション学部理学療法学専攻）
小林　武（東北文化学園大学医療福祉学部リハビリテーション学科理学療法学専攻）
島田裕之（日本学術振興会特別研究員）
首藤和弘（東北文化学園大学医療福祉学部リハビリテーション学科作業療法学専攻）
杉井章二（国立病院機構相模原病院リハビリテーション科）
住田幹男（関西労災病院リハビリテーション科）
高岡　徹（横浜市障害者更生相談所）
竜江哲培（関西労災病院リハビリテーション科）
谷中　誠（鈴鹿医療科学大学理学療法学科）
鶴埜益巳（高知医療学院理学療法学科）
中山恭秀（東京慈恵会医科大学附属第三病院リハビリテーション科）
長谷川幹（桜新町リハビリテーションクリニック）
原　寛美（相澤病院総合リハビリテーションセンター）
平賀よしみ（北里大学東病院リハビリテーション部）
福田道隆（弘前脳卒中センターリハビリテーション科）
藤井清美（国際医療福祉大学保健学部作業療法学科）
前田眞治（国際医療福祉大学大学院リハビリテーション学領域）
牧田　茂（埼玉医科大学病院リハビリテーション科）
横山美佐子（北里大学医療衛生学部リハビリテーション学科理学療法学専攻，国際医療福祉大学大学院医療福祉学研究科保健医療学専攻）
吉田一成（鳥取県立総合療育センター）

序

　現代の医療に期待される大きな潮流として，①生命寿命から健康寿命延長への支援，②生活の場に応じた医療の提供，③透明性と説明責任の明確化，が挙げられます．リハビリテーションでは，その理念から，当初より①，②を中心に据えた実践を展開していますが，共通した思考過程の視覚化と明確な根拠の提示が大きな課題でした．幸い，2001年には，国際生活機能分類（International Classification of Functioning, Disability, and Health：ICF）が世界保健機関総会で採択され，対象者や家族を含めたチーム医療の共通言語として大きな効果を発揮しています．

　実践現場では，対象者と専門職の具体的なコミュニケーションの媒体として，信頼性と妥当性の高い計測・臨床評価指標の存在が不可欠です．生体現象を如何に取り出し，位置づけるのかは，どのような介入を行うのかと表裏一体の関係にあります．明確な媒体は，説明と同意の手段およびエビデンスの拠り所ともなり，これまで『計測法入門』(2001)，『臨床評価指標入門』(2003) を通して紹介してきました．また，対象者中心の支援を展開するためには，連続性と総体性が不可欠で，生活の場に応じた地域完結型医療の推進とともに，対象者の生涯発達および病期を踏まえた思考過程を具体化することが望まれます．

　そこで，本書では，リハビリテーション科医師，作業療法士，理学療法士によるリハビリテーションとしての共通の思考過程と，各職種の特質に応じた計測・評価指標の解釈を一覧することとしました．新生児から高齢者までの対象者を生涯発達の視点から整理し，集中治療室，病棟，リハビリテーション室などの病院内のリハビリテーションに加えて，外来，施設，在宅における介入の場の違いについて，その本質を明らかにしています．また，座位保持が困難な例からスポーツ競技復帰を目指す事例までを取り上げ，重症度が異なる場合に言及しています．このような幅広い事例について，"ICFからみた臨床判断のポイント" "臨床判断のフローチャート" "本例に関わるリハビリテーション専門職の役割" の共通した図表を用いて，思考過程の共通・普遍性と状況依存・特異性を明快に示したことが本書の最大の特徴です．これによって，リハビリテーションにおける思考過程の視覚化と根拠の提示に一石を投じることができたと考えております．

　本書の第1回企画・編集会議は2005年4月であったので，1年間で企画から製作までの全ての工程を完了することができました．これは，一重に執筆者37人の格段のご理解と実行力の賜物と深く感謝しています．また，編集作業を常に冷静に見守り，貴重なご意見と迅速な作業をいただいた協同医書出版社の中村三夫取締役・編集長には厚く御礼を申し上げます．この1年間は，編集者らにとって困難はありましたが新鮮で楽しい議論の連続でした．

　『臨床判断学入門』の発刊によって，『計測法入門』『臨床評価指標入門』と併せて，人をみるための入門書3部作が揃ったことになります．

　本書が，対象者主体のチーム医療を目指して学んでいる学生の皆様や，既に実践現場で活躍さ

れている専門職の諸氏にとって，リハビリテーションにおける思考過程の一助となれば幸いです．

　2006年5月

内山　靖，小林　武，前田眞治

目次

序　iii

第1部　臨床判断学の意義

第1章　リハビリテーションにおける臨床判断学とは何か　（内山　靖）　……… 3
第2章　リハビリテーションにおける臨床判断学の社会的意義　（前田眞治）　…… 9
第3章　リハビリテーションにおける臨床判断学を形づくる視点
　　　　　（前田眞治，小林　武，伊藤貴子）　……………………………… 15

第2部　臨床判断学の実践

第4章　事例にみる臨床判断過程

■急性期医療機関

- 4-1　NICU（Neonatal Intensive Care Unit）入院中の未熟児の事例　（横山美佐子）　26
- 4-2　急性期病棟入院中の脳血管障害の事例―早期在宅復帰を目指して―　（原　寛美）　32
- 4-3　急性期病棟入院中の脳血管障害の事例―ベッドサイドの観察から予後予測と介入―　（鶴埜益巳）　38
- 4-4　急性期手の屈筋腱損傷および末梢神経損傷の事例　（大山峰生）　44
- 4-5　変形性股関節症による寛骨臼回転骨切り術の事例　（小林　武）　50
- 4-6　急性心筋梗塞後早期再灌流療法を行い職業復帰に向けた心臓リハビリテーションを実施した事例　（牧田　茂）　56
- 4-7　急性増悪から寛解期の多発性硬化症の事例　（中山恭秀）　60
- 4-8　変形性股関節症による人工股関節全置換術の事例　（小澤敏夫）　66
- 4-9　不全頸髄損傷の高齢者の事例　（伊藤良介）　70
- 4-10　循環障害による下腿切断の事例　（住田幹男，竜江哲培）　76

■回復期医療機関・施設（老人保健施設を含む）

- 4-11　施設入所中の重症心身障害の事例　（会田茂男）　80
- 4-12　リハビリテーション病院に入院中の若年頭部外傷の事例　（岡本隆嗣）　84
- 4-13　回復期リハビリテーション病棟に入院中の脳血管障害高齢者の事例　（福田道隆）　88
- 4-14　高次脳機能障害を併存するくも膜下出血の事例　（河渕　緑）　92
- 4-15　就労に伴う自動車通勤を目標とした脊髄損傷の事例　（川井伸夫）　96
- 4-16　うつ症状のために廃用症候群を併発した高齢者の事例　（平賀よしみ）　102

■外来

- 4-17　幼児期の二分脊椎児の事例　（吉田一成）　108
- 4-18　外来通所中の学童期脳性麻痺児の事例　（藤井清美）　114
- 4-19　Duchenne型進行性筋ジストロフィーで自宅近隣の養護学校高等部へ通学している事例　（風間忠

道，谷中　誠）120

4-20　外来通院中の脊髄小脳変性症の事例　（内山　靖）124
4-21　外来通院中の関節リウマチの事例　（杉井章二）130
4-22　職場復帰に必要な運転が鍵となる外来通院の脳血管障害の事例　（前田眞治）136
4-23　外来でフォロー中のスポーツ傷害の事例　（川島敏生）140
4-24　家事復帰を目標とした高次脳機能障害の事例　（首藤和弘）144
4-25　外来通院中のパーキンソン病の事例　（金子純一朗）148

■地域・在宅
4-26　自閉症ないしアスペルガー症候群の子どもへの支援の事例　（岩永竜一郎，伊藤斉子）152
4-27　在宅療養中の筋萎縮性側索硬化症（ALS）者への訪問支援の事例　（笠原良雄）158
4-28　コントロール不良の糖尿病者の在宅支援の事例　（木村　朗）164
4-29　脳血管障害者の在宅支援の事例　（長谷川幹）168
4-30　HOT導入中の慢性閉塞性肺疾患者の在宅支援の事例　（石川　朗）172
4-31　通所中の虚弱高齢者への支援の事例　（島田裕之）178
4-32　地域在住の変形性膝関節症者への支援の事例　（高岡　徹）182
4-33　認知症高齢者の在宅支援の事例　（浅海奈津美）186

索引　193

第1部　臨床判断学の意義

第1章
リハビリテーションにおける臨床判断学とは何か

第2章
リハビリテーションにおける臨床判断学の社会的意義

第3章
リハビリテーションにおける臨床判断学を形づくる視点

→リハビリテーション医師による視点の特徴
→理学療法士による視点の特徴
→作業療法士による視点の特徴

注記：収録した事例中，『評価指標』という略称で表記されている文献は，下記の文献を指します．
内山　靖，小林　武，潮見泰藏・編著：臨床評価指標入門──適用と解釈のポイント．協同医書出版社，2003．

第1章 リハビリテーションにおける臨床判断学とは何か

臨床における判断

　人が行動する際にはさまざまな判断を繰り返している．高次脳機能障害を有する対象者が，一見，単純と思われる行為に難渋する場面が多いことからも日頃の判断の重要性が認識できるであろう．

　日常生活において，重要な出来事を判断する場合にはクリティカルな思考（critical thinking）が必要とされる．critical（criticの形容詞）の語源から，批判的，あるいは臨界点での思考として位置づけられることもあるが，基本的には「適切な規準や根拠に基づく，論理的で偏りのない思考」のことを意味する．これらの思考に基づく適切な判断を行うためには，①現象を注意深く観察してじっくり考えようとする態度，②論理的な研究法や推論に関する知識，③態度と知識を実践場面に適用する技術が不可欠である[1]．

　医療専門職は，対象者のニーズに沿った介入を実践するために，面接（観察，問診，説明），評価（観察，検査，診断），介入（治療，練習指導，調整）のあらゆる場面で多くの判断が求められる．判断の思考過程は，臨床的意思決定（clinical decision making），臨床的推論（clinical reasoning）として視覚化される．"根拠に基づく医療（evidence based practice）"は，対象者中心の帰結に基づいた医療者の情報処理過程を視覚化している（図）．また，実際の規準や根拠には，さまざまな臨床評価指標を用いた帰結が提示されている．他方，優れた専門職が有する実践能力として，専門職の巧みさ（professional artistry）が挙げられる．巧みさの根底は，ある行為（面接，評価，介入などの働きかけ）を行いながら気づきによる仮説が生まれ，それが次々と発展していく知的作業を生み出す"行為内省察（reflection in action）"にあるとされる[2]．このような思考過程を一朝一夕に身につけることは容易でないが，医療専門職に求められる臨床判断の根幹として位置づけられる．

　本書の目的は，広義の医療（保健・医療・福祉）に従事するリハビリテーション専門職の思考過程を含んだ臨床判断を実践的な学問として提示することである．その際，全人的・チーム医療に見合う基本モデルを掲げ，対象者中心の臨床思考過程の共通基盤としての拠り所を示した．また，従来は対象者を疾患・障害ごとに区分することが多かったが，本書では対象者を生涯発達の視点から大きく捉え，あわせて，対象者のニーズが異なる医療を受ける"場"ごとに区分して，具体的な思考過程を示すことを試みた．したがって，生涯発達と場の組み合わせによって，それ

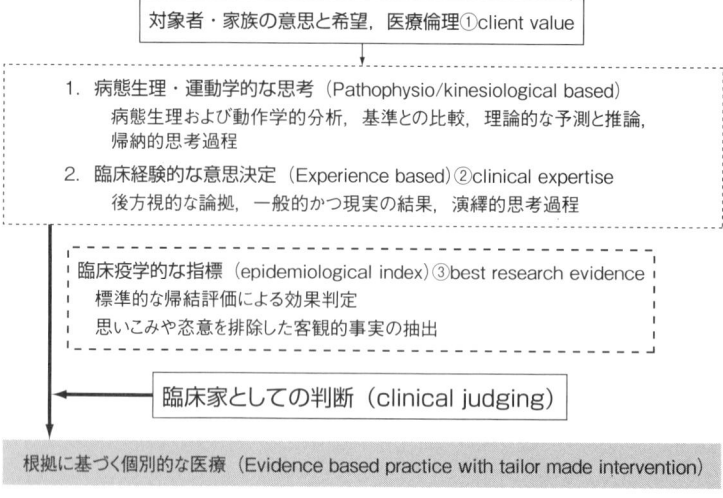

```
┌─────────────────────────────────────────────────┐
│     対象者・家族の意思と希望，医療倫理①client value    │
├─────────────────────────────────────────────────┤
│ 1. 病態生理・運動学的な思考（Pathophysio/kinesiological based）│
│    病態生理および動作学的分析，基準との比較，理論的な予測と推論， │
│    帰納的思考過程                                  │
│ 2. 臨床経験的な意思決定（Experience based）②clinical expertise │
│    後方視的な論拠，一般的かつ現実の結果，演繹的思考過程  │
└─────────────────────────────────────────────────┘
        ┌─────────────────────────────────────────┐
        │ 臨床疫学的な指標（epidemiological index）③best research evidence │
        │   標準的な帰結評価による効果判定           │
        │   思いこみや恣意を排除した客観的事実の抽出  │
        └─────────────────────────────────────────┘
        ←───── 臨床家としての判断（clinical judging）
        ┌─────────────────────────────────────────┐
        │ 根拠に基づく個別的な医療（Evidence based practice with tailor made intervention）│
        └─────────────────────────────────────────┘
```

図　「根拠に基づく医療」による臨床思考過程

ぞれの専門職がどのような役割を担っているのかを明らかにし，あわせて提示されている臨床評価指標の意味づけについて示した．これらを通して，リハビリテーションに共通する本質的な普遍的思考過程と，対象者の状況によって異なる状況依存的な思考過程とを顕在化しようとするものである．また，臨床評価指標は，チーム医療における共通言語としても有用な意味をもち[3,4]，その解釈についても明確にしようとするものである．そのため，第2部は，表1に示すような共通の見出しで構成されている．

リハビリテーションの特質からみた臨床判断学の拠り所

1. 対象者中心の全人的・チーム医療

　リハビリテーションとは，権利や名誉の回復を意味し，人間らしく生きる権利の回復とされている．この目標を達成するために，医学的，教育的，職業的，社会的な分野から判断や支援が行われているが，人間を限られた側面から捉えようとすることには制約がある．分野ごとの介入は，対象者を中心とした役割分担というよりは支援する側の専門性の違いから構成されたものといえよう．このようなことは，すでに真の対象者中心の支援とはいえないかもしれないが，介入する側からみればそれぞれが得意とする判断によって総体的な目標を達成しようとする手法は受け入れやすく，現代社会の中でしばしば用いられている戦略である．このような場合には，チームとしての組織化が十分になされているか否かが支援の成功を決める重要な要素となる．

　リハビリテーション医療は，対象者中心の支援を具現化するために，"全人的医療"と"チーム医療"を柱とした，医学的な知識や技術を社会的に適用する判断と実践の過程と考えることができる．

第1章 リハビリテーションにおける臨床判断学とは何か

表1 臨床判断学に資する事例提示と共通見出し

事例：生涯発達および医療を受ける"場"の組み合わせによる提示
　　簡単な事例紹介によって固有の臨床場面を想定した思考過程を促す．
1. 国際生活機能分類（ICF）からみた臨床判断のポイント（図1として提示）
　　ICFの枠組みから整理することで社会貢献モデルからみた障害像を整理．
2. 臨床判断のフローチャート（図2として提示）
　　障害の関連，診断・評価の流れについて具体的な判断基準やポイントを明示．
3. 本例に関わるリハビリテーション専門職の役割（表1として提示）
　　各専門職に期待される役割を明示．

臨床判断の過程
1. 疾病・障害の特性と理解
　　疾病の疫学や主な症状および出現しやすい症状・障害を記載．本書では，病態の解説が目的ではないので，きわめて重要なポイントのみを示している．
2. 臨床判断のポイント
　　図1で示した臨床判断のポイントを含めた具体的な内容を説明．
3. 臨床判断の流れ
　　図2の内容を含めた具体的な流れを説明．

付録
　　本事例に必要な臨床評価指標のうち，姉妹書『臨床評価指標入門：適用と解釈のポイント』（協同医書出版社，2003）に収載されていない重要な項目を解説．

2. 共通した枠組みとしての国際生活機能分類[5]

　医療の歴史に共通した目標は生命の維持・延長にあり，そのためには死亡原因を整理して有効な対策を講じる必要がある．1893年にBertillonが作成した死亡分類は，現在では「疾病及び関係保健問題の国際統計分類第10回修正（International Statistical Classification of Diseases and Related Health Problems, Tenth Revision：ICD-10）」として利用されている．

　リハビリテーション医療では，1980年にICDの補助分類として「機能障害，能力低下および社会的不利の国際分類（International Classification for Impairments, Disabilities, and Handicaps：ICIDH）」によって共有化が促進された．これにより医療の目標が生命の延長という生物学的な範囲に留まらず，社会の中での人としての役割を明確にする障害構造を示した．ICIDHによって世界の人々がリハビリテーション医療の必要性と独自性を理解し，その概念は急速に普及した．また，リハビリテーション医療の学問基盤としての障害学が推進され，能力低下（disability）と機能障害（impairment）の因果関係の分析が進歩した．さらに，2001年には，国際生活機能分類（International Classification of Functioning, Disability, and Health：ICF）が採択された．その特徴は表2に示すとおりで，医療現場では「リハビリテーション（総合）実施計画書」として具体化され，介護保険の領域では生活機能の予防が明示されている．運動器の10年世界運動においても運動器に関わる生活機能低下の予防・向上が取り組まれている．また，障害者基本計画においてもICFの活用が閣議決定されるなど，多くの領域の共通した目標として生活機能が掲げられている．

表2 国際生活機能分類（ICF）の特徴

1. 保健-医療-福祉のすべての領域における対象者（家族や社会を含む）と専門職との共通言語
2. 不足している機能・能力や否定的側面のみでなく，中立的表記とともに肯定的側面としての促進因子が明記されている
3. 背景因子として環境因子と個人因子を明確に位置づけている
4. 各要素の相互依存性と相対的独立性を明解に示している
5. 社会から医療を位置づけた社会貢献モデルとして対象者の目標指向的な構造となっている

　ICFは対象者中心であるがゆえに，特定の病期や介入場所で接する各専門職の行動目標を直接規定するモデルとはなりにくいが，対象者を中心に位置づけた共通の枠組みを整然と示すことに優れている．その範囲は，分娩直後の新生児，軽度の生活習慣病を有する高齢地域在住者，発症後間もない脳疾患，スポーツ復帰を目指す若年者など広い範囲に適用できる．

3. チーム医療の最適化

　チーム医療が効果的に実施された場合には，固有の役割分担と相互作用による相乗効果によって困難な目標が達成できることになる．

　リハビリテーション医療においては，それぞれの専門職が固有の知識と技術をもって対象者を捉え，共通の目標に向かってそれぞれの介入が効果的かつ効率的に実施される必要がある．適切な相互作用は相乗効果を生むが逆の場合には相殺されてしまう．一例を挙げれば，痙性麻痺を有する対象者に，セラピストは痙縮を利用して麻痺肢の支持性を確保しながらADL練習を実施している時期に，内科医が抗痙縮薬を投与して痙縮を軽減しようと強力な薬物療法をしていたとする．そこでは，個々において適切な診断や評価に基づいた介入を実施していたとしても，総体的な効果が乏しいことは明らかである．薬物と運動療法を適切に組み合わせることで代謝の改善が図られ，最近では，適切な薬物と運動の組み合わせは脳の可塑性を改善することが明らかになっている．チーム医療では，精神的あるいは理念的な協調性に留まらず科学的根拠に基づいた総合的な介入が検討されなければならない．

　臨床評価指標は，対象者と専門職の共通言語として現象の把握や効果判定に有用なツールである．各指標をいっそう有用なものとするためには，正確な内容と適用範囲を知るとともに適切な解釈を行うことにある．各専門職は他の専門職の介入目的と方法を十分に理解する背景知識とともに，他のメンバーに波及する効果を説明できる能力が要求される．

4. 生涯発達と介入の"場"

　これまでの医療における介入は，医療者が所属するフィールドを中心としてその中でどのような支援ができるかを模索する傾向にあった．このような支援方法は，介入者にとって効率的ではあるが，対象者の連続性が損なわれる危険がある．事実，今日の高齢化および生活習慣を含めた環境が身体に与える影響を包括的に捉える際には，保健-医療-福祉がそれぞれ独立した枠組みでは十分な効果が得られない．また，対象者のニーズは，社会の中の人間である以上，年齢，性

別，職業などの違いで必要となる介入が異なり，リハビリテーション医療の目標設定ではむしろこれを主として扱う必要がある．たとえば同じ程度の麻痺を有する場合でも，小児，成人，高齢者では，その目標は同じでなく，介入の方法や用いられる評価指標は異なるはずである．このことは，ひとりの対象者の生涯発達の段階においても，異なる対象者の場合にも該当する．このようなことは当たり前と思われるかもしれないが，疾患や病態の評価に社会的な情報が付け加えられるのではなく，むしろ社会的な存在としての位置づけの中で疾病や病態を相対的に理解していくことがリハビリテーション医療の本質である．

5. エビデンスに基づく介入

リハビリテーション医療では，その特質から対象者のニーズに応じたオーダーメイドの医療が展開されるが，それゆえに，十分な説明責任と行為の透明性としてのエビデンスが強く求められる．現代社会においては，図1に示すような「根拠に基づく個別的な医療（Evidence based practice with tailor made intervention）」による臨床判断が不可欠である．エビデンスには，①医療倫理や対象者・家族の意思と希望を含めた client value，②病態生理・運動学的な要素を含んだ臨床経験的な意思決定としての clinical expertise，③臨床疫学による best research evidence をもとに，臨床家としての判断（clinical judging）が不可欠となる．

ことに，③に資するエビデンスを蓄積するためには，個人，家族，社会，医療経済など対象を明確にした帰結を設定し，信頼性と妥当性の高い臨床評価指標による効果判定を行う必要がある．

徒手的に行われる介入を定量化し，かつ，チームによる複雑な介入から特定の刺激や治療手技を抽出して効果判定を行うことは必ずしも容易でないが，明確なリサーチ・エビデンスを誠実に実行することはリハビリテーション専門職の大きな責務である．

なお，医療においては標準的な考えは重要であるが，対象者および医療者双方には一定の裁量がある．医療とは硬直した物質ではなく，対象者の希望や医療者の提案が尊重される生き物である．このような曖昧さは時として学問としての脆弱さに映るかもしれないが，常にオーダーメイドの介入がなされるところに医療の本質がある．

文献

1) Zechmeiste EB, Johnson JE：Critical Thinking；A Functional Approach. Brooks, Cole, 1992.
2) Schön DA：The Reflective Practitioner；How Professionals Think in Action. New York, Basic Books, 1983.
3) 内山　靖・小林　武・間瀬教史：計測法入門：計り方，計る意味．協同医書出版社，2001．
4) 内山　靖・小林　武・潮見泰蔵：臨床評価指標入門：適用と解釈のポイント．協同医書出版社，2003．
5) 内山　靖：理学療法の基盤，理学療法概論4版（奈良　勲・編）．医歯薬出版，pp17-37, 2005．

（内山　靖）

第2章 リハビリテーションにおける臨床判断学の社会的意義

　臨床判断学が社会的要素にもたらす影響は大きく，臨床判断学を用いることで，臨床経験の多い専門職も少ない専門職も，対象者に対して，有効かつ効率的なサービスを供給できる．さらに，その結果として，最終的に到達する目標が，個人に適した最も良好な状態に導くことができるのである．このような理想的な臨床が展開できる臨床判断学とは，どのようなもので，どうして社会的にも有用なのかをこの章では解説したい．

臨床判断学がもつ臨床的意義

　臨床で用いられる種々の検査・評価尺度は，医療者が対象者の治療に際し，適切な判断を行うための根拠となるものである．その診断治療の過程で，対象者がおかれた状況を加味しながら，これらの検査・評価データをもとにさまざまに解釈し判断されていくものである．臨床においては，検査・評価の解釈はもとより，判断に関わる知識が不可欠となる．そのもとになるのが臨床的意思決定（clinical decision making）である．
　臨床判断学の本質は「不確実な状況下で，合理的または体系的に最善の医療行為を選択する」ことにある．その理由として，医療そのものが不確実で，評価データには誤りやあいまいな部分があるばかりか，バラツキも存在する．また，すべてを評価できるとも限らない．選択すべき治療法も確立されているものも少ないし，その効果も確実なものということも困難である．臨床判断学は，このような医療の不確実な状況で，問題を明確に捉え解決していく学問である．
　また，急速な医療の発展の影に，医療が機械的なものと化し，対象者を一人の人間として心理・社会的に捉えることが軽視されてきたかもしれない．対象者は治療される中で，一人の人間として扱われていないことを感じ，人間としての尊厳を強く訴え，医療の改善を切望してきている．これに応えるためには，対象者が医療の中で何を望んでいるかを把握したうえで，対象者にわかりやすく情報を提供する必要がある．また，その過程ではインフォームド・コンセント（informed consent）にのっとり，対象者の意向も反映しなければならない．
　この臨床判断学は，まさに対象者がもつ問題を，対象者自身が容易に理解することのできる形で提供し，対象者の意向と心理・社会的存在を反映することができる学問といえる．
　臨床判断学は，経験ある臨床家の医療と大きな差はないかもしれない．この臨床判断学は，多くの評価・効果を比較しながら，必要とされる情報が明確化でき，加えて，定量的な指標を用いれば治療効果も科学的に予測できること，今後どのように治療すべきかが示唆されることなどに

特徴がある．したがって，臨床判断学は科学的に立証された最善の医療行為の内容とその思考過程を，容易に誰もが使えるところにその価値があり，臨床に携わる多くの医療者の支えとなるものである．

臨床判断学を行うことの社会的意義

　リハビリテーションにおける日常診療においても，臨床判断する場合，医師，看護師，理学療法士，作業療法士，言語聴覚士などは，個々の専門職の領域において，より専門的な立場からさまざまな評価を行うところからスタートする．その中で実際に，個々の専門職の経験年数なども違い，種々の判断基準が異なる中で，さまざまな臨床判断がなされて治療が決定されていく．具体的には個人の技量の差も大きく，あるものは臨床評価の値から，あるものは過去の経験から，あるものは先輩の指導によりさまざまなレベルで判断がなされているかもしれない．そこには，科学的なものも存在するが，単なる経験による判断も存在する．臨床判断学では，これらの判断が，経験の有無を問わず誰にでも確実に判断・治療できることを目指しているのである．

　たとえば，臨床判断学では個々の対象者の情報から，まずはどのような問題があるのかを詳細に分析することから始める．そのうえで，次に選ぶべき選択肢をさまざまな状況を想定して，なるべく多く考えるのである．そして，その選択肢のうちのひとつを選んだ場合，その後どのようになっていくのか確率として科学的に分析し，選ぶべき方向を探っていくのである．大きな特徴として，最終的な到達目標をより多くの選択肢の中から選べるという利点があり，対象者の多彩な状況とニードに応えられるようになっている．

　多くの選択肢の中から選択する場合に，社会的QOL（Quality of Life：生活の質）を満たした選び方をするのか，医療経済的な面を優先して選ぶのか，あるいはその両者をある比率をもって選ぶのかなど，事前にある程度の情報が得られるのである．

　そのため，個人の技量や病院・施設の違いによらずに，適確な判断ができ，対象者が不利益なく，より確実に，よりよい目標に到達できるのである．たとえば，同じ対象者でも，ある病院では屋内の杖歩行まで到達することができるのに，別の病院では車椅子のレベルまでしか到達できないなど，到達レベルに身体的格差ができるなどの問題も少なくなる．社会的な到達目標も同様に，ある病院では在宅内自立であるものが，他の病院では福祉施設での生産的仕事に就けるようにつなげられるといったような差も少なくなるのである．

　また，臨床判断学を有効に使うことで，安全で確実な医療が展開され医療効率がよくなり，必要不可欠な費用に止めることができることから，医療経済面でも良好な状態につながる．

　このように，ある対象者の状況に応じて各専門職が適切に判断することは，リハビリテーションの真髄とされるチーム医療を展開するうえで，最も必要なことである．

評価と判断

リハビリテーション医療にとって，評価は欠かすことができないものである．臨床判断学は，まず評価内容を知ることから始まる．治療方針を決定する時，評価をせずに対象者から話を聞いたり，簡単な診察だけでその障害の状態が確実に把握できるものは少ない．多くの場合は，リハビリテーションの必要な対象者が目の前にくれば，何らかの評価をするであろう．その場合，多くの評価の中からなぜその評価を行ったのか，その評価の信頼性はどの程度なのか，対象者が簡単に受けられる評価なのか，安全なのか，費用はどれくらいかかるのかなど，さまざまな情報の中から医療者は取捨選択をすることになる．そこには，医療者の経験や施設の設備などの要因も加味されるのである．重要なことは，対象者に選択した臨床判断が正しいかどうか，無駄な評価をしていないだろうかなどについて，科学的に考えることである．そのためには，以下の表に示すような観点から判断評価を見直すようにするとよい[2,3]．

表 社会・経済的評価のためのチェックリスト

Ⅰ. 明確な問題を，回答可能な形で表しているか
　1. 選択肢は，リハビリテーション・プログラムの社会的効果と経済的効果を，両方とも検討しているか
　2. 他の選択肢と比較を十分行っているか
　3. 選択方法の立場を明確にしているか
　4. 特定の意思決定を行う状況で行っているか

Ⅱ. 包括的に記載した選択肢か
　1. 誰が，何を，いつ，どこで，どれくらいなど，具体的に記載しているか
　2. 想定できる社会的効果を網羅しているか
　3. 経済的な効果も考慮されているか
　4. 何もしない（何もすべきでない）という選択肢も考えているか

Ⅲ. リハビリテーション・プログラムの効果は検討されているか
　1. 効果について科学的に確立されているか
　2. 確立されていなければ，どの程度まで検証されているか

Ⅳ. 社会的効果と経済的効果を適切な単位で正確に表しているか
　1. 外出回数，行動範囲，人的交流などの社会的効果について表されているか
　2. 看護・介助に要する時間の短縮，医療費などの効果について表されているか

Ⅴ. 社会的効果と経済的効果の判定は信頼できるか
　1. 対象者の意向を反映しているか
　2. 評価者・判断者の意向も反映しているか
　3. 対象者のQOLを反映しているか
　4. 選択肢も同じ基準で判定しているか
　5. 実行される時期と場所の違いを考慮しているか

Ⅵ. リハビリテーション・プログラムの提示は，対象者にとって重要な問題をすべて含んでいるか
　1. 評価分析には，統括的な指標が用いられているか
　2. 現在の費やすことのできる費用で，実現可能なのかどうか

臨床判断学の構造

　リハビリテーション専門職が対象者を治療する時，すぐに方針が決定し治療を始めることは少ない．対象者の身体的状況も個々に異なり，社会的状況など取り囲むさまざまな問題があり，評価をしても不確実な結果を得るものもあり，一定の目標が組み立てられることはむしろまれである．リハビリテーション医療において，さまざまな不確実な要素の中から判断しなければならず，どの方法においても最もよい治療法という確信もない．加えて，治療がうまくいかない場合，もう一度最初からすることも困難な状況であることがほとんどである．

　このような実際の臨床場面で，不確実な要素を踏まえたうえで，その判断の方法をフローチャートに表し，より科学的に選んでいくのである．このフローチャートの中では，多彩な状況を要素化した選択肢とし，できるだけ客観的に評価を行う．判断の基準は選択後に結果として生じる状態が最もよい方向とされる．このフローチャートを整理することで，生じている問題の整理ができ，別の方針に気づいたり，現在行っている方法が最もよい方法であることがわかり，医療者が行うべき方法を示唆してくれる．そして，各専門職の行うべき業務分担が明確になり，専門職どうしの意見交換が行いやすく，チームとして有効な方策が組み立てられるのである．

結果を評価する

　臨床判断を行うには，直面する問題のフローチャートを作ること，各フローチャートの経過を何％くらいがたどり，その結果，その対象者の結果・予後がどのように変わるかを予測しなければならない[1]．この結果・予後を予測することで，その医療行為の中から最善のものを選ぶことが可能となるのである．

　リハビリテーションにおいても最終的な目標のひとつに，対象者のQOLの向上・維持が挙げられる．QOLは結果として表される健康状態を，身体的・心理的・個人的・社会的な状態に基づいて，主観的・客観的に評価したものである．この対象者のQOLの評価に基づいて臨床判断することも当然のことと考えられる．

より高い社会的意義を求めるには

　リハビリテーションに関わる専門職はそれぞれに異なった視点を出発点としながらも，個々の視点の総合力という形で高度な臨床判断を導くことができる．いわばリハビリテーションにおける意思決定に関わるコミュニケーションは，それを意識することによって洗練される．このことを実践しているのが，リハビリテーション・カンファレンスに代表されるチーム医療である．ここでは，おのおのの専門職の立場から，各専門職の利点を活かし，特色のあるさまざまな目標が提示され，カンファレンスでの共通言語を介しながら対象者の最も適した方法が検討されてい

く．そして，対象者に与えられた社会環境の中からその目標が設定され，場所と時に応じて専門職に適した判断がなされる．

　ここで重要なことは，より多くの情報をもとに科学的な観点から予想を立てるかが，より効果的な社会的意義につながるものと思われる．そして，身体的はもとより社会的・心理的・経済的な視点から得られる結果の想定と，その経過をフィードバックしながら，こまめにチェックし修正していくことが，より高い社会的意義に到達できるのである．

文献

1) 久繁哲徳：価値を測る（臨床判断学―臨床行為の科学的な選択と評価―；久繁哲徳・編）．篠原出版，pp73-88，1990．
2) 久繁哲徳：医療の効果を知る（臨床判断学―臨床行為の科学的な選択と評価―；久繁哲徳・編）．篠原出版，pp89-111，1990．
3) 竹村洋典：臨床判断学（臨床医になるための必修アイテム―医療面接から臨床判断学まで―）．南江堂，pp77-108，2002．

（前田眞治）

第3章 リハビリテーションにおける臨床判断学を形づくる視点

リハビリテーション科医師による視点の特徴

　従来の医学は，病気を治癒させること，可能な限り延命することが目標であったが，近年，重要視されている目標に対象者のQOLがある．このQOLを重視しながら障害を治療する医学を実践する医師がリハビリテーション科の医師である[1]．

　また，リハビリテーション科医師は特に「活動の制限」をきたす病気を診療し，他の専門診療科と連携しながら，QOLを重視した治療を行っている．麻痺，関節の動き，感覚障害，言語障害，嚥下障害，高次脳機能障害など機能障害の診断の他に，歩けない，着替えができない，トイレに行けないなどのADL（Activities of Daily Living：日常生活活動）の低下についても診断（評価）している．さらに，QOLを重視する立場から，職業や介護などの社会的側面や，心理的側面についても評価し治療方針を決定している（表1）．

　これらの臨床方針を決定するために，臨床判断学を用いることができる．

　リハビリテーションはチーム医療をその特徴のひとつとしている．その中で，臨床判断学はリハビリテーション科医師の立場から見て非常に有用な方法であることは間違いない．

　リハビリテーション科医師は多職種によるリハビリテーション・チーム医療のリード役として，リハビリテーション処方の他，連絡を緊密にとりながら，定期的なカンファレンスによってチームとして統一した方針で治療を進める．

表1　リハビリテーション科医師の役割（文献1を改変）

対象者を診る専門の医師として，以下のことを行う
- 障害の診断：診察，採血，心電図，筋電図などの電気診断，嚥下造影検査，X線・MRIなどの画像診断
- 各種機能評価の実施と障害（臓器・機能，日常生活，社会，心理）の診断
- 機能予後予測（見通しを立てる）と目標設定
- リハビリテーション処方・治療方針の決定
- リハビリテーション・チームのマネージメント（リード役）
- （入院期間調整も含めた）他の診療科医師との連絡調整
- 薬物療法・手術療法を含めた医学的治療
- 対象者・家族への説明
- 装具・車椅子・義肢の処方，筋内神経ブロック，物理療法の処方，薬の処方，医学的管理など

医師の視点からは，医学的な身体管理における臨床判断は通常の医療的処置の中から判断される．しかし，リハビリテーション・チームのリード役としては，各専門職の独自の立場から，種々の選択肢が提出されてくる中で，多様な個人的背景や環境要因をもった一人の人間としてその判断を考える場合，各専門職の垣根を越えた総合的な判断をしなければならない立場にある．この際，リード役となるには表2のような特質を備えるべきである．

また，チームの雰囲気も，臨床判断するためには重要であり，医師はその雰囲気作りの中心とならなくてはならない（表3）．

リハビリテーション科医師がカンファレンスの中で判断する場合，リード役として各専門職の行う内容を十分に理解し，その可能性と限界を判断しなければならない．そして，各専門職にどのように業務を分担していくのか，いつまでに目標を達成できるのかなど，きめ細やかな思考のもとに決定していくのである．このような総合的，統括的な視点をつちかうことがリハビリテーション科医師としての素養であると考えられる．したがって，リハビリテーション開始初期の医師の臨床判断においては，対象者のもつさまざまな問題点から，効果的なリハビリテーション・チームを構成することが挙げられる．そのためには，各専門職の仕事内容を医師に十分理解してもらえるように，日頃から医師とのコミュニケーションをよくしておくことも重要なことと思われる．医師も各専門職の内容を理解するように努めなければならない．内容が理解されれば，役割分担を効果的にすることも可能となり，より広範な選択肢の展開もできるようになるのである．たとえば，ある対象者の問題点が障害受容であれば心理的な側面に，住居の問題であれば家屋調整に，生活費や医療費の問題であるならば経済的な側面にまで視点と思考範囲が及ぶべきで

表2　リハビリテーション・チームのリード役としての特質

---
1. 対象者がどのように進めばよいか，大体の方向性を知識としてもっている．
2. 判断する際に，勇気をもってすることと，忍耐をもって耐えることの両方ができる．
3. 他の専門職から，信頼がおける存在であり，裏切るようなことはない．
4. チームの合意を重要視するが，意見は明確に述べ批判も聞き入れることができる．
5. 各職種の役割が重要であることを常に感じさせることができる．
6. 各人の職務内容を理解し，チームの目標到達は可能であると思わせることができる．

表3　効果的なチームの雰囲気（MaGregorの表を改変）[2]

---
1. 格式ばらない気楽な雰囲気であること
2. 各専門職に理解され，受け入れられるチームの目的があること
3. 各専門職は，互いに他の専門職の話をよく聞けること
4. 意見が違うところは，十分に検討し解決策を模索できるような雰囲気であること
5. 意見に対する率直な批判は，気楽に，自由に，頻繁に行えること，決して個人攻撃はしないこと
6. チームのリーダーは支配的でなく，他のメンバーも従属的にならないこと
7. 各専門職の役割分担がチームとしてなされるが，理解したうえで受け入れて行動すること
8. チーム全体としての方向性と，各専門職の行動に常に関心をもち続けること

あり，その解決もさまざまな角度から分析できなければならない．そして，身体的判断はもとより，心理・社会，環境，個人的内容など，広範囲な問題にも関心を広げ，一人の人間として包括的に判断を行うことができる視点に立つことが，リハビリテーション科医師に求められることと考えられるのである．他の専門職はチームとしてひとつの目標に向かうために，この包括的な判断が行えることを常に念頭に置き，多くの情報交換をしながら，それを理解吟味し実行に移す技量をもつことで，適確な判断を進めることが可能になるのである．

引用文献
1)「リハビリテーション科医」って何ですか？．日本リハビリテーション医学会編パンフレット，2003.
2) チーム・アプローチと専門職（入門リハビリテーション概論 第5版；中村隆一・編）．医歯薬出版，pp161-164, 2005.

（前田眞治）

理学療法士による視点の特徴

　対象者のニーズに応じた質の高いリハビリテーションを実現するためには，対象者の身体的機能，知的機能，情緒的機能，社会的機能という機能的状態の4つの側面と環境要因に関する包括的かつ詳細な評価・介入が必要である．リハビリテーション専門職はそれぞれの専門性の視点に立った評価を選択・実施し，カンファレンスなどを通してそれらを共有するとともに，共通の目標を設定し，それに向けて職種毎に分担介入することが行われている．これは1人の対象者に複数の医療あるいは保健・福祉従事者がチームを組んで介入するほとんどの場合にあてはまることであり，医療機関に限ったことではない．

1. 理学療法士の臨床判断学の視点
　それでは，チームの中にあって理学療法士が行う臨床判断の視点について考えてみたい．
　理学療法士の役割はQOLの向上を視野に入れながら主として対象者の基本的身体運動能力を維持・改善していくことである．国際生活機能分類（ICF）やNagiのモデル，NCMRR（National Center for Medical Rehabilitation Research）のモデルを絡めて解釈すると，「対象者の機能障害と機能的制限，そして活動制限の相互依存性・相対的独立性を正しく把握するとともに，それらと環境との不適合を少なくすることによって参加制約を最小限にすること」と考えることができよう．その中でも理学療法士の臨床判断における視点の中心は，機能的制限に関わる基本的身体運動能力にある．
　機能的制限である「歩行障害」はパーキンソン病であれば無動・寡動，変形性関節症であれば疼痛や関節可動域制限・筋力低下，そして慢性閉塞性肺疾患であれば呼吸機能障害といった機能障害によって引き起こされる．それはまた「庭を歩けない」，「買い物に行けない」などのADL

障害に代表される活動制限や参加制約の原因となりうる．理学療法士は「歩行障害」という機能的制限の状態を歩行速度（速さ）や連続歩行距離（持久力），6分間歩行距離（運動耐容能），生理的コスト指数（歩行効率）などで評価し歩行障害の性質を把握すると同時に，その原因となる機能障害とそれが活動制限，参加制約へ与える影響について評価を進める．

理学療法士による介入は，活動制限や参加制約の改善を念頭においたうえで，それらに関連する具体的な機能障害と機能的制限の改善を目指すものである．そしてその効果判定は機能的制限の改善度を指標とするとともに，活動制限と参加制約への影響を評価する．たとえば，人工膝関節全置換術後の関節可動域拡大運動や筋力増強運動は，それぞれ関節可動域検査と筋力検査によって直接的に介入結果を知ることができるが，それらの総合的な介入効果は機能的制限に関する歩行速度や連続歩行距離を指標として判断するとともに，ADL遂行状態の変化を確認することで明らかとなる．歩行補助具の選択も，対象者の希望や生活スタイルなどを考慮しながら，専門職として歩行能力（速さ，持久力，歩行効率）を評価し決定する．

2. 理学療法評価の過程

理学療法における臨床判断の過程として，ボトムアップ（帰納的方法）とトップダウン（演繹的方法）による推論がある．また，和島[1]はボトムアップを「データ推進型評価過程」，トップダウンを「期待推進型評価過程」と読みかえるとともに，実際の臨床場面では「データ限定型評価過程」と「目的推進型評価過程」の2つを加えた4つの評価過程を対象に応じて相互に補完しながら用いることの必要性を述べている（表4）．保健・医療・福祉の領域にまたがり，かつ，新生児から超高齢者までを対象とする理学療法にとって的を射た評価モデルである．4つの評価過程を相互補完的に用いることが原則であるが，急性期医療では「データ限定型あるいは推進型」を，在宅での理学療法では「目的推進型」，回復期医療機関や外来通院では「期待推進型」の評価過程がそれぞれ適用しやすいと思われる．

3. 介入の場と理学療法士の視点

理学療法の対象とする疾患・障害の多様化とhealth・wellnessへの関与，そして理学療法士の働く場が保健・福祉分野にまで広がったことにより，機能的制限という単一の視点のみでは対応しきれず，それぞれの領域において臨床判断の視点の拡大が必要となった．年齢や性別，病気・障害あるいは身体状況，生活の場，社会的役割など，対象者の状況と理学療法士が介入する場・時期とに合わせた最適な評価過程と介入法の選択が必要なのである．

急性期医療機関では新生児から高齢者まで発症早期から関わることが多く，その際の臨床判断の視点はまずは病理学的変化による機能障害と機能的制限におかれ，回復の程度によって活動制限から参加制約へと視点に広がりをもたせることになる．発症直後の脳卒中症例ではデータ推進型評価過程を採用し，包括的な評価のもとに問題点の抽出漏れがないように注意を払う．回復期医療機関につなげるためにも廃用症候群の予防と基本的身体運動能力について重点的に関与する．回復期医療機関では，期待推進型評価過程によって機能的制限と活動制限について評価・介

第3章 リハビリテーションにおける臨床判断学を形づくる視点

表4 理学療法評価の過程と具体例（文献1を改変）

名称	データ限定型評価過程（Data Limited Assessment Proceeding：DLAP）	データ推進型評価過程（Data Promoting Assessment Proceeding：DPAP）	期待推進型評価過程（Expectation Promoting Assessment Proceeding：EPAP）	目的推進型評価過程（Purpose Promoting Assessment Proceeding：PPAP）
説明	診断名や障害名といった処方箋などの情報から，機能障害や機能的制限が十分予測され，定型的な検査測定項目で障害像を明確にできる場合に適用される評価過程である．	診断名や障害名といった処方箋などの情報からは，機能障害・機能的制限の種類や部位を特定することができず，面接や観察そして各種検査測定を全般的・包括的に実施する評価過程をいう．帰納的問題解決法と同じ．	観察や動作分析をきっかけとして，対象者のある障害（機能障害や機能的制限，活動制限）に限定して仮説を立て，その仮説に従って原因を追及したり因果関係を明らかにする評価過程である．演繹的問題解決法と同じ．	対象者の状態を評価するにあたって，何が問題であるのかという視点に立って検査測定を始めるのではなく，対象者のニーズや生活全体から見渡して何が必要であるのかという視点に立ち，取り組むべき事柄を「目的」としてはじめに設定し，それに向かって解決のための条件や障害を見出していく評価過程である．
具体例	外来受診した腓骨神経麻痺症例． 足関節・足指の筋力低下と関節可動障害，感覚障害，歩行障害が主症状であることが容易に予測される．機能障害に関して関節可動域検査と筋力検査，感覚検査等を行う．また機能的制限である歩行障害について各種の歩行能力測定を行う．	脳卒中により急性期医療機関に救急入院し，3日後から理学療法を開始した片麻痺症例． まずはじめに神経学的検査や運動機能評価，筋緊張検査，感覚検査，関節可動域検査，高次脳機能検査，動作・歩行分析，ADL検査などが一通り行われる．そしてそれらのデータを統合・解釈して問題点を抽出する．総合臨床実習でよく行われる評価過程である．	回復期病棟に入院している脳卒中片麻痺症例． 座位保持は自立しているが，立ち上がり，立位保持が介助，歩行不可という機能的制限がある場合，それらの動作を困難にしている機能障害の要素として，股関節屈曲の可動域制限，非麻痺側下肢の筋力低下，麻痺側下肢の弛緩性麻痺，高次脳機能障害等，種々の原因について仮説を立て，その仮説を証明・棄却するための検査・測定を行う．新たな知見やより重要な要素についてはさらに深く検査を進める．実際の臨床現場でよく行われる評価過程である．	在宅で日中ベッド上安静をしいられている脳卒中片麻痺症例． 第1にベッド上安静からの脱却と座位保持時間の延長を目標として掲げ，次にそれらの実現の可能性を評価する．ベッド上安静の原因となっている機能障害（頸部体幹筋力低下）・機能的制限（座位保持困難）と環境要因（介助者が高齢）を明らかにする．そして，早期に解決可能な問題点から積極的に介入（ヘルパーへの座位保持練習指導）する．

入を入念に行い，環境との不適合を最小限にすることに注力する．在宅ではまずは目的推進型評価過程に沿って理学療法を展開するとともに，機能障害と機能的制限の予防・維持・改善を目指した指導的介入と環境整備に視点の中心がおかれる（表4）．

理学療法士の臨床判断の視点は，対象者の運動・動作能力を中心に据えるとともに，対象者の状態と介入する場・時期によって視点の方向調節と広がりをもつことが特徴である．そして，運動・動作分析への基礎学問の応用と経験的介入手段から根拠に基づく医療への能動的変換の意識をもち続けることによって，理学療法を展開する場に応じた臨床判断の視点がより明確化されることになる．

引用文献
1) 和島英明：理学療法のための問題解決法．協同医書出版社，pp46-57，1997.

（小林　武）

作業療法士による視点の特徴

1. 作業療法の実践過程

作業療法の実践過程について鎌倉は図のように紹介している[1]．医師の「判断」に相当することは「評価（evaluation）」と称し，「方針・目標の決定」の前段階に位置する．しかし臨床的には「評価」と「方針・目標の決定」は密接であり，これら一貫した過程での臨床判断は，その後の介入計画を大きく左右する．

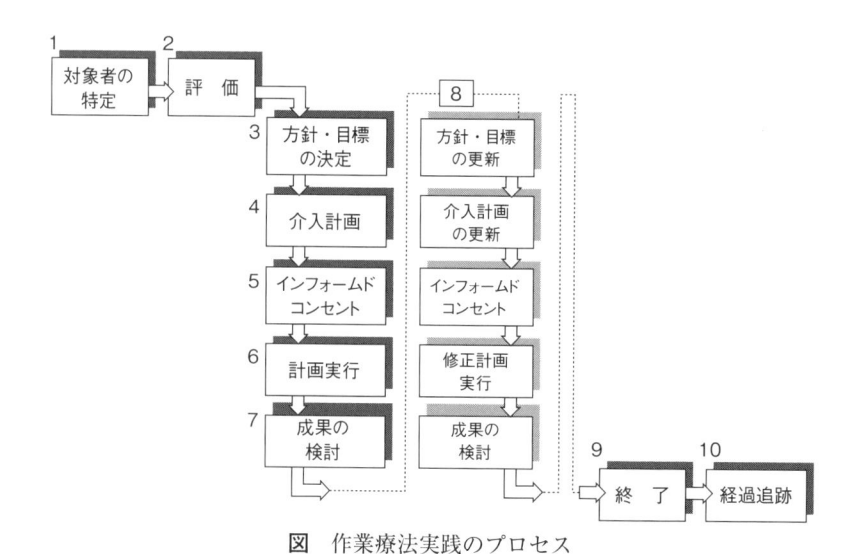

図　作業療法実践のプロセス
(鎌倉矩子：作業療法実践の枠組み［作業療法の世界］．三輪書店，pp119-154，2003．より引用)

「方針・目標の決定」や「介入計画」では，その対象者にとって意味のある作業（occupation）がとりいれられる．作業療法での作業とは人が為すことすべてであり，作業の種目や内容，行う手段，意味づけなどは個々の対象者で異なる．そのような個別性の高い作業に注目していくために，「評価」ではさまざまな方法がとられる．

評価手段を大別すると，さまざまな活動や生活場面の「観察」，対象者や家族との「面接」，身体構造的・機能的な各種「検査測定」の3つがある．より個人に適した作業に焦点化するために，そのうちの「面接」という手段を多くの熟練作業療法士は重要視している．

面接では，作業療法への要望や生活上での問題点など，介入への入口が示唆されるような事項や，日常生活活動や生産的活動などの遂行状況などを聴取する．また，聴取された以外の，対象者の外観や言動から精神機能の状況を把握し，また障害受容や防衛機制などの心理的状況も把握する．作業療法では，たとえば脳血管疾患を有する対象者においても「片麻痺」や「片麻痺者」を診るのではなく，「片麻痺のある○○さん（個人の名前）」の現在と将来の生活をみていく．個々の対象者に特化した作業療法を行うためにも，面接という手段は重要であり，そのための尺度としてカナダ作業遂行測定という面接ツールも開発されている[2]．

2．作業療法における臨床的推論の種類

臨床判断の過程でもある臨床的推論（clinical reasoning）を，Shellは4つに分類している[3]．

①科学的リーズニング（Scientific Reasoning）：
　　対象者がもっている問題を解決したり，介入方法を決定するときに使われる．科学的方法が示す認知過程の合理的なモデルに基づくものであり，医学を中心とする他の領域で収集されているデータに基づいた理論に焦点を当てる．

②ナレーティブ・リーズニング（Narrative Reasoning）：
　　対象者がおかれている状況の意味を理解するために使われている．この対象者はどのような生活をもっているのか，どのような作業に携わってきたのか，疾患・障害はどのような影響をもたらしたのか，この対象者にもっとも重要な作業は何か，どのような作業活動がこの人に有意味なのかを，対象者のナレーティブ（語り）を促しながら答えを出す．

③実用的リーズニング（Pragmatic Reasoning）：
　　対象者以外で，臨床活動に影響を及ぼす現実の問題を考慮して治療の可能性を考えることをいう．現実の問題とは，人，時間，費用，環境，資源などの制約である．

④倫理的リーズニング（Ethical Reasoning）：
　　作業療法士という立場で道徳的行動を選ぶ倫理観から下される判断である．

3．臨床的推論の具体的内容

前述の臨床的推論は単一に行われるものではなく，順不同に繰り返し出現され，統合されているという[3]．作業療法の実践過程のさまざまなところでこれらの臨床的推論が行われているのだが，その具体例について「対象者の特定」から「方針・目標の決定」までの過程をとりあげ紹介

する．

①科学的リーズニング：

　まずは，対象者が紹介された時点で，性別や年齢，診断名，現病歴などの情報から一般的な対象者像を想定する際に行われる．その後においても，すでに研究者らによって開発された評価ツールにて得られたデータを解釈したり，活動制限や参加制約の要因を心身機能・構造面の因子と関連づけたり，活動制限につながる物理的な環境因子を工学的な理論に基づき解釈するといった思考過程はすべてこのリーズニングである．また，研究者らによって明らかとなった機能的予後予測に従った判断をしたり，多くの臨床家によって実証されている治療方針を選択したりするのもこのリーズニングである．作業療法の中では医学的な色合いの強い思考過程である．

②ナレーティブ・リーズニング：

　前述したように，個別性のある作業を目的または手段に選択する作業療法では，対象者との面談が重要な評価手段である．それと同時に，たとえば対象者によって語られるさまざまな事柄は，単なる思い出話と捉えずに，その人のたどってきた道筋として評価データにとりいれる．科学的リーズニングにより対象者を「患者」という全体像にまとめたものを，その対象者の語りを基にして「唯一無二の個人」という存在に全体像を変換していく．それにより，その対象者固有の問題点やその背景，焦点を当てるべき部分が明らかとなる．これが作業療法でのナレーティブ・リーズニングであり，臨床的思考における大きな特徴である．これは，臨床家たちが習慣として身につけていたもので，近年は研究主題として積極的にとりいれられてきた[1]．このリーズニングの具体例を以下で紹介する．

　1)「評価」での例
　・日常生活活動の慣習的実施方法を述べてもらい，その方法を評価項目に追加する．
　・面談により対象者に必須である生活活動が特定され，それを重点的に評価するという方針を決める．
　・活動制限や参加制約となっている要因を，対象者の語りを基に個人因子と関連づけていく．

　2)「方針・目標の決定」での例
　・問題点の中で，対象者自身の価値観に従って優先順位をつける．
　・問題点の中で，対象者が語る生活史を踏まえたうえで優先順位をつける．
　・目標とする活動を決定する際に，対象者の語りの中に出現するキーワードを基にする．

③実用的リーズニング：

　診療報酬や介護保険など制度上の制約がある場合，問題点を解釈したり目標設定をしたりする場合にそれをとりいれて決定していくこともある．介入時の臨機応変な対応も含め，現実的な方法を考えるという思考過程がこのリーズニングである．

④倫理的リーズニング：

　人間の尊厳性という視点から対象者の問題点に優先順位をつけたり，また目標設定では常

に高いQOLを目指すことを前提としたりという場合などがある．たとえば，重度の意識障害がある人の食事について，より人間らしく，よりその人らしいという視点から，車椅子座位による経口摂取という方法を選択していくことが該当する．その場合，作業療法士単独で判断していくというより，医師や看護師など他職種とのチーム協業により行われる思考過程であることの方が多い．

引用文献

1) 鎌倉矩子：作業療法実践の枠組み（作業療法の世界）．三輪書店，pp119-154, 2003.
2) 吉川ひろみ，上村智子・訳：COPMカナダ作業遂行測定［第3版］．大学教育出版，2001.
3) Schell BB：Clinical Reasoning：The Basis of Practice（Willard and Spackman's Occupational Therapy, 10th ed）. JB Lippincott, Philadelphia, pp131-146, 2004.

（伊藤貴子）

第2部　臨床判断学の実践

第4章
事例にみる臨床判断過程

→急性期医療機関
→回復期医療機関・施設
　（老人保健施設を含む）
→外来
→地域・在宅

注記：収録した事例中，『評価指標』という略称で表記されている文献は，下記の文献を指します．
内山　靖，小林　武，潮見泰藏・編著：臨床評価指標入門—適用と解釈のポイント．協同医書出版社，2003.

4-1 NICU (Neonatal Intensive Care Unit) 入院中の未熟児の事例

事例

診断名：超低出生体重児，超早産，一絨毛膜二羊膜多胎，双胎間輸血症候群（twin-to-twin transfusion syndrome：TTTS）（受血児），呼吸窮迫症候群（respiratory distress syndrome：RDS）IV度，脳室周囲白質軟化症（periventricular leukomalacia：PVL）．

在胎週数27週1日，出生時体重710g，Apgar Score1分後1点，5分後1点．

一絨毛膜二羊膜多胎，TTTS（受血児）の女児．母親は初産であった．供血児である姉は日齢

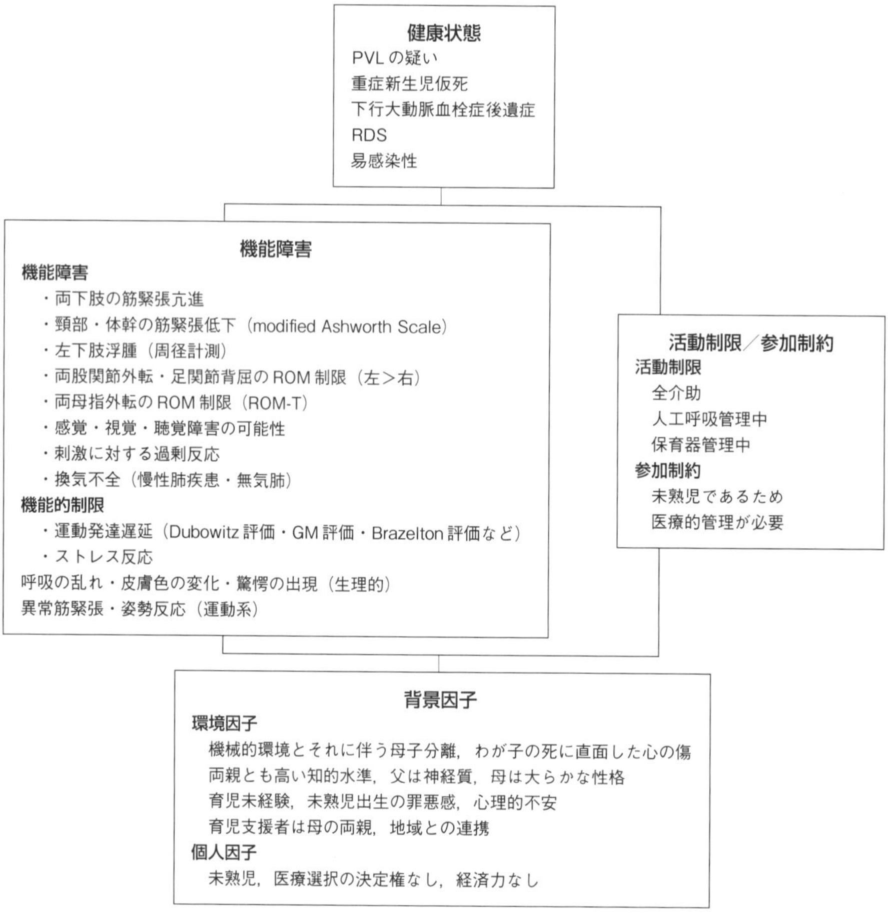

健康状態
PVLの疑い
重症新生児仮死
下行大動脈血栓症後遺症
RDS
易感染性

機能障害
機能障害
・両下肢の筋緊張亢進
・頸部・体幹の筋緊張低下（modified Ashworth Scale）
・左下肢浮腫（周径計測）
・両股関節外転・足関節背屈のROM制限（左＞右）
・両母指外転のROM制限（ROM-T）
・感覚・視覚・聴覚障害の可能性
・刺激に対する過剰反応
・換気不全（慢性肺疾患・無気肺）
機能的制限
・運動発達遅延（Dubowitz評価・GM評価・Brazelton評価など）
・ストレス反応
呼吸の乱れ・皮膚色の変化・驚愕の出現（生理的）
異常筋緊張・姿勢反応（運動系）

活動制限／参加制約
活動制限
全介助
人工呼吸管理中
保育器管理中
参加制約
未熟児であるため
医療的管理が必要

背景因子
環境因子
機械的環境とそれに伴う母子分離，わが子の死に直面した心の傷
両親とも高い知的水準，父は神経質，母は大らかな性格
育児未経験，未熟児出生の罪悪感，心理的不安
育児支援者は母の両親，地域との連携
個人因子
未熟児，医療選択の決定権なし，経済力なし

図1　ICFからみた臨床判断のポイント

1日で死亡．RDS Ⅳ度にて気管内挿管，人工呼吸器にて呼吸管理開始．出生時の頭部超音波検査にてPVLが疑われた．日齢2日，下行大動脈血栓症を発症し，その後，左下肢浮腫および股関節・足部に拘縮を認めた．さらに四肢の自発運動が乏しく，日齢46日（修正33週5日）で理学療法開始となった．開始時，人工呼吸器および保育器内管理中であった．

全身状態の把握
リスク管理（人工呼吸器・酸素飽和度・循環動態・ルート類）

- 人工呼吸管理の有無
- 水分管理 点滴の有無
- 薬物療法
- 体温管理（保育器管理の有無）
- 栄養管理（経口・経管栄養・輸液・中心静脈栄養）
- モニタリング（動脈ルート心電図・酸素飽和度）

症状の整理
- 発達段階（評価表）
- 四肢麻痺の程度
- 関節可動域制限の有無
- 四肢形態異常の有無（周径・上・下肢長）
- 聴覚・視覚の状態
- 触覚刺激に対する反応
- 呼吸・循環・代謝障害の有無

障害構造の理解と病態把握

minimal handlingを念頭に，児の病態・症状に即したプログラムの選択

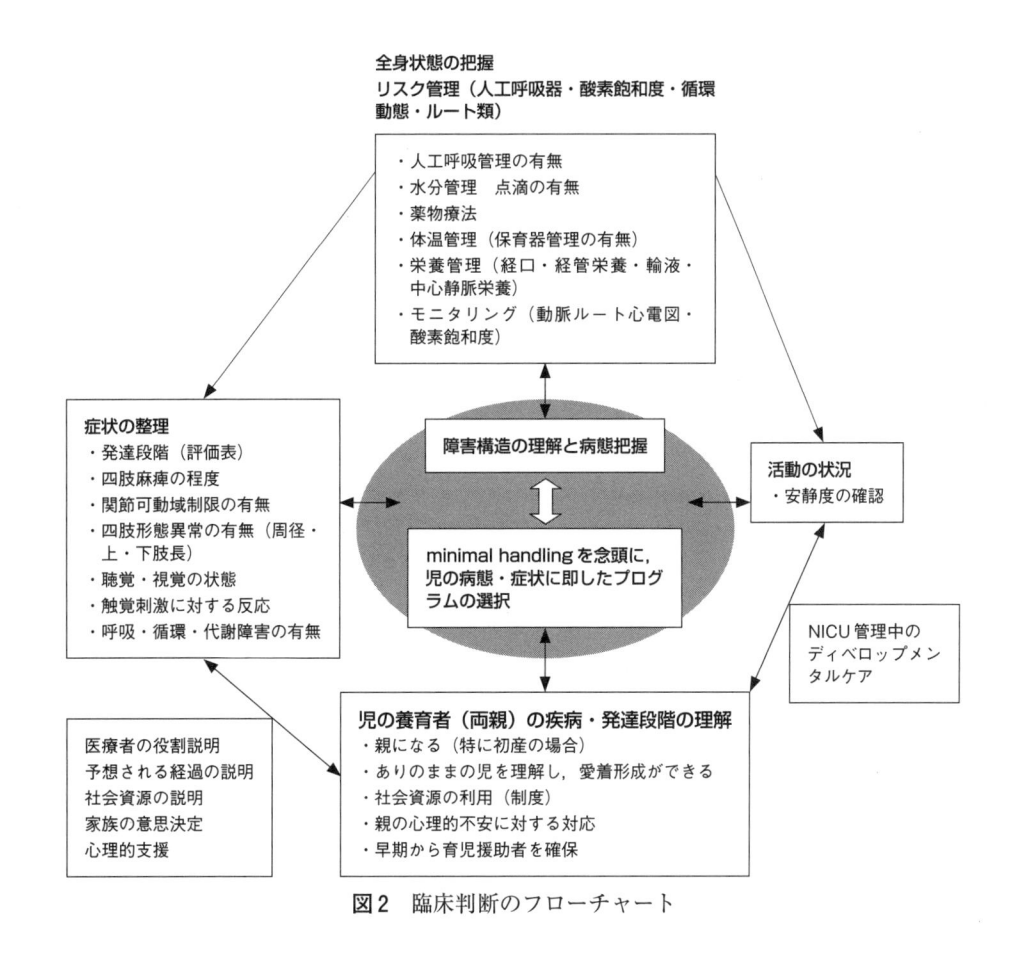

活動の状況
- 安静度の確認

NICU管理中のディベロップメンタルケア

医療者の役割説明
予想される経過の説明
社会資源の説明
家族の意思決定
心理的支援

児の養育者（両親）の疾病・発達段階の理解
- 親になる（特に初産の場合）
- ありのままの児を理解し，愛着形成ができる
- 社会資源の利用（制度）
- 親の心理的不安に対する対応
- 早期から育児援助者を確保

図2 臨床判断のフローチャート

表1 本例に関わるリハビリテーション専門職の役割

1. 医師：小児科医（新生児専門医・呼吸専門医・心臓専門医）・眼科医・耳鼻咽喉科医・整形外科医・リハビリテーション科医，他
   確定診断，全身管理，薬物療法，予後予測，家族への病状説明
2. 理学療法士・作業療法士
   治療的・練習的・指導的（家族指導）介入
3. 看護師・助産師・保健師
   身体的・心理的支援・家族の育児相談・母乳指導
4. 臨床心理士
   家族支援
5. 医療ソーシャルワーカー
   社会資源の説明と活用支援

1. 疾病・障害の特性と理解[1]

RDSは，肺サーファクタント欠如により肺胞は虚脱（拡張不全）し，吸気障害を生ずる．こうした病態に対し肺サーファクタント補充療法および人工呼吸管理がなされる．本例は慢性肺疾患に移行しており，換気不全が継続する可能性は大きい．

一卵性双胎である本例は，胎児が胎盤を共有し，一方の胎児から他児へ血液が一方向性に流れてゆくTTTSを発症していた．TTTSでは供血児は成長が阻害され，逆に受血児は心不全となり，胎内死亡あるいは早産出生する可能性が高い．生存出生しても胎内血流不均衡のために，すでに中枢神経系の虚血性障害を起こしている場合があり，本例は，特に血管や細胞増生が未熟な白質部分が壊死を起こしたと考えられる．これがPVLであり，下肢に強い痙直型四肢麻痺を呈することが多い．下行大動脈血栓症は，臍動脈ルートの合併症と考えられ，筋は無酸素状態が持続すると破壊され，繊維化し拘縮を生ずるといわれている．

2. 臨床判断のポイント

NICU管理中であるためminimal handlingが基本となる．循環動態に注意し，挿管チューブや動脈・静脈ルート類の事故抜管予防に注意を要する．

また，両親にとって予期せぬ重篤な疾患をもって生まれてきた新生児の医療を行う際には，まだ一緒に暮らしたことのない重症新生児を両親が受け入れる心理的なサポートを行うことが前提にあることを忘れてはならない．

リスク管理と背景因子を把握し，図1に示したとおり全体的な障害構造を明確化する．治療方針やゴールは，運動発達段階に応じ設定していくが，原疾患や精神発達や視覚・聴覚などの影響もあるため，表1のチーム医療としてカンファレンスなどで討議のうえ検討していくことが望ましい．

3. 臨床判断の流れ

未熟児の事例の場合，発達途上であり，NICU管理中であるため活動・参加は児の全身状態や成長により変化する．病状の安定および成長に応じて活動・活動制限，参加・参加制限を把握しつつ残存機能を最大限に活かした療育を考えていく．主体性がもてない小児においては両親や育児環境など，環境因子が対象児の活動に大きな影響を与える．

本例においては，図2に示したとおり，まず全身状態を把握し，循環動態・酸素飽和度など捉えることが重要である．これは，病態把握とリスク管理のために必要な情報となる．全身状態が落ち着いていれば，発達段階を客観的に評価する．評価の方法は観察中心の評価が推奨される．評価表はDubowitz評価（NNE：Neonatal Neurological Examination：新生児神経学的評価）[2]，GM評価（PrechtlのGeneral Movement Assessment：自発運動評価）[3]，Brazelton評価（NBAS：Neonatal Behavioral Assessment Scale：新生児行動評価）[4] などがある．この中にも筋緊張を評価する項目が存在するが，四肢・体幹の筋緊張の状態は，modified Ashworth Scaleで評価することも可能である．その他，関節可動域制限の有無（ROM-T），四肢形態異常の有

無（周径・上・下肢長）を測定する．

　現在は症状として出現していないが，発達阻害因子となる聴覚・視覚の状態や触覚刺激に対する過敏性の有無なども把握する．呼吸・循環・代謝障害の有無などを確認することも重要である．さらに，脳血管が未熟であるため，過度のストレスは脳出血などのリスクになることもある．したがって，minimal handlingを基本とし，無気肺の改善，安静を目的としたポジショニング指導，拘縮予防，筋緊張や呼吸機能から考慮した哺乳指導などを行う．

　小児の場合，現在著明な障害を呈していなくても，将来起こりうる障害を予防していく観点や，脳の可塑性を高めることを期待し，早期アプローチとして安定した姿勢を確保し発達を促すことが重要である．本例は重症新生児仮死であるが，発達が途絶され，重度な四肢麻痺を呈するとは限らない．常に，二次的障害の予防に努めると同時に対象児の発達段階を正しく捉え，経験不足を回避しながら育児方法を両親とともに考え運動発達を促していく．

　また，両親にとって自分たちの子どもが重度な疾病を抱えてしまったことは予期せぬ出来事である．さらに，人工呼吸管理や保育器管理中では両親の育児は非常に制限されている．NICUの環境に対する恐怖心やわが子への非現実感が母（父）子の関係性の発達を抑制し，両親が育児能力を獲得する障害となってしまう場合がある[5]．全身状態が安定していれば，ディベロップメンタルケアとしてカンガルーケアやタッチングなどをとりいれていく．タッチングをしながら関節可動域練習を促すこともでき，愛着形成の促進および育てやすさを念頭においたアプローチを考えていくことがNICU事例では重要である．

引用文献

1) ネオネイタルケア編集部・編：新生児の疾患・治療・ケア．Neonatal Care 233：59-124, 2005.
2) Dubowitz LMS, Dubowitz V, Mercuri E：The Neurological Assessment of the Preterm & Full-term Newborn Infant, Clinics in Developmental Medicine 148, 2nd, Mac Keith Press, London, 1999.
3) Prechtl HFR：Qualitative changes of spontaneous movement in fetus and preterm infants are a marker of neurological dysfunction. Early Hum Dev 50：47-60, 1990.
4) Brazelton TB：Neonatal Behavioral Assessment Scale. Clinics in Developmental Medicine 88, 2nd, Blackwell Scientific Publication, London, 1984.
5) Lewis M：Individual differences in response to stress. Pediatrics 90：487-490, 1992.

〈付録〉

1. Dubowitz評価（NNE：Neonatal Neurological Examination：新生児神経学的評価）

〈構成と特色〉

この評価は，全34項目よりなり，tone（10項目），tone patterns（5項目），reflexes（6項目），movements（3項目），abnormal signs（3項目），behavior（7項目）の6つのカテゴリーからなる（表参照）．各項目で良好な反応であれば1点，未熟性や異常性の強い反応であれば0点となる，これは評価の信頼性，妥当性ともに検討されたものであり，非熟練者でも経時的な神経発達評価が可能であることから，多くの施設で用いられている[2]．またこのような臨床的な評価法によって，時にはMRIや超音波断層等の画像所見では捉えられない神経学的異常を早期に診断することができるとされている．判定には新生児の状態（state）を観察し状態4・5での実施が望ましい（Brazelton評価を参照）．

Tone	Tone patterns	Reflexes	Movements	Abnormal Signs	Behavior
姿勢	屈筋（上肢 VS 下肢①）	腱反射	自発運動（量的）	手指もしくは足趾の異常	眼の動き
上肢リコイル	屈筋（上肢 VS 下肢②）	吸引／咽頭反射	自発運動（質的）	振戦	聴覚的方位反応
上肢牽引	下肢伸展筋	把握反射	腹臥位での頭部挙上	驚愕	視覚的方位反応
下肢リコイル	頸部伸展筋（座位）	足趾の把握反射			敏活さ
下肢牽引	伸展筋緊張の増加（水平位）	モロー反射			刺激に対する感受性
膝窩角		台のせ反射			泣く
頭部コントロール①（伸筋）					あやす
頭部コントロール②（屈筋）					
頭部ラグ					
腹臥位懸垂					

〈対象と使用上のポイント〉

本来，生後24時間以内，遅くとも5日間で行う新生児神経学的評価である．早産児の場合，出産予定日ごろ（在胎37～42週）に評価を行う．

2. GMs評価（PrechtlのGeneral Movements assessment：自発運動評価）

〈構成と特色〉

Prechtlは胎児や新生児にみられる自発運動（general movements：以下GM）に注目し，この運動のパターンを視覚的に評価する評価法である．その臨床的意義は以下のとおりである．

①GMの観察は非侵襲的でビデオさえあればどこでも行え，安全かつ簡便な検査法である．
②ある程度トレーニングをつんだ観察者であれば，観察者間の一致率が高い
③自然観察が基本であるため主観が入りがちと思われるが，reliabilityは78〜98％，平均90％とされている．
④GMの性質の異常さが脳障害の存在や重症度とよく相関している．

〈対象と使用上のポイント〉

出産（出産予定日）から生後（出産予定日から）4〜5ヶ月が対象．正常GMは出生後変化していき，生後4〜5ヶ月で消失していく．

3. Brazelton評価（NBAS：Neonatal Behavioral Assessment Scale：新生児行動評価）

〈構成と特色〉

新生児の個人差を少しでも客観的に評価しようと考え出された検査法がこの評価法である．NBASでは新生児の状態（state）を，深い睡眠（状態1），浅い睡眠（状態2），まどろみ（状態3），静かな覚醒（状態4），活発な覚醒（状態5），啼泣状態（状態6）の6つの状態に分けている．検査は，授乳後10〜90分位して新生児が状態2のときから始めるのが普通である．薄暗い静かな部屋で他人のいないところでなるべく検査する．

NBASは，行動を調べる37個の項目と17種の神経学的検査から成りたっている．行動の評価はそれぞれ9点の尺度で採点されるが，項目の中には5〜6点が最適なものもある．また，検査を行うのに適切なstateが記載されている．

〈対象と使用上のポイント〉

対象は，生後1ヶ月までの新生児．早産時は修正月齢1ヶ月までとなる．
全体の検査時間は約40分かかり，熟練を要する．

4. modified Ashworth Scale

痙縮評価法．詳細は『評価指標』p62を参照．

（横山美佐子）

4-2 急性期病棟入院中の脳血管障害の事例
—早期在宅復帰を目指して—

事例

72歳,右利き,男性.妻との二人暮らしであった.

右片麻痺を発症して,救急車にて入院.頭部CTにて左被殻出血と診断された.入院から3日間は,Stroke Care Unit（SCU）にて治療が行われ,血圧管理が実施され,血腫の増大や急性水頭症がないことが確認されて,4日目にはStroke Unit（SU）としての機能を有するリハビリテーション科病棟へ転科をして,離床・早期リハビリテーションが開始された.転科後,発症から6日目の運動FIMを用いたADL評価を表2に示す.

```
                        健康状態
                    左被殻出血による右片麻痺
        ┌───────────────┴───────────────┐
     機能障害                          活動制限
・NISHHによる重症度評価スコア8     食事動作,整容動作,車椅子移乗以外のADL遂行
・運動機能／片麻痺の評価：片麻痺12段階回復グ  能力の低下
 レードでは上肢1,手指0,下肢3      言語的コミュニケーションの制限
・感覚障害：表在知覚・深部知覚ともに中等度障害 摂食嚥下面における制限
・失語症を含めた高次脳機能障害：軽度の喚語障害      参加制約
・嚥下障害の評価：水分でのむせあり    入院生活を当面余儀なくされる
・起居動作：起座介助,起立介助       発症前まで音楽教室を自宅で営んでいたが休業
・排尿,排便感覚：障害            音楽仲間との交流が途絶える
・ADL：運動FIM26点（表2）
                        └───────────────┘
                            背景因子
                         個人因子
                          回復可能性に対する心理的不安
                          抑うつ状態（食欲低下,不眠）
                          自己アイデンティティの喪失の危機
                         環境因子
                          妻との二人暮らし
                          家屋構造上の不適合
                          妻は運転免許を有していない
```

図1　ICFからみた臨床判断のポイント

4-2 急性期病棟入院中の脳血管障害の事例—早期在宅復帰を目指して—

早期在宅復帰を目標に，機能障害の改善と在宅復帰を指向したリハビリテーションプログラムの策定と実行

急性期からの早期リハビリテーション開始
- 病巣・病型別離床プログラムの開始
- 併存疾患の診断，リスク管理（血圧，下肢深部静脈血栓症の有無など）
- 片麻痺回復・早期リハビリテーションのための脳卒中クリニカルパスの選定
- クリニカルパスの稼働
- 効果的な早期リハビリテーションを実施するうえでの"enriched environment"の提供

クリニカルパスによる週ごとのアウトカム達成の確認作業
- 週1回のリハビリテーションカンファレンスの開催実施
- 片麻痺回復グレードなどの改善経過の確認
- 運動FIMの改善（表2），FIM gain（利得），FIM efficiency（効果）の確認
- 改善の経時的変化と見通しに関するインフォームド・コンセント（本人と家族に対して），毎週実施
- use-dependentな練習の提供
- positive reinforcementとなる練習の実践とアドバイス

退院前家屋訪問調査の実施
- 自宅内における行動空間の確認
- 屋内歩行，整容，排泄，入浴動作の確認
- 居室，居間，食堂，排泄，さらに歩行練習を実施する空間の確認
- 外出時の上がり框，玄関の確認
- 外出，通院方法に関するアドバイス
- 退院前に実施を依頼する家屋改造の指導，制度活動，施工業者に関する情報の提供

対象者・家族のリハビリテーションへの参加
- 自主練習実施のコンプライアンス
- 回復に対する自信
- 早期在宅復帰を希求する姿勢

在宅リハビリテーションのための制度確認
- 在宅復帰後に活用可能な制度の説明
- 介護保険制度の説明，申請の援助
- 介護認定調査の実施
- ケアマネージャーの選定
- ケアマネージャーとの情報交換

自宅復帰のための外出練習

退院時指導
- 再発予防のための血圧管理，服薬指導，食事指導
- 自宅復帰後のリハビリテーション，自主練習方法
- 片麻痺機能の回復の見通しに関する情報提供
- 訪問リハビリテーション，通所サービスなどの活用方法

在宅リハビリテーションケアに関わるチームとのミーティング
- 発症後の回復経過の確認と今後の回復の予測（片麻痺12段階回復グレード，運動FIMの経時的変化など）
- 対象者・家族のニーズの把握
- 自宅復帰後の目標の設定

↓

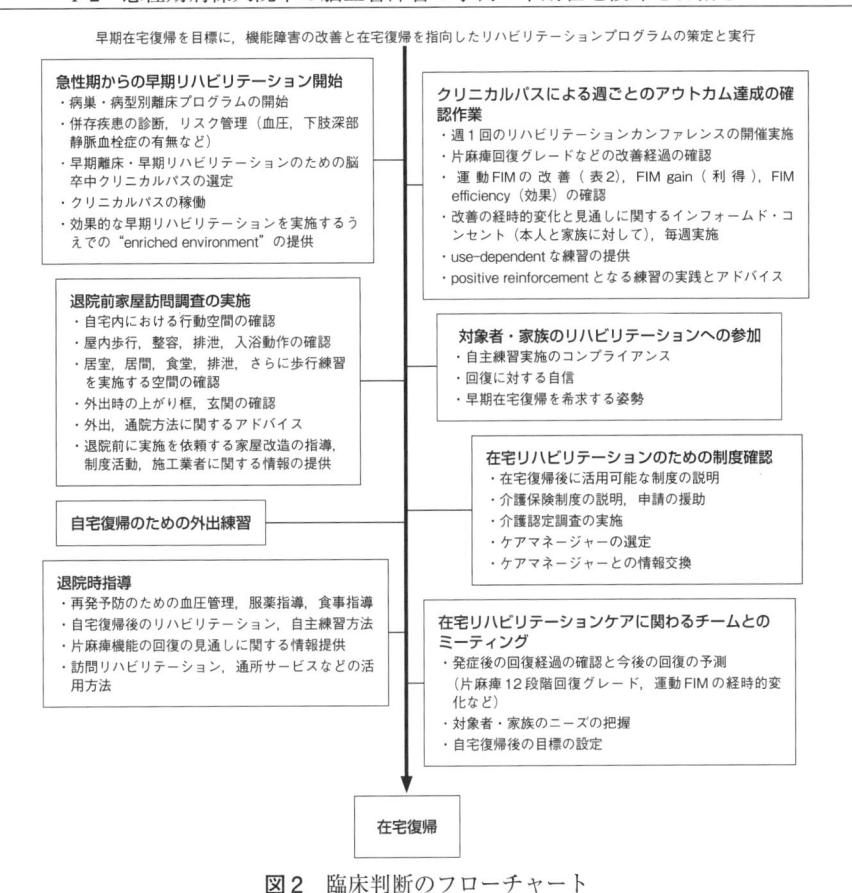

在宅復帰

図2　臨床判断のフローチャート

表1　本例に関わるリハビリテーション専門職の役割

1. 医師：リハビリテーション科医師
   病型・病巣診断，機能障害の評価，クリニカルパスの設定とリハビリテーション処方箋の作成，リハビリテーション開始にあたり現在の障害および回復可能性とそのプロセス・メカニズムに関する患者・家族への説明，リハビリテーションカンファレンスの開催，回復経過に関する患者・家族への説明（数値データを用いて）

2. 理学療法士，作業療法士，言語聴覚士
   片麻痺を含めた機能評価，言語機能評価，摂食嚥下機能評価，ADL評価（FIMを用いて），リハビリテーションカンファレンスへの参加・報告，クリニカルパスにそった各領域における機能改善・ADL動作練習，退院前家屋訪問調査の実施と報告書作成，在宅復帰に向けた在宅リハビリテーションスタッフとのカンファレンス

3. 看護師
   リハビリテーション開始にあたり情報収集，クリニカルパスにそった離床援助，バイタルサインのチェック，病棟におけるリスク管理，ADLの側面の援助と改善の指導，リハビリテーションカンファレンスへの参加・報告，患者・家族の心理的不安を払拭する援助，退院に向けたカンファレンスの設定，退院時指導

4. 医療ソーシャルワーカー
   情報収集，福祉資源の活用方法などの患者・家族への説明，在宅復帰後に活用できる介護保険制度などの説明，リハビリテーションカンファレンスへの参加・報告，退院後に関わる地域サービス機関との連絡調整

1. 疾病・障害の特性と理解

本例は，左被殻出血による右片麻痺例であり，入院後3日間の脳外科における加療後，血腫の増大がないこと，併存疾患が発症していないことを確認されて．4日目からリハビリテーション科に転科した．左被殻出血による左大脳半球損傷例においては，運動麻痺だけではなく，失語症，失行などを合併していることがあり，その存在と重症度の診断が求められる．さらに，早期リハビリテーション開始時には，血圧を含めたバイタルサインが安定していること，さらに入院後の安静臥床により下肢の深部静脈血栓症[1]が発症していないか，などの診断が必要となる．

2. 臨床判断のポイント

軽度の失語症（喚語困難）を有するものの，失行などの高次脳機能障害は併存しておらず，早期離床・リハビリテーションにより，歩行獲得など，リハビリテーションの効果が期待される症例と判断される．6日目に実施したADLの評価法である機能的自立度評価法（Functional Independence Measure, FIM）の運動FIM（13項目）においては，移乗と食事，整容動作が監視などにて可能となっており，26点となっている（表2）．効果的な早期リハビリテーションの実施により，この運動FIMの経時的な改善を経時的に確認する．それにより，妻の介助による早期在宅復帰可能例であるのか，2～3週の時点で判断を行うことが可能である．

3. 臨床判断の流れ

効果的な早期リハビリテーションを進めていくためには，週毎と退院時のアウトカムを明確にした，クリニカルパスを活用することが望ましい．本例では在宅復帰に向けた6週の脳卒中クリニカルパスが使用されている．3～4週までに監視歩行以上を可能にして，4週で退院前家屋訪問調査を実施し，残り2週で退院に向けた準備・調整を実施して6週で自宅退院を達成する流れである[2]（図3）．

今日，脳卒中の早期治療・リハビリテーションは，Stroke Unit（SU）で行うことが望ましいとされている．SUによる治療効果が得られる最大の要因は，早期離床などを進めるうえで，リハスタッフを含めたチームアプローチなどである．さらに早期に広い空間を含めた適切な環境（enriched environment）を提供していくこと，それに早期から家族関与をリハビリテーションの流れに組み込むこと（involvement of relatives）である点が強調されている[3]．発症直後には家族は毎日来院をしているわけであり，その時期に，リハビリテーションの流れや今後の回復可能性，どのようなリハビリテーションケアを進めれば良いのかの情報提供を家族に行い，関わりをもってもらうことが重要となり，在宅復帰のポイントともなる．家族の来院が疎遠となってからでは，在宅復帰は困難ともなる．

クリニカルパスに則った回復が得られているか，毎週リハビリテーションカンファレンスを実施して．アウトカムの達成を確認していく．表2には，運動FIMでのADLの改善経過を示した．発症6日目から週毎の運動FIMの改善をみることができる．27日目までに運動FIMは58点と改善，3週間でのFIM利得（gain）は32点，FIM効果（efficiency）は32/21＝1.52である．

《入院診療計画書》　○○　○○○　様　5Ａ　病棟　500　号室

平成16年8月5日

病名	脳出血	脳卒中・6週患者様用クリニカルパス

経過日付	入院当日 8月5日	2〜3日 8月6日　〜　8月7日	4〜7日（1週） 8月8日　〜　8月11日	8〜14日（2週） 8月12日　〜　8月18日	15〜21日（3週） 8月19日　〜　8月25日
状況	全身状態を見ながら病室でリハビリ開始		積極的に病棟でリハビリを継続します		
医師	病気や症状の説明をします	リハビリの説明をします	総合リハビリ回診があります		
理学療法	理学療法士による体の動きの検査 脚の筋力強化訓練、ベッド上でリハビリを開始します	脚のリハビリ、脚の動きの検査 理学療法士と起立着席が出来ます	起立・着席訓練の継続 理学療法士と装具と多点杖を使用して介助歩行訓練が出来ます	理学療法士と多点杖と装具を使用して介助歩行訓練をします	歩行が理学療法士の見守りで可能となります 装具の作成をします 段差の練習をします
作業療法	作業療法士による体の動きの検査、手の動きのリハビリ、ベッド上リハビリを開始します	手のリハビリ 作業療法士と起立着席訓練ができます 座位姿勢・記憶等の検査をします	作業療法士と起立着席訓練の継続 車椅子等への移乗の練習をします 整容練習をします	移乗練習の継続 トイレの練習をします 整容は自立します	移乗が見守りで可能となります
言語聴覚	言語聴覚士によるベッド上リハビリ開始します 嚥下（飲み込み）と言葉の検査をします	言葉の練習継続 言葉の詳しい検査をします 言語聴覚士と嚥下練習をします	嚥下の画像検査をします 嚥下（食べ物の飲み込み）の練習をします	コミュニケーションの取り方を説明します 嚥下食がはじまります	
看護	病状、全身状態の安定につとめます	リハビリ開始に関する必要な情報をご家族、患者様にお聞きします 洗面、歯磨きが出来ます。 必要に応じて介助します	全身状態を見ながら椅子又は車椅子に座ります （午前・午後） 椅子又は車椅子へ促します。清拭や身体ケア方法を一緒に行います	食事のお手伝いをします 食事のお手伝いをします	必要に応じてリハビリ練習をしてきます トイレの介助をします 起立練習を介助します
医療福祉			ご自宅での生活状況等を伺い、必要に応じて介護保険・福祉サービス等の調節を行います		必要であれば、介護保険の認定調査員が面談し、介護保険の申請をします
説明指導			ご家族に車椅子への移乗の方法を指導します リハビリ計画を立案しご説明いたします 病棟スタッフとの面談により患者様、ご家族様の不安や要望をお聞きします	手足のリハビリをご家族に指導します	起立練習を患者様と行っていただき、患者様の状態を把握していただきます
備考	病名・入院期間・目標は現時点で考えられるものです。 今後、治療およびリハビリテーションを進めていく上で変わる場合がありますので、ご了承ください。				

主治医　：　原 寛美　　担当看護師　：

○○　様　5Ａ　病棟　500　号室

平成16年8月5日

脳卒中・6週患者様用クリニカルパス

経過日付	22日〜28日（4週） 8月26日　〜　9月1日	29日〜35日（5週） 9月2日　〜　9月8日	36日〜42日（6週） 9月9日　〜　9月15日	退院（6週あたり） 9月16日
状況	積極的に病棟でリハビリを継続します		あと、もう一歩です	入院中のリハビリは終了です
医師	総合リハビリ回診があります	現在の患者様の状況と退院に向けての説明があります	総合リハビリ回診があります	入院中での脳卒中の治療は終了です
理学療法	病棟での見守り歩行が可能となります 装具の仮合わせをします 階段昇降・段差の練習をします	10cm段差が見守りでできます 家族で見守り歩行ができます 装具が完成します	屋内は見守りでの歩行が可能となります 20cm段差が軽介助での昇降可能となります	外出は介助歩行（長距離の移動は車椅子使用）で可能となります 介助で段差越えは行えます
作業療法	更衣の練習・床からの立つ練習・装具の着脱練習をします トイレが見守り又は軽介助で可能になります	入浴練習をします 更衣・床からの立ち上がりが見守り又は軽介助で可能となります	入浴が一部介助で可能となります 日常生活を想定した生活空間を広げる練習をします	トイレ又はポータブルトイレが見守り又は介助で可能になります 日常生活全般に見守り又は介助が必要ですが、自宅での生活が可能となります
言語聴覚	嚥下の画像検査を再度行います この時期には日常生活でのコミュニケーションがとれます	食事摂取方法を指導いたします	食事の安全な摂取方法を説明します コミュニケーションは問題ありません	食事形態は様々ですがおいしくいただけます コミュニケーションは問題ありません
看護	見守り歩行、トイレ誘導を援助します 見守り歩行、トイレ誘導を援助します	退院後の生活について説明いたします 必要に応じて退院前の指導をします		自宅生活が安心して行えるように環境や、物品が整っています 日常生活での不安が解消し、自信がもてるようになります
医療福祉	福祉サービスの準備をするためケアマネージャーを決めます	退院前訪問指導の結果のもとに、ご自宅の環境整備をはじめます	ご自宅での生活を想定し、必要なサービスの準備をはじめます	自宅生活が行えるように、環境や福祉サービスが整っています
説明指導	見守り歩行方法、トイレ介助を指導します 病棟スタッフとの面談により患者様、ご家族様の不安や要望をお聞きします	必要に応じて退院前訪問指導を行います 手すりや福祉用具の必要性を確かめます外泊が可能となります	家屋の改造点のアドバイスをいたします 自主的リハビリを指導します	退院についての今後の説明が医師、理学療法士、作業療法士、言語聴覚士、看護士、ソーシャルワーカーよりあります
備考	病名・入院期間・目標は現時点で考えられるものです。 今後、治療およびリハビリテーションを進めていく上で変わる場合がありますので、ご了承ください。			

主治医　：　原　寛美　　担当看護師　：

図3　脳卒中クリニカルパスの一例

これにより，今後退院までの2週間で$1.52 \times 14 = 21.28$のFIM利得が得られる可能性があることが示唆される．さらに，右片麻痺の回復経過も12段階回復グレードを用いた評価尺度により，改善の確認（帰結の予測）が可能となる．

こうした改善経過と今後の帰結の予測を対象者と家族に情報提示を行い，回復に対する自信をつけてもらうことが，早期在宅復帰につながる．

さらに，早期の在宅復帰後のリハビリテーションの継続実施を，訪問リハビリテーションを導

第4章 事例にみる臨床判断過程

表2 ADL評価法，運動FIMの改善経過例

			6病日		13病日		20病日		27病日	
日常生活の動作	モーターFIM	車椅子移乗	5	見守りで可能	6	修正準備で自立	6	修正準備で自立	6	修正準備で自立
		トイレ移乗	1	全介助	5	見守りで可能	5	見守りで可能	6	修正準備で自立
		浴槽移乗	1	全介助	1	全介助	1	全介助	1	全介助
		歩行	1	全介助	1	全介助	5	見守りで可能	6	修正準備で自立
		階段	1	全介助	1	全介助	1	全介助	1	全介助
		食事	6	修正準備で自立	6	修正準備で自立	6	修正準備で自立	6	修正準備で自立
		整容	5	見守りで可能	5	見守りで可能	6	修正準備で自立	6	修正準備で自立
		更衣（上）	1	全介助	1	全介助	3	中等度介助	5	見守りで可能
		更衣（下）	1	全介助	1	全介助	3	中等度介助	5	見守りで可能
		排泄	1	全介助	1	全介助	1	全介助	5	見守りで可能
		清拭	1	全介助	1	全介助	1	全介助	1	全介助
		排尿	1	失禁またはカテーテル	1	失禁またはカテーテル	1	失禁またはカテーテル	5	準備・片付を要する
		排便	1	失禁	1	失禁	1	失禁	5	準備・片付を要する
		合計		26/91点		31/91点		40/91点		58/91点

入することで援助を行う．このシステムは，SUに入院中において，在宅復帰後に関わる訪問チーム（mobile team）が退院後のリハビリテーションケアの説明を行い，早期退院を援助する方法論であり，ESD（Early Supported Discharge, Extended Stroke Unit Service：ESUS）としてその効果がEBMとして国際的に支持されている[4,5]．対象者・家族は，退院後のリハビリテーションの継続的実施の保障と，さらに回復の見通しに関して不安を抱いている．その不安を払拭するのが，この訪問リハビリテーションのシステムであり，脳卒中発症後の冗長性に富む長期的な回復期リハビリテーションを，在宅にて保障するものである（図4，図5）．

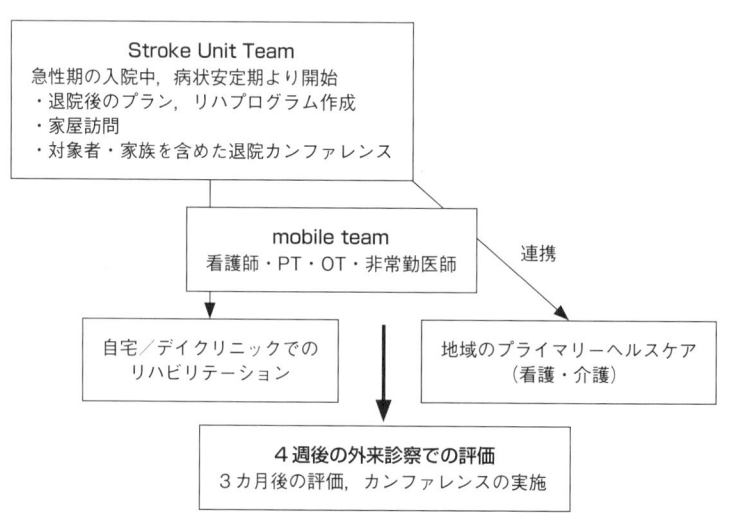

図4 ESD（Early Supported Discharge Service）Extended Stroke Unit Service（ESUS）（Indredavik B, 2000）の概要

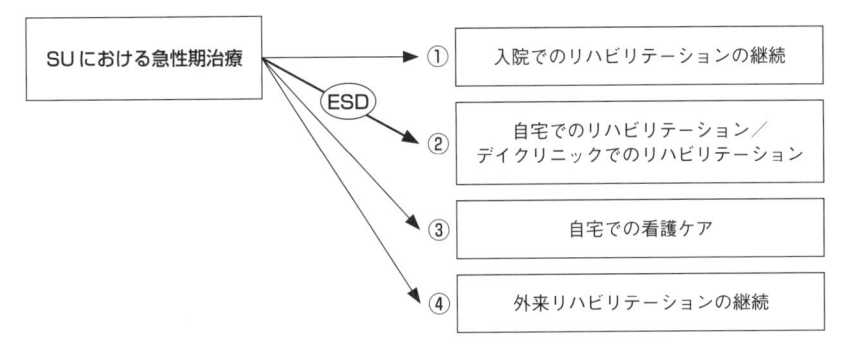

```
SUにおける急性期治療 ──→ ① 入院でのリハビリテーションの継続
                  ESD→ ② 自宅でのリハビリテーション／
                         デイクリニックでのリハビリテーション
                     → ③ 自宅での看護ケア
                     → ④ 外来リハビリテーションの継続
```

ESD：Early Supported Discharge Service

図5 Stroke Unit での急性期治療後 post acute stage におけるリハビリテーションケアの流れ

このように，急性期におけるリハビリテーションの場面から，在宅復帰を達成していくプロセスは，効果的なリハビリテーションの実施，ADLの右肩上がりの改善，さらに在宅復帰後の改善を保障する情報とシステムの提供により構成される．

引用文献

1) 原　寛美：脳卒中片麻痺にみられるDVT. Journal of Clinical Rehabilitation 9：781-784, 2001.
2) 原　寛美：急性期から回復期へのスムーズな移行のポイント（岡田　靖・編「専門医に学ぶ脳卒中クリティカルパスと医療連携」）．メディカルレビュー社, pp144-153, 2005.
3) Indredavik B et al：Benefit of an extended stroke unit service with early supported discharge. A randomized, controlled trail. Stroke 31:2989-2994, 2000.
4) Langhorme P et al：Early supported discharge services for stroke patients: a meta-analysis of individual patient's data. Lancet 365:501-506, 2005.
5) Fjaertoft H：Acute stroke unit care combined with early supported discharge. Long-term effects on quality of life. A randomized controlled trial. Clinical Rehabilitation 18:580-586, 2004.

（原　寛美）

4-3 急性期病棟入院中の脳血管障害の事例
―ベッドサイドの観察から予後予測と介入―

事例

49歳，男性，自営業．自宅で商談の電話中に口論となり，最中に意識が消失する．状況を見ていた事務員が救急通報し，来院する．頭部CTで病巣は描出されないが，神経内科医師の診察にて，意識障害，重度の左片麻痺を認めたために脳梗塞の疑いで入院，投薬と理学療法が開始される．翌日の頭部MRIにて延髄に梗塞巣を認めた．

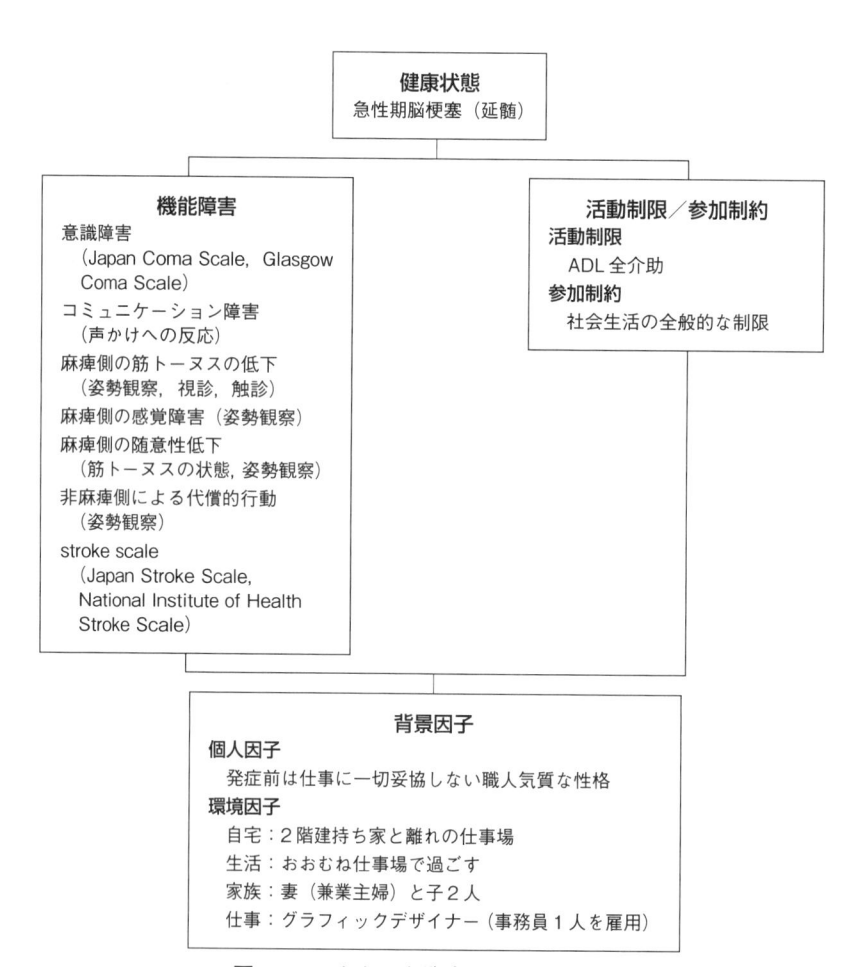

健康状態
急性期脳梗塞（延髄）

機能障害
意識障害
（Japan Coma Scale, Glasgow Coma Scale）
コミュニケーション障害
（声かけへの反応）
麻痺側の筋トーヌスの低下
（姿勢観察，視診，触診）
麻痺側の感覚障害（姿勢観察）
麻痺側の随意性低下
（筋トーヌスの状態，姿勢観察）
非麻痺側による代償的行動
（姿勢観察）
stroke scale
（Japan Stroke Scale,
National Institute of Health Stroke Scale）

活動制限／参加制約
活動制限
　ADL全介助
参加制約
　社会生活の全般的な制限

背景因子
個人因子
　発症前は仕事に一切妥協しない職人気質な性格
環境因子
　自宅：2階建持ち家と離れの仕事場
　生活：おおむね仕事場で過ごす
　家族：妻（兼業主婦）と子2人
　仕事：グラフィックデザイナー（事務員1人を雇用）

図1　ICFからみた臨床判断のポイント

4-3 急性期病棟入院中の脳血管障害の事例—ベッドサイドの観察から予後予測と介入—

```
┌─────────────────────────┐    ┌─────────────────────────┐
│ 身体機能・予後を意識した画像読影 │    │ 検査・測定が可能な神経学的徴候 │
│        病巣              │    │ 意識障害（コミュニケーション障害）│
│        脳浮腫            │    │  筋トーヌスの視診・触診    │
│   病巣と連絡する神経系    │    │  肩関節亜脱臼の視診・触診   │
└─────────────────────────┘    └─────────────────────────┘
              ↕                            ↕
        ┌──────────────┐         ┌──────────────────────┐
        │ 問題点の整理   │  ──→   │  適切な理学療法介入     │
        │ 機能的予後予測 │         │ 各医療スタッフとのチーム連携 │
        └──────────────┘         └──────────────────────┘
              ↕                            ↕
┌─────────────────────────┐    ┌─────────────────────────────┐
│  関係者からの情報収集      │    │ ベッド上臥位姿勢の観察に基づく身体機能の推測 │
│   家族の情報             │    │    身体部位の相対的位置関係         │
│ (ライフスタイル, 性格など) │    │    麻痺側・非麻痺側の活動状況        │
│  医療チームスタッフの情報  │    │      麻痺側への関心               │
│  (医療情報, 経過など)     │    │  声かけへの反応性・反応方法・意味性   │
└─────────────────────────┘    └─────────────────────────────┘
```

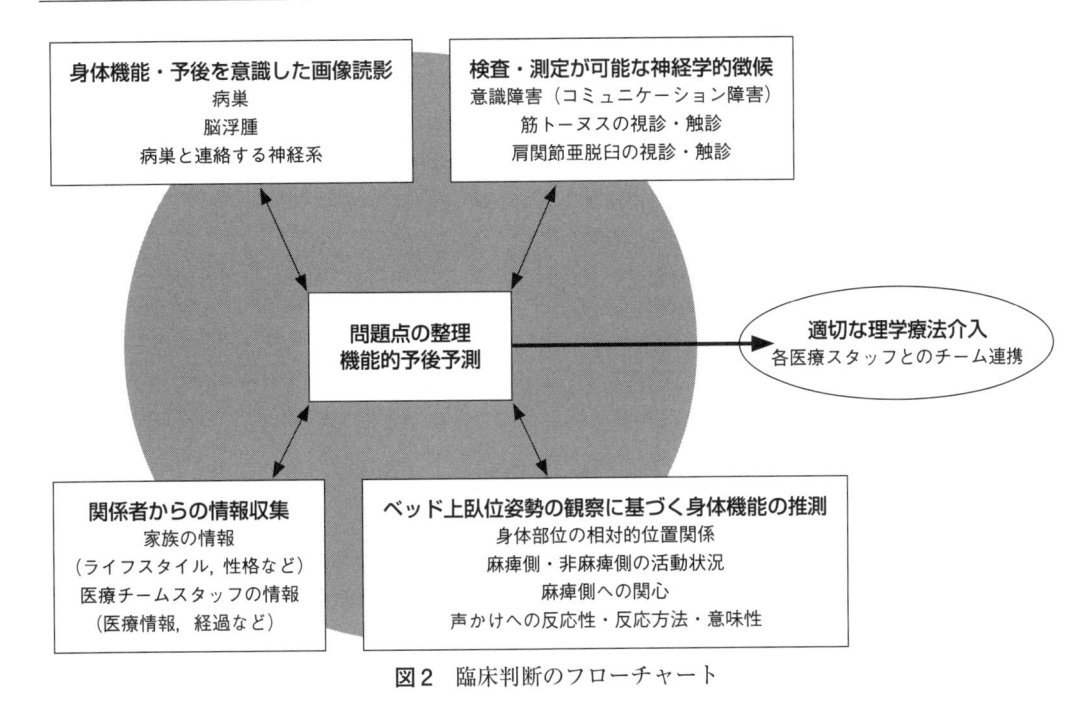

図2　臨床判断のフローチャート

表1　本例に関わるリハビリテーション専門職の役割

1. 医師：神経内科医, 放射線科医, リハビリテーション科医, 他
   診察, 診断, 画像読影, 急性期治療, 合併症治療, 予後予測, 本人・家族への説明と同意
2. 理学療法士, 作業療法士, 言語聴覚士
   各療法による評価・介入, 機能的予後予測, 転帰先の検討
3. 看護師
   看護診断, 問題志向型看護（環境を含む包括的な至適アプローチ）
4. 医療社会福祉士
   社会資源による支援, 転帰先の調整

1. 疾病・障害の特性と理解

　小規模な病巣の脳幹部梗塞は，急性期では脳浮腫による近縁部の圧迫のため重篤な症状を呈しても回復期以降には病巣に限局的な症状となる．脳幹部は大脳半球と比較して局所機能が独立し，密に存在するためである．また，大脳半球にみられるような周辺神経細胞による再組織化が困難なため，麻痺側の機能改善は得難いと考えられる．本症例は頭部MRI所見から錐体に近い延髄右上腹側部の微小血管に梗塞を認め，左側の運動，感覚障害が主症状であった．意識障害は3病日にて改善し，顔面や頸部の機能も若干の構音障害を認める程度であった．

2. 臨床判断のポイント

　急性期の場合，意識障害などによるコミュニケーション障害を高頻度に認め，神経学的徴候の検査や測定の妥当性は乏しいと考えられるため，理学療法士が臨床で一般的に行う姿勢観察に基づく神経学的徴候の推測は重要な評価となりうる．また，病状が安定する回復期以降の病態を予測するためには，画像所見から実際の病巣部位だけでなく，その周辺部位の圧迫状況，病巣と連絡する神経系の把握[1]が重要である．そのため，姿勢観察による機能障害の推測を画像所見，検査や測定が可能な神経学的徴候，関係者から収集した情報を検討し臨床判断を行う．介入は急性期では病巣に強い刺激を与えかねない随意運動の促しや感覚入力を避け[2]，また，急性期特有の時間経過で急速に消退が予測される機能障害に積極的な介入は不要と考えた．

3. 臨床判断の流れ

　初期評価時，まず呼吸機能を確認したが問題を認めなかった．意識障害はJapan Coma ScaleでⅡ-20のため，コミュニケーションが必要な神経学的徴候の検査や測定は困難であり，背臥位姿勢の観察にて機能障害を推測した．左側身体各部の筋トーヌスの低下と無関心，右側の過剰な筋活動に伴う左側身体への押し付けが生じていた．筋トーヌスの低下は随意運動の障害との関連[3]，無関心は感覚障害，麻痺側への注意機能の低下との関連が考えられた．右側の過剰な筋活動は意識障害があっても，身体イメージと麻痺側の身体情報との乖離を処理できず，自動的な麻痺側を探索するための押し付け，もしくは，右上肢による柵支持が麻痺側の所有感覚の低下に伴う非麻痺側への固執と考えられ，また背臥位の姿勢保持に必要な力学的平衡を非麻痺側で維持しようとする代償機構が誤った運動方向となり，麻痺側を押し付けていると考えられた．したがって，筋トーヌスの低下，随意性低下，感覚障害，麻痺側への注意機能の低下という機能障害が推測され，神経学的徴候として意識障害を認めた．急性期では高率に高次脳機能障害を合併する[4]が多くは一過性であり，画像所見の情報を考慮し，脳血流が安定化する急性期以降には筋トーヌスの低下，随意性低下，感覚障害が残存すると予後予測された．

　介入は機械的な動作指導ではなく，回復期以降に問題として残存する可能性が高い機能障害や，急性期に生じる身体イメージと身体機能との乖離で生じる非麻痺側に偏った代償動作や，麻痺側の不使用などの誤用症候群の急速な進行に対してアプローチし，機能解離を可能な限りとどめることが重要で，かつ動作能力を着実に獲得していく必要がある．本症例には麻痺側の現状に

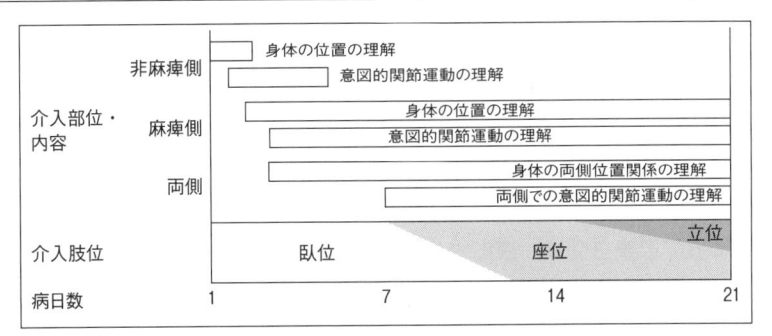

4-3 急性期病棟入院中の脳血管障害の事例―ベッドサイドの観察から予後予測と介入―

介入部位・内容	非麻痺側	身体の位置の理解
		意図的関節運動の理解
	麻痺側	身体の位置の理解
		意図的関節運動の理解
	両側	身体の両側位置関係の理解
		両側での意図的関節運動の理解
介入肢位		臥位　　　座位　　立位
病日数		1　　7　　14　　21

図3　理学療法による介入

ついて身体的理解を促し，また臥位姿勢の力学的平衡を適切に制御可能なようにさまざまな情報を提供して非麻痺側による誤った代償機構を修正していくアプローチ[5]を実施した（図3）．また，他職種と緊密に連携を行い，特に医療，生活の両面のモニタリングをする看護師とは，病棟生活で誤った代償機構を助長しないように，身体機能に適切な環境整備，ベッド上での安楽な肢位の確保や体位交換などの動作の誘導をともに検討し提供した．

3週間にわたる当院での加療の後，近県のリハビリテーション専門病院へと転院した．当院での最終評価は，ADLが監視杖歩行レベルで，高次神経機能障害は認めず，ブルンストロームステージが上下肢，手指ともⅣ，感覚障害が表在，深部とも中等度鈍麻，筋トーヌスはやや低下の状態であった．病棟ベッド上での背臥位姿勢の観察は，頸部は中間位，体幹は中間位よりやや左側に回旋し，左上肢は体側に肩関節軽度外転，内旋位，肘関節軽度屈曲位で置かれ，時に側腹部を掻いていた．右上肢は体側に置かれ，下肢は両側とも膝関節伸展位で，股関節の外旋が左側優位で認めた．声かけには左手を上げ，照れ笑いをしながら応じた．転院して約2カ月の加療の後，自宅退院し職業復帰を果たした．

引用文献

1) S. Thomas C et al：Evolution of diaschisis in a focal stroke model. Stroke 35：758-763, 2004.
2) 久保田競：脳の可塑性とリハビリテーション．理学療法学28：243-249, 2001.
3) Takakusaki K et al：Role of basal ganglia-brainstem systems in the control of postural muscle tone and locomotion. Prog Brain Res 143：231-237, 2004.
4) 畑　隆志：急性期脳血管障害患者の診察法．神経内科58（Suppl.3）：51-73, 2003.
5) 宮本省三：脳障害における身体と環境．PTジャーナル37：853-861, 2003.

〈付録〉脳血管障害患者の背臥位姿勢の観察について

　脳血管障害患者は特徴的な背臥位姿勢をとる．人の行う姿勢や活動は意図によって生じ，反射・反応的な調節機構によって保障される．当然，床面や重力などの外部環境や，精神的活動などの内部環境によって影響を受け，適応するように調節を行い拮抗状態や平衡状態を確保して姿勢保持し，活動を行う．脳血管障害患者は反射・反応系だけでなく，意図をも障害されることがあり，姿勢や活動は強く障害される．特に随意運動や感覚機能，筋トーヌスの異常などの身体機能障害と床面や重力との関係性，注意障害，半側空間の認知障害などの高次脳機能障害と内部，外部環境との関係性の崩壊によって特異的な姿勢や活動を呈すると考える．機能の重症度によって姿勢は異なるが，ある程度の一貫性を確認できると考える．

　まず，ベッド上の背臥位姿勢の全体的な印象から観察する．可能な限り自然な状態を観察するほうが，理学療法に有効な情報を確認できるため病棟のベッド上での状態を観察する．開眼の状況，意図的な活動性の有無などを確認し，全身の安定性や安楽性が確保されているかを検討する．得られた印象を受け，表2に示すような部位別の確認を行い，関係する機能障害を推測する．急性期脳血管障害患者の場合，さまざまな原因によるコミュニケーション障害を認めるため，理学療法に必要な問題点を整理するために，姿勢や活動の観察は有意義で有用な評価として用いることが可能である．

〈付録〉「stroke scale」について

　急性期脳血管障害患者の治療効果を判定するため，神経学者などによって作成された評価指標を一般的に「stroke scale」と呼び，脳血管障害にて生じる全般的な神経脱落症状を簡便に検査が可能である．多施設間共同研究に利用されるため，それらの多くは信頼性，妥当性が検証されている．国際的に広く用いられているのは，1989年にBrottらが発表したNational Institute of Health Stroke Scale（NIHSS）[1]である．本邦では1997年に後藤らが中心となって，日本脳卒中学会Stroke Scale委員会が作成したJapan Stroke Scale（JSS）[2]が用いられている．

　JSSは既存の「stroke scale」で問題として残存していた定量性に着眼し，必要な評価項目を設定した後，conjoint analysisという手法を用いて総得点だけでなく，各項目に割り振られる配点や各項目内の得点の重みづけについても統計学的に数量化し，比率尺度として処理可能なように作成された．適用は急性期脳血管障害の神経学的徴候で，その構成は「意識」「言語」「無視」「視野欠損または半盲」「眼球運動障害」「瞳孔異常」「顔面麻痺」「足底反射」「感覚系」「運動系（手・腕・下肢の3つの中項目）」で，大項目が10（「運動系」の中項目を分けると12項目）あり，2もしくは3段階で評定する．算出は各項目の得点を足した合計から定数の14.71を差し引いて求められる．得られた得点は－0.38から27.86の間になり，神経学的な問題が少ないほど点数は低くなる．基準値の設定はなく，信頼性，妥当性については検証されている．情報の特性と

4-3 急性期病棟入院中の脳血管障害の事例―ベッドサイドの観察から予後予測と介入―

表2 脳血管障害患者の背臥位姿勢観察の部位とポイント，機能障害との関係

観察する部位	各部位での観察すべきポイント	観察所見の異常性に関係する機能障害
眼球	麻痺側への運動の有無 注視の有無 動くものへの反応	◎意識障害，注意障害，半側空間の認知障害 ○眼球運動の随意性低下
頸部	動眼前庭反射に伴う運動 麻痺側への運動の有無 頭部の押し付けを伴う伸展運動	◎半側空間の認知障害，頸部筋トーヌスの異常 ○注意障害，頸部の随意性低下，頭・頸部の感覚障害
体幹	肩甲帯・骨盤帯の押し付けを伴う伸展運動 肩甲帯・骨盤帯の捻れ（回旋運動） 非麻痺側への側屈運動	◎半側空間の認知障害，体幹・四肢筋トーヌスの異常 ○四肢の随意性低下 △体幹の随意性低下
非麻痺側上肢	ベッド柵・端などの支持の有無 意図的な活動性の有無 肘・手のベッド面への押し付けの有無	◎麻痺側上肢の感覚障害 ○麻痺側上肢の筋トーヌス異常
麻痺側上肢	体幹との自然な連結の有無 意図的な活動性の有無 非麻痺側と比較した活動性の違い 肩関節の亜脱臼の有無	◎麻痺側上肢の筋トーヌス異常，随意性の低下 ○麻痺側上肢の感覚障害，身体失認 △半側空間の認知障害
非麻痺側下肢	ベッド柵などへの引っかけの有無 意図的な活動性の有無 足部のベッド面への押し付けの有無	◎麻痺側下肢の感覚障害 ○麻痺側下肢の筋トーヌス異常
麻痺側下肢	体幹との自然な連結の有無 意図的な活動性の有無 非麻痺側と比較した活動性の違い 非麻痺側と比較した股関節外旋角度の違い	◎麻痺側下肢の筋トーヌス異常，随意性の低下 ○麻痺側上肢の感覚障害，身体失認 △半側空間の認知障害

凡例：◎
　　　○ ↑ 関係が強い
　　　△

して，「意識」への配点が他の項目と比較して非常に大きいこと，「感覚系」の得点が重症度の評定と反対に配点されていることがあげられる．使用上のポイントとして，準備機材は時計，ペンライト，瞳孔計，足底反射をみる棒，感覚をみる筆，コップが必要で，JSS評価用紙の記載に従って実施する．解釈上のポイントとして，「意識」への重点的な配点から生命予後に重きをおいた医師向けの評価と考えられる．脳血管障害の急性期リハビリテーションの実施を検討するのに意識障害は重要な要素で，また日常生活動作の予後にも深く関連する．しかし，実際のリハビリテーションに即した有用な評価とはいえないため，実施する各療法に必要な評価を補足しなければならない．

1) Brott T et al：Measurements of acute cerebral infarction：A clinical examination scale. Stroke 20：864-870, 1989.
2) 日本脳卒中学会Stroke Scale委員会：日本脳卒中学会・脳卒中重症度スケール（急性期）Japan Stroke Scale（JSS）．脳卒中 19：2-5, 1997.

（鶴埜益巳）

4-4 急性期手の屈筋腱損傷および末梢神経損傷の事例

事例

33歳，男性，大工．仕事中にのこぎりで右手の手掌近位部を受傷．同日，緊急手術にて，右示，中，環，小指深指屈筋腱および浅指屈筋腱断裂，正中，尺骨両神経断裂が確認された．デブリドマン施行後，断裂したすべての屈筋腱と，両神経が縫合された．現在は，術後翌日から開始した早期運動療法施行中である．

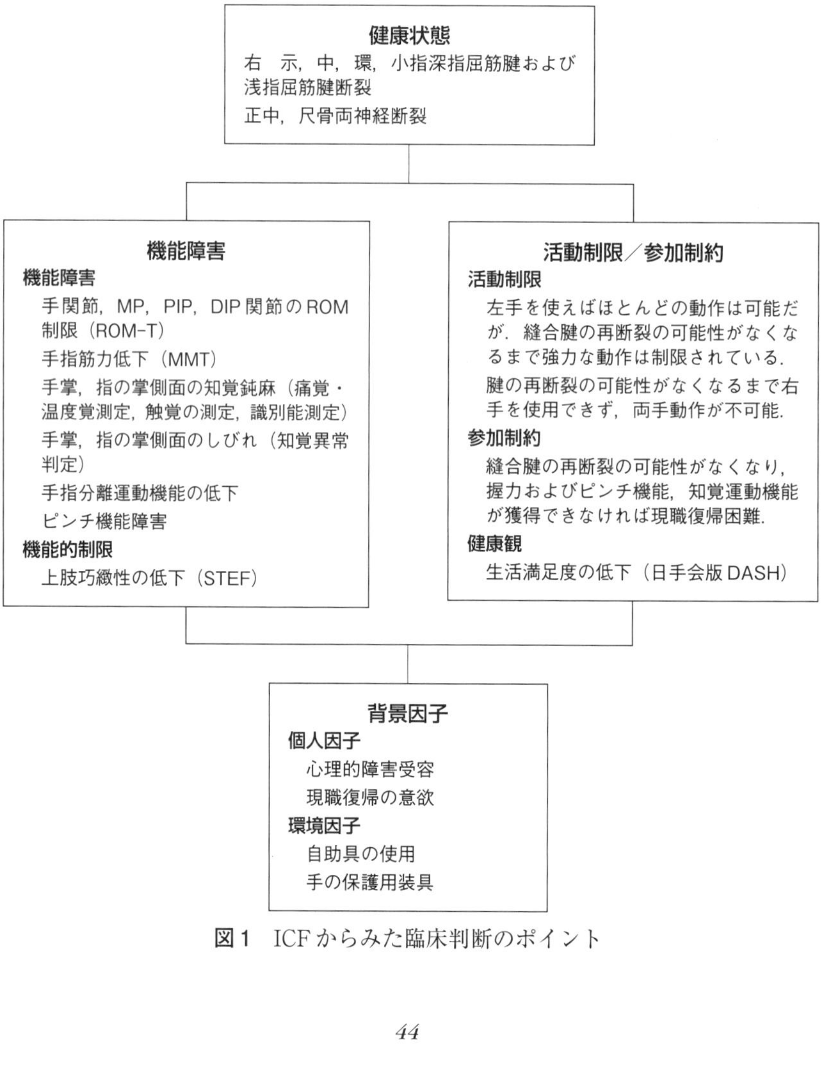

健康状態
右 示，中，環，小指深指屈筋腱および浅指屈筋腱断裂
正中，尺骨両神経断裂

機能障害

機能障害
　手関節，MP，PIP，DIP 関節の ROM 制限（ROM-T）
　手指筋力低下（MMT）
　手掌，指の掌側面の知覚鈍麻（痛覚・温度覚測定，触覚の測定，識別能測定）
　手掌，指の掌側面のしびれ（知覚異常判定）
　手指分離運動機能の低下
　ピンチ機能障害
機能的制限
　上肢巧緻性の低下（STEF）

活動制限／参加制約

活動制限
　左手を使えばほとんどの動作は可能だが，縫合腱の再断裂の可能性がなくなるまで強力な動作は制限されている．
　腱の再断裂の可能性がなくなるまで右手を使用できず，両手動作が不可能．
参加制約
　縫合腱の再断裂の可能性がなくなり，握力およびピンチ機能，知覚運動機能が獲得できなければ現職復帰困難．
健康観
　生活満足度の低下（日手会版 DASH）

背景因子

個人因子
　心理的障害受容
　現職復帰の意欲
環境因子
　自助具の使用
　手の保護用装具

図1　ICF からみた臨床判断のポイント

4-4 急性期手の屈筋腱損傷および末梢神経損傷の事例

受傷, 手術 (右示, 中, 環, 小指深指屈筋腱, 浅指屈筋腱縫合術. 正中, 尺骨神経縫合術)

```
[受傷状態]          [手術内容]          [社会的背景]        [知的要素]
将来発生しやすい     予測した拘縮に対し,   仕事内容
拘縮とその程度      どのような運動が
の予測              可能か検討
              ↓
    手の外科医との間で術後治療方針の統一
    (縫合腱の治癒促進と滑走性の獲得のため)

  [早期運動療法]                    [3週間固定法]
  *早期運動による縫合腱の滑走性獲得    浮腫の予防
  *PIP, DIP関節に屈曲拘縮の予防
   浮腫の予防, 除去
                    or
```

術後3週間経過

腱損傷
- ■経時的 ROM-T
  MP, PIP, DIP 関節の TAM と同時他動 ROM の総和
  手関節 ROM
  目的
  *訓練計画の計画, 立案, 実行
  *患者のモチベーションを向上
  *腱剥離術の時期設定
- ROM 訓練
  スプリント療法
  示指の深指屈筋腱, 浅指屈筋腱の個々の分離した滑走を促すように回復

神経損傷
- ■Tinel 徴候の確認
- ■運動機能評価
  MMT, perfect O テスト, フロマン徴候
- ■知覚機能評価
  知覚異常判定, 痛覚・温度覚測定, 触覚の測定, 識別能測定
  ・Semmes-Weinstein test
  ・2点識別覚検査
  ・Moberg's picking-up test
  ・Dellon's object recognition test 等

術後10～12週経過
- ■経時的 ROM-T
- ■MMT
- ■握力, ピンチ力の測定

脱感作
知覚再教育

腱および神経剥離術, 対立腱形成術
→ 術後訓練
→ 自助具
  保護用装具の利用

職業復帰へ向けての実践的な手の使用訓練
- ■STEF
- ■日手会版 DASH

現職復帰

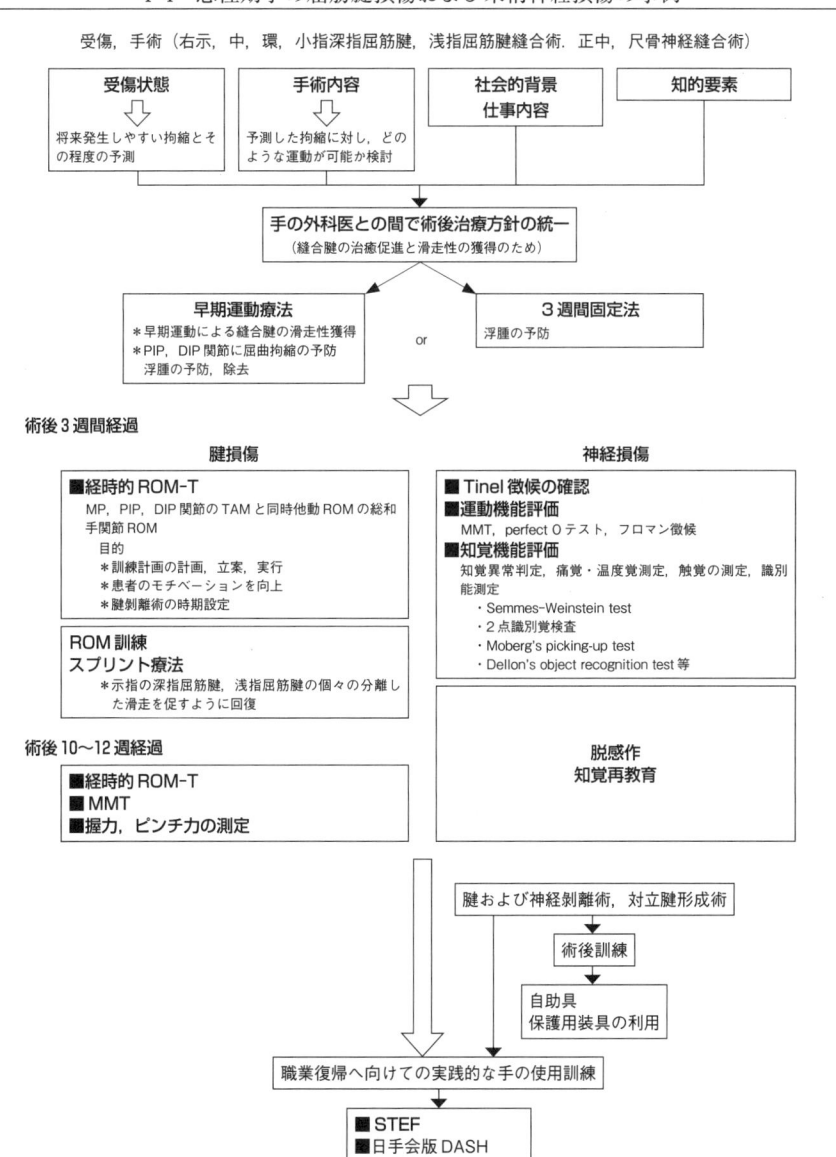

図2 臨床判断のフローチャート

表1 本例に関わるリハビリテーション専門職の役割

1. 医師:手の外科医, リハビリテーション科医
   診断, 手術, 術後管理, 予後予測, 運動療法, 知覚訓練の検討, 本人, 家族への病状説明
2. 作業療法士, 理学療法士
   術後管理, 予後予測, 運動療法, 知覚訓練の検討および指導, 本人への病状説明, 日常生活の指導, ホームエクササイズ指導, 就労に向けての実践的練習
3. 看護師
   術後管理, 日常生活の指導

1. 疾病・障害の特徴と理解

　腱損傷には，鋭利なものによって受傷し端々縫合が可能な症例，腱の挫滅を伴う症例などさまざまなものがあり，挫滅が重度であるほど縫合腱とその周囲組織との間に癒着が発生する．また腱が断裂したZoneによって解剖学的特徴が異なり，それによっても治療成績に差が生じる．本症例はZone Ⅳすなわち手根管部での局所挫滅損傷であり，縫合腱と屈筋支帯および骨との癒着，腱どうしの癒着が発生しやすい部位である．

　近年は，新たな腱縫合法が開発され，それに伴い早期運動療法が進歩し，良好な治療成績が得られるようになった．早期運動療法には，modified Kleinert法，Duran法などがあり，これまでは両者の併用が主流となっている．最近では我が国でも早期自動屈曲法が行われ，さらに治療成績が向上している[1]．

　正中，尺骨神経の手関節部での損傷は，すべての手内筋が麻痺に陥り，母指を含め全指が手内筋マイナス肢位（claw hand）をとる．母指は対立不能となり，ピンチ力は大幅に低下する．当然，手掌および指掌側の知覚は脱失する．神経縫合術は神経周膜上膜縫合が多く行われている．

2. 臨床診断のポイント

　受傷状態および手術内容を十分に把握することから始まる．受傷状態からは，屈筋腱の損傷部位，損傷組織，受傷時の外力の内容と程度を考慮して，将来発生しやすい拘縮とその程度を予測する．損傷部位においては，国際手の外科連合委員会案の5区分に分類したものを用い，各Zoneの特異的な治癒状況を考慮する．次いで，手術内容からは，先に予測した拘縮に対して，どのような運動が可能であるかを検討する．最終的には，これらの結果と仕事内容など社会的背景を踏まえ，手の外科医との間で術後の治療方針を統一する．早期運動療法が選択された場合は，損傷手の病態や許可された運動の理解ができるかどうかの知的要素も把握しておく必要がある．

　修復された腱や神経が完全治癒していない期間中の検査にあたっては，修復組織の治癒を妨げることは絶対に避け，病期に合ったものを選択すべきであることを最初に強調しておく．早期運動療法施行期間中は，PIP，DIP関節に屈曲拘縮が出現することが多く，これらが出現する傾向があれば，毎日これらの関節の可動域（Range of Motion：ROM）を測定し，屈曲拘縮を予防する．また浮腫は可動域制限の一因となるので，触診，視診により浮腫の存在と程度を確認する．

　早期運動療法が終了した後も同様に，MP，PIP，DIP関節および手関節のROMを経時的に測定することが重要である．測定ではこの3関節の同時自動関節可動域の総和（Total Active Range of Motion：TAM）と同時他動関節可動域の総和を測定・算出することは必須で，これらの値の差を算出すれば腱縫合部での癒着程度が明らかになる．ここで注意すべきことは，これらの値は手関節肢位で変化することもあり，その場合は計測する手関節肢位を一定にし，その肢位を明記する必要がある．これらの経時的測定は，患者のモチベーションを向上させることの他，可動域訓練の方法，さらには将来行われる可能性のある腱剥離術の時期設定の指標となる．筋力の回復を診るのは，腱縫合部の再断裂の可能性がなくなる頃より行い，実際には握力やピン

チ力の測定，徒手筋力検査（Manual Muscle Testing：MMT）を行う．

　正中，尺骨神経縫合後の神経回復は，一般的に Tinel 徴候の末梢への移動で判断する．また神経の回復に伴う機能は，運動機能と知覚機能の2つに分けて行う．運動機能評価は，MMT を中心に行う．また本症例のような正中，尺骨神経縫合例にはそれぞれ perfect O テストやフロマン徴候（Froment's sign）などの有無の確認を行い，これらも運動機能回復の指標とする．知覚機能は，知覚異常判定，痛覚・温度覚検査，触・圧覚検査[2]，識別能検査[3]で評価する．

　腱縫合部の再断裂の可能性がなくなり，ある程度知覚が回復してきたら，職業や ADL に関する実践的訓練を行い，その効果は簡易上肢機能検査（Simple Test for Evaluating Hand Function：STEF）で評価する．最終的に可動域および筋力の改善が限界に達したら上肢障害評価（Disability of the Arm, Shoulder, and Hand：DASH）の日本手の外科学会版[4]（2004年4月より使用可能）で，主観的な機能評価を行う．

3．臨床判断の流れ

　症例に応じて手が実際に使えるようになることを念頭に治療を進める．術後早期においては，縫合腱の治癒促進と滑走性の獲得が先決となる．本症例では早期運動療法が施行され，この間は腱の再断裂および腱とその周囲組織との癒着に注意しながら可動域を維持する．早期運動療法を終えた後は，腱の治癒状況と可動域の経時的な変化を把握したうえで，スプリントを用いた可動域訓練などを計画，立案し，実行することが重要である．さらには大工という巧緻性の必要とする職業に必要な手の機能を獲得することを踏まえ，示指の深指屈筋腱および浅指屈筋腱の個々の分離した滑走を促すように回復させる．また神経損傷に関しては，一定期間は神経縫合部に過伸長が加わらないように保護し，ある程度の知覚と手内筋の回復を得た後は，職業復帰へ向けての知覚運動機能を必要とするより実践的な手の使用訓練へと移行する．最終的に，運動機能および知覚機能の回復が得られない場合は，腱および神経剝離術や対立腱形成術が行われ，それでも回復に限界があれば自助具や保護用装具を利用して現職復帰する．

引用文献

1) 吉津孝衛，他：早期自動屈曲療法のための新しい屈筋腱法合法の試み．日本手の外科学会雑誌 13：1135-1138，1997．
2) Bell-Krotoski JA：Light touch-deep pressure testing using Semmes-Weinstein monofilaments. Rehabilitation of the hand：194-213, Mosby, 2002.
3) Dellon AL：Evaluation of sensibility and re-education of sensation in the hand. The Williams and Willkins, 1981.
4) 日本手の外科学会機能評価委員会：上肢障害評価表 The DASH．日本手の外科学会，2004．

〈付録〉

1. 屈筋腱の区画分類（国際手の外科連合委員会案の5区分）

示指～小指
Zone Ⅰ：浅指屈筋付着部より遠位の深指屈筋腱部分．
Zone Ⅱ：Zone Ⅰとの境界からA1 pulleyの近位端まで（no man's land）．
Zone Ⅲ：手掌部の靭帯性腱鞘のない範囲で，A1 pulleyの近位端から屈筋支帯の遠位端まで．
Zone Ⅳ：手根管部であり，屈筋支帯の遠位端から近位端まで．
Zone Ⅴ：屈筋支帯の近位端から屈筋腱の筋腱移行部まで．

母指
Zone TⅠ：IP関節より遠位．
Zone TⅡ：Zone Ⅰとの境界からA1 pulleyの近位端まで．
Zone TⅢ：母指球筋部．
Zone TⅣ：手根管部であり，屈筋支帯の遠位端から近位端まで．
Zone TⅤ：屈筋支帯の近位端から屈筋腱の筋腱移行部まで．

2. TAM

total active range of motionの略
MP，PIP，DIPの3関節の同時自動関節可動域の総和．

3. Tinel徴候

損傷を受けた末梢神経線維が末梢へ向かって再生する途上にある場合，その先端部の軸索は髄鞘に被覆されていないため，皮膚の上からこの部分を叩打すると知覚神経の支配領域の皮膚に蟻走感が放散する．これをTinel徴候という．この徴候は末梢神経損傷例において軸索再生の末梢端部の位置を知り，さらに軸索の再生速度を推定するのに有効である．神経の回復は縫合後2週間の遅延を経て，その後早いもので1日1mmのペースで回復する．

4. 触・圧覚検査

①Semmes-Weinstein test

この検査は，太さの異なる20本のナイロンでできたセメスワインスタインモノフィラメントを順に皮膚に当て，これらが感知できたかどうかを判断して行う．それぞれのフィラメントは，皮膚に当てた時の力（g）と圧（g/mm^2）が測定されており，これらによりnormal（緑），diminished light touch（青），diminished protective sensation（紫），loss of protective sensation（赤），unstable（赤線）の5段階に分けられている．5段階に分けられた検査結果は検査用紙に色でマッピングし，これによって神経損傷のレベルと回復程度を判断する．この検査は，触覚閾値を

測定するものとされている．

②2点識別覚検査

2点識別の測定には，静的2点識別と動的2点識別とがある．前者は遅順応システムの触覚受容器，後者は速順応システムの触覚受容器の分布密度の程度を判断するものとして用いる．静的2点識別の判定では，アメリカ手の外科学会基準のものがあり，これによると＜5 mmをnormal，6～10 mmをfair，11～15 mmをpoorとしている．

5. 識別能検査

識別能は末梢と中枢の総合的な知覚機能を示す．検査にはDellon's modified picking-up test，Moberg's picking-up test，新潟大学式object recognition testなどがある．前2者はナット，螺子，鍵，安全ピン，クリップなど12品目の物体認知に要する時間を計測する．後者は，板に貼り付けたほぼ同様の小物品を指腹部でなぞることにより，その物品を当てさせ，30秒以内に判別できた個数で評価する．

6. DASH JHS version（日手会版DASH）

Disabilities of the Arm, Shoulder, and Hand. Japanese Society for Surgery of the Hand versionの略

日手会版DASHは，アメリカ整形外科学会により開発され，アメリカ手の外科学会など8学会で公式に認められた『the DASH』を，日本手の外科学会機能評価委員会が日本の生活様式を反映させて改変し作成したものであり，アメリカ整形外科学会の認可を受けている．なお，日本語版DASHの著作権は日本手の外科学会にあるが，使用にあたっては許可は不要である（2004年4月より使用可能）．

DASHは2構成になっており，機能障害／症状に関する質問30項目，スポーツ／芸術活動，仕事に関する質問4項目がある．2構成とも各項目には1～5点が当てられている．

採点は2構成ともに，各質問の点数を加算し，その値を回答可能であった質問数で除し，その値から1を引いたものに25を乗じて算出する．点数が高いほどより障害が大きいことを示す．ただし，2構成ともに項目の10％以上に回答が得られない場合は計算できず，スポーツ／芸術活動においては，1項目でも答えがなければ使用できない．

（大山峰生）

4-5 変形性股関節症による寛骨臼回転骨切り術の事例

事例

先天性股関節脱臼の既往をもつ34歳の専業主婦．変形性股関節症（以下，変股症）にて外来通院していたが，歩行時の左側股関節痛が増悪したため，左側の寛骨臼回転骨切り術（rotational acetabular osteotomy：RAO）目的にて入院した．病期は右側が前股関節症，左側が初期股関節症であった．術前の連続歩行距離は歩行補助具無しで約400mであった．

```
┌─────────────────────────────────────┐
│            健康状態                  │
│       両側変形性股関節症             │
│  左側：初期股関節症（寛骨臼回転骨切り術後）│
│  右側：前股関節症                    │
└─────────────────────────────────────┘
```

機能障害

機能障害
- 股関節部の疼痛（状況・部位・性質の聴取，VAS）
- 股関節屈曲・伸展・外転のROM制限（ROM-T）
- 股・膝関節周囲筋の筋力低下（周径計測，筋力検査）
- 左側SMDが右側より3.5cm短い（下肢長計測）
- 肥満（BMI，体脂肪率）
- 深部静脈血栓合併症の危険性

機能的制限
- 術後の下肢への荷重制限
- 足方へのリーチ動作障害（長座体前屈テスト）
- 歩行能力低下
  - 早く歩けない（MWS）
  - 連続歩行距離が400m
  - 歩行効率低下の疑い（PCI）
  - Trendelenburg跛行（歩行観察）
- 身体活動量低下（歩数計測，カロリー計測）
- フィットネス低下の疑い（運動負荷試験，PWC）

活動制限／参加制約

活動制限
- ADL遂行能力低下（活動分析，IADL尺度，生活時間調査）
- 布団の上げ下ろし，座卓への座り立ちに困難さあり

参加制約（生活時間調査，活動状況調査）
- 徒歩でバス停まで歩けない
- 場所が遠いため子ども会行事や地域集会等に参加できない
- 主婦業の制約
- 家族旅行に行けない等の余暇活動の制約

健康観
- 自己効力感（self efficacy）の低下（GSES）
- 生活満足度の低下（LSI）
- 主観的健康観の低下（SF-36）

背景因子

環境因子
- 家屋構造の不適合
- バス停，スーパーマーケットが遠い
- 遠い場所への送迎など夫が協力的
- 和式構造の家屋
  - 寝具は布団，食事は座卓，トイレは和式
- 保育所への子どもの送迎を担当している

個人因子
- 自動車運転免許不所持
- 歩行補助具の使用に消極的
- 夫（家族）に対する負い目

図1　ICFからみた臨床判断のポイント

4-5 変形性股関節症による寛骨臼回転骨切り術の事例

急性期医療機関

介入
術後のパスにそった介入と予測した退院後の生活に即した介入計画を立案・実行する

検査・測定・観察・調査によって術後の機能的状態の変化を把握するとともに、退院後の状態を予測する

```
手術と薬物療法
・疼痛軽減
・筋力増強
・骨癒合の促進
・術後合併症がない
・下肢への許可荷重量の増加
```

```
理学療法による治療的介入
・物理療法
・筋力増強練習
・ROM拡大運動
・マッサージ
・動作練習
・歩行練習
・フィットネストレーニング
```

疼痛
関節可動域
筋力
脚長差

肥満

栄養指導

活動量
フィットネス

代償的介入
・補高
・歩行補助具の使用

屋内移動
身辺処理
家事

屋外移動
地域活動
余暇活動

健康観

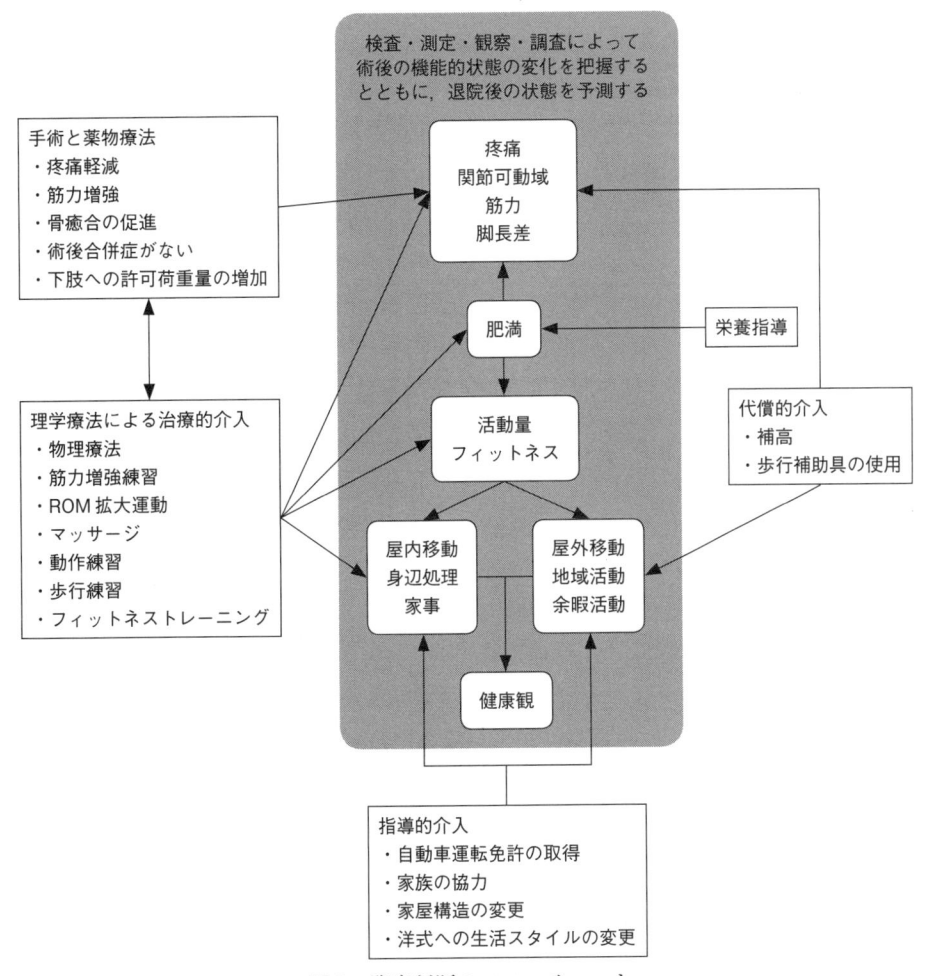

```
指導的介入
・自動車運転免許の取得
・家族の協力
・家屋構造の変更
・洋式への生活スタイルの変更
```

図2　臨床判断のフローチャート

表1　本例に関わるリハビリテーション専門職の役割

1. 医師：整形外科医，リハビリテーション科医，その他
   確定診断，予後予測，手術ならびに術後管理，リハビリテーション処方，薬物療法，説明と同意
2. 理学療法士，作業療法士
   運動療法，ADL練習，生活指導，家屋改造指導，ホームエクササイズの指導
3. 栄養士，保健師，看護師
   栄養指導や食生活に関するコンサルテーション

1. 疾病・障害の特性と理解

変股症は関節軟骨の摩耗により生じ，起居動作や歩行時の疼痛あるいは夜間痛，関節可動障害，筋力低下により，歩行障害やADL（activities of daily living：ADL）障害をきたす進行性疾患である．わが国では原疾患が明確でない一次性股関節症は少なく，先天性股関節脱臼や臼蓋形成不全等の疾患に続発する二次性股関節症が多くを占めている[1]．RAOは大腿骨頭に対して臼蓋の被蓋度を増し軟骨接触面を広く適合させるための手術であり，主に疼痛の寛解と変股症の進行遅延・停止を目的として，20～30歳代の初期あるいは前股関節症に対して行われることが多い．

2. 臨床判断のポイント

術前に全体的な検査・測定・情報収集によって障害構造を明視化する（図1）とともに，術後の短期ゴール設定に役立てる．移動能力低下に関与する機能障害を明らかにしたうえで，改善の見込みのある機能障害に対して術後経過をみながら介入を行い，最終的に主婦としての役割遂行能力とQOL（quality of life）を高めることが介入の要点である．また，術前に松葉杖による免荷歩行練習を行っておくとよい．

疼痛と脚長差，関節可動域（range of motion：ROM），筋力は歩行能力を規定する因子として，また介入対象として重要である．疼痛は各起居移動動作時について疼痛部位と出現状況，強度（visual analogue scale：VAS）を確認する．下肢長と周径は脚長差と筋萎縮状態の確認のために正確に計測する．体幹と各下肢関節のROMをThomas testを併用して測定する．また，長座体前屈テストを合わせて行うことで身体背面筋群の伸張性が確認できる．筋力検査は一般には徒手筋力検査（manual muscle testing：MMT）が行われるが，経時的な変化を把握するには定量的測定が推奨される．体格指数（body mass index：BMI）の算出と体脂肪率計測は体重コントロールに必須の情報である．

歩行分析はTrendelenburg跛行，Duchenne跛行等の異常歩行と歩容観察，歩行能力として速度・重複歩距離・歩行率を算出する．また，6分間歩行距離（6-minute walking distance：6MD）や生理的コスト指数（physiological cost index：PCI）を用いることで歩行持久性と歩行効率が評価できる．これらの検査を歩行補助具の種類や術前後で比較し，その利得を明らかにできれば，介入の説明に説得力が増す．痛みによってマスクされている真の運動耐容能を評価するにはphysical working capacity（以下，PWC）が有用である[2]．

この病期の対象者には標準ADL遂行に伴う困難さを記述式で評価する．手段的ADLは入院前の状態についてLawtonらのIADLスケールに地域活動参加状況を加えて詳細に聞き取る．また，生活の質と活動量の評価には生活時間調査[3]や活動状況調査，歩数計測[4]を行う．主観的健康観は変形性関節症に特化したWOMAC™ 3.1（Western Ontario and McMaster Universities Osteoarthritis Index）[5]や包括的健康関連QOL尺度であるSF-36（medical outcome study 36-item short-form health survey）を利用する．成人期の症例では個人因子として自動車運転免許証の有無を確認し，股関節の運動機能に大きな障害が無ければ運転免許証の取得を勧める．

3. 臨床判断の流れ

術後は手術による組織侵襲の影響が軽減するのに伴って疼痛が軽減し，筋力増強運動の負荷量と下肢荷重量の増加がクリニカルパスに従って徐々に実現されていく．その中で，前述の臨床判断のポイントで示した内容を可及的早期から用いて術後の機能的状態の経時的変化を把握すること，そして早期から退院後の生活を想定し，種々の介入計画を立案・実行することが重要である（図2）．本例では，肥満解消に向けた栄養指導とフィットネストレーニング，術後回復に合わせた筋力増強運動と部分荷重歩行練習等の治療的介入，脚長差に対する補高等の代償的介入，そして退院後の生活を考え，術前は使用していなかった歩行補助具の使用を勧めることや生活スタイルの洋式化などの対象者および家族に対する指導的介入を行うことが必要である．これらの介入により，対象者の歩行持久性の改善と自家用車の運転が屋外活動の広がりをもたらし，それは地域活動参加への足がかりとなり，家族への負担が減少することにつながる．それらはまた対象者の自己効力感を高めると同時に生活満足度・主観的健康観の向上に寄与することになる．

引用文献

1) 松野丈夫標：股関節（寺山和雄，他・監修「標準整形外科学」）．p466, 医学書院, 1990.
2) 鈴木堅二：変形性股関節症の術後リハビリテーション―集中的理学療法と退院後の生活活動回復―．総合リハ29：213-219, 2001.
3) 小林　武，他：股関節形成術後患者の生活時間構造と身体活動量について．運動・物理療法8：9-21, 1997.
4) 長野　聖，他：股関節形成術後患者の1日総歩数の経時的変化．運動・物理療法9：264-269, 1998.
5) Bellamy N et al：Validation study of WOMAC: a health status instrument for measuring clinically important patient relevant outcomes to antirheumatic drug therapy in patients with osteoarthritis of the hip and knee. J Rheumatol 15：1833-1840, 1988.

〈付録〉

1. WOMAC index（Western Ontario and McMaster Universities Osteoarthritis Index）

1988年，Bellamy Nらによって発表された信頼性・妥当性が保証された変形性股・膝関節症に特化した評価尺度である．疼痛（5項目），こわばり（2項目），身体機能（17項目）の3つの側面についての全24項目の質問に対して自記式にて回答する．回答方法は各項目について，none：0，mild：1，moderate：2，sever：3，extreme：4，の5段階LikertスケールかVAS（100mm）を用い，24項目の合計点数を算出する．合計点数が低いほどoutcomeが高いことを示す．

WOMACは使用に際して開発者の許可が必要であり，申請と日本語版の入手はWOMACのホームページ（http://www.womac.org/womac/index.htm）から可能である．

2. Thomas test

股関節の屈曲拘縮を評価する方法のひとつ．背臥位にて非検査側の股・膝関節を最大屈曲位にて保持することで骨盤前傾を防止する．検査側の股関節に屈曲拘縮が存在すれば，膝窩部が台から浮き上がる（陽性徴候）．

3. 長座体前屈テスト

身体の柔軟性を評価する方法のひとつ．長座位にて，膝関節を伸展位に保持しながら体幹と股関節を屈曲し，足尖（前）方向への両上肢リーチを行う．足尖から手指先端の距離を計測する．

4. GSES（General Self-Efficacy Scale，一般性自己効力感尺度）

個人がセルフ・エフィカシーをどの程度高くあるいは低く認知する傾向にあるのかを評価するための尺度．本邦では，16個の設問に対して「はい」か「いいえ」で回答する坂野らのGSESが広く用いられている．また近年ではSchwarzerらによるGSES（付表1）が29言語に翻訳され使用されている．いずれのスケールも簡便で短時間で施行でき，感度も高い．

LawtonらのIADLスケール：詳細は『評価指標』p285を参照．
徒手筋力検査（manual muscle test，MMT）：詳細は『評価指標』p47を参照．
体脂肪率，体格指数（body mass index，BMI）：詳細は『計測法入門（内山，他・編）；以下，計測法とする』p288を参照．
関節可動域（range of motion，ROM）：詳細は『評価指標』p31を参照．
visual analogue scale（VAS）：詳細は『評価指標』p75を参照．
歩行速度・重複歩距離・歩行率：詳細は『評価指標』p127を参照．
6分間歩行距離（6-minute walking distance，6MD）：詳細は『評価指標』p135を参照．

生理的コスト指数（physiological cost index, PCI）：詳細は『評価指標』p143 を参照.
運動負荷試験：詳細は『計測法』p224 を参照.
physical working capacity（PWC）：詳細は『計測法』p284 を参照.
LSI（Life satisfaction index，生活満足度尺度）：詳細は『評価指標』p313 を参照.
SF-36（medical outcome study 36-item short-form health survey）：詳細は『評価指標』p305 を参照.

（小林　武）

付表1　日本語版　一般自己効力　質問表

以下のそれぞれの質問について，あなたはどの程度自信がありますか？1から4の尺度を用いて，最もよくあてはまる数字に○をつけてください．

	全く当てはまらない	当てはまらない	まあ当てはまる	全くその通り
私は，一生懸命がんばれば，困難な問題でもいつも解決することができる	1	2	3	4
私は，誰かが私に反対しても，自分が欲しいものを手にするための手段や道を探すことができる	1	2	3	4
目的を見失わず，ゴールを達成することは私にとって難しいことではない	1	2	3	4
予期せぬ出来事に遭遇しても，私は効率よく対処できる自信がある	1	2	3	4
私は色々な才略に長けているので，思いがけない場面に出くわしても，どうやってきりぬければよいのか分かる	1	2	3	4
必要な努力さえ惜しまなければ，私はだいたいの問題を解決することができる	1	2	3	4
自分の物事に対処する能力を信じているので，困難なことに立ち向かっても取り乱したりしない	1	2	3	4
問題に直面しても，いつもいくつかの解決策を見つけることができる	1	2	3	4
苦境に陥っても，いつも解決策を考えつく	1	2	3	4
どんなことが起ころうとも，私はいつもその事に対処することができる	1	2	3	4

http://www.healthpsych.de/ から各言語の質問表を入手できる．
英語版の原典：Schwarzer R. Jerusalem M. Generalized Self-Efficacy scale. In J. Weinman, S. Wright, & M. Johnston（Eds.）, Measures in health psychology: A user's portfolio. Causal and control beliefs, pp35-37. Windsor, UK: NFER-NELSON. 1995.

4-6 急性心筋梗塞後早期再灌流療法を行い職場復帰に向けた心臓リハビリテーションを実施した事例

事例

53歳,男性.職業は会社員(営業).ゴルフの最中に心筋梗塞を発症し,救急搬入後直ちにPCI(percutaneous coronary intervention)を実施された.責任病変は左前下行枝＃7が100%閉塞し,血栓吸引の後ステントを挿入された.他の冠動脈枝に有意狭窄はみられなかった.ピークCKは5000 IU/Lであった.冠危険因子は喫煙,肥満(BMI 28)と高脂血症である.CCU入室時Killip分類クラス2(軽度心不全)であり,2日間安静状態であったが,CKのピークが過ぎ,心不全が軽快したため心臓リハビリテーション開始指示が主治医より出された.

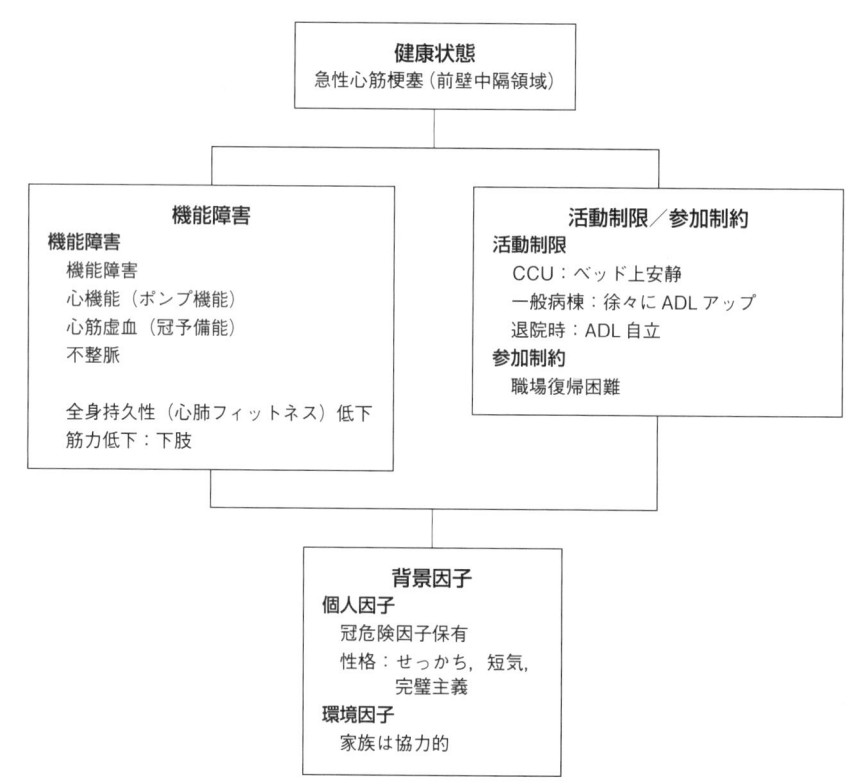

```
健康状態
急性心筋梗塞(前壁中隔領域)

機能障害
  機能障害
    心機能(ポンプ機能)
    心筋虚血(冠予備能)
    不整脈
    全身持久性(心肺フィットネス)低下
    筋力低下:下肢

活動制限／参加制約
  活動制限
    CCU:ベッド上安静
    一般病棟:徐々にADLアップ
    退院時:ADL自立
  参加制約
    職場復帰困難

背景因子
  個人因子
    冠危険因子保有
    性格:せっかち,短気,完璧主義
  環境因子
    家族は協力的
```

図1 ICFからみた臨床判断のポイント

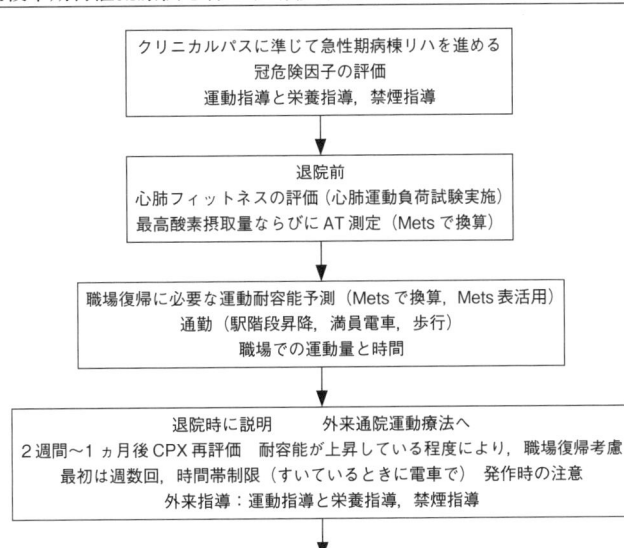

4-6 急性心筋梗塞後早期再灌流療法を行い職場復帰に向けた心臓リハビリテーションを実施した事例

```
┌─────────────────────────────────────┐
│ クリニカルパスに準じて急性期病棟リハを進める │
│ 冠危険因子の評価                        │
│ 運動指導と栄養指導，禁煙指導             │
└─────────────────────────────────────┘
                  ↓
┌─────────────────────────────────────┐
│ 退院前                                │
│ 心肺フィットネスの評価（心肺運動負荷試験実施） │
│ 最高酸素摂取量ならびに AT 測定（Mets で換算）│
└─────────────────────────────────────┘
                  ↓
┌─────────────────────────────────────┐
│ 職場復帰に必要な運動耐容能予測（Mets で換算，Mets 表活用）│
│ 通勤（駅階段昇降，満員電車，歩行）        │
│ 職場での運動量と時間                    │
└─────────────────────────────────────┘
                  ↓
┌─────────────────────────────────────┐
│ 退院時に説明　　外来通院運動療法へ        │
│ 2 週間〜1 ヵ月後 CPX 再評価　耐容能が上昇している程度により，職場復帰考慮 │
│ 最初は週数回，時間帯制限（すいているときに電車で）　発作時の注意 │
│ 外来指導：運動指導と栄養指導，禁煙指導    │
└─────────────────────────────────────┘
                  ↓
┌─────────────────────────────────────┐
│ 1〜2ヵ月を目標に完全復帰                │
│ ただし，発症前の仕事の状況から，制限を加えることもある │
└─────────────────────────────────────┘
                  ↓
┌─────────────────────────────────────┐
│ 以後　運動療法（心大血管リハビリテーション料は発症もしくは手術から 150 日まで算定可能）│
│ 可能であれば，定期的に心肺運動負荷試験と冠危険因子評価：血液検査（脂質ならびに糖代謝），│
│ 血圧，体重，禁煙状況を実施する（半年毎） │
└─────────────────────────────────────┘
```

図 2　臨床判断のフローチャート

表 1　本例に関わるリハビリテーション専門職の役割

1. 医師：循環器科医，リハビリテーション科医，他
   診断と治療，冠危険因子評価，心臓リハビリテーション指示，心肺運動負荷試験，運動処方作成，患者・家族への説明
2. 理学療法士
   病棟での心臓リハビリテーション実施（クリニカルパス），リハビリテーション実施中のリスク管理，有酸素トレーニング実施，退院時の運動指導
3. 作業療法士
   ADL 指導（主婦の場合は家事動作評価と練習），認知機能評価
4. 臨床検査技師
   心肺運動負荷試験実施（医師とともに）と解析・解釈ならびに説明，有酸素トレーニング実施
5. 看護師
   日常生活指導，患者教育（冠危険因子など）
6. 医療ソーシャルワーカー
   職場復帰相談
7. 栄養士
   栄養指導
8. 薬剤師
   服薬指導
9. その他
   心臓リハビリテーション指導士（学会認定資格）や健康運動指導士

1. 疾患・障害の特性と理解

　急性心筋梗塞は冠血流の途絶により心筋壊死を引き起こす病態である．脆弱で脂質に富んだ粥状硬化の進展した冠動脈部分に，血行力学的外力や冠スパスムが加わることにより粥腫が破綻し，その結果急速に血栓が形成され血管を閉塞する．閉塞した冠血管の末梢部分の心筋が虚血による壊死を来たす．瘢痕部分や非梗塞部の代償性肥大などにより心室の形態や容積が変化し収縮能に異常をきたす．これをリモデリングと呼ぶ．したがって，急性期治療上の目標は早期再灌流による梗塞巣拡大予防と心筋リモデリング予防である．

　心筋梗塞の症状には激しい胸痛，冷感，嘔吐などがある．胸痛は重たい石を載せたような，焼け火箸を突き刺されたような，などといった表現があるが，左肩・頸部や下顎などに放散痛を伴うこともある．30分以上続き恐怖感を伴うことが通常である．しかし高齢者や糖尿病患者は時に痛みを感じないこともあり（無痛性心筋虚血），心電図や血液検査をしないと診断がつかないことがある．

　急性期治療は，緊急冠動脈造影検査とそれに続いて行われる再灌流療法が一般的に行われるようになった．再灌流療法は血栓溶解療法とカテーテルを用いた冠動脈形成術（PTCA：percutaneous transluminal coronary angioplastyまたはPCI：percutaneous coronary intervention）とCABG（coronary artery bypass grafting）が挙げられる．WHO MONICA Projectによると，急性心筋梗塞の平均致命率は50％と高率で，死亡例の8割以上が発症後2時間以内の死亡であり，このうち院外死亡が2/3であると報告している[1]．わが国では，早期再灌流療法とCCU（coronary care unit）の普及により院内死亡は10％以下となっており，特にCCUでの不整脈死は激減し，その代わり補助循環治療や強心薬に反応しない心原性ショック，ポンプ失調による死亡が70～80％を占めている[2]．心筋梗塞に伴う合併症をまとめると，不整脈，ポンプ失調（急性心不全，ショック），心破裂，心室中隔穿孔，乳頭筋断裂，僧帽弁閉鎖不全，心室瘤，梗塞後狭心症などがある．

2. 臨床判断のポイント

　急性心筋梗塞や不安定狭心症の患者は，発症初期の危機を乗り越え，重篤な合併症がなければ，院内において急性期リハビリテーションを一定期間行い退院する．しかし患者は，退院後の生活に関してさまざまな不安を抱くのが普通である．

　退院後の社会復帰や梗塞再発予防（二次予防）のためには運動指導も含めた生活指導が重要である[3]．退院前には虚血性心疾患の病態把握として，残存虚血（冠予備能）の有無，心不全（左室ポンプ機能）の有無と不整脈の程度を評価しておく必要がある．また冠危険因子の有無に関しても理解しておかねばならない．以上の医学的情報を考慮の上，患者の家庭環境，経済状態などを参考に，本人ならびに家族（キーパーソン）に復職指導や生活指導をしていく．

　具体的な生活・職場復帰指導に関しては，日常生活の各労作や仕事の運動強度を客観的に把握することが大切である．それにはMets（metabolic equivalents）という概念を知っておくと便利である．これは，さまざまな身体活動の強度を比較するため，酸素摂取量という運動生理学的

な客観的指標を基に単純に数値化したものである．各種身体活動，労働，スポーツをMetsの数値で比較可能なMets表ができている[4]．

Metsは日常臨床において，運動負荷試験から得られた強度を換算して，日常レベルの指標として用いることができる非常に便利な概念であるが，常に誤差がつきまとうことに注意する必要がある．推定される酸素摂取量には10～20%の誤差が生じることがあると報告されている．

退院後の日常生活動作の指導をする場合，10分程度の短時間の労作であれば退院前に行う運動負荷試験の最高レベルの強度まで可能で，30分から1時間続く労作であれば負荷試験の最高レベルから1 Met下げた強度で許可するのがよいとされている．そして数時間続くような職業的労作の場合，運動負荷試験の最高レベルよりも2 Mets下げた強度が望ましいとされる．

日常生活の労作の区分として，運動生理学的には，動的運動（dynamic exercise）と静的運動（static exercise）に分けられる．動的運動は，酸素消費量と心拍数，血圧がおおよそ相関している．それに比べて静的運動は，酸素消費量や心拍数はさほど上がらないが，血圧の上昇が著しいため，過大な心負荷をかけることがある．日常活動での指導においても基本的には，それぞれの労作でどちらの要素が多いのかを判断して指導することが重要である．

3. 臨床判断の流れ

本症例においては，急性期の病棟内でのリハビリテーションをクリニカルパスに従って進め，退院時には5～6 Metsの体力レベルを安全に実施できることが確認された．この程度の運動耐容能があれば，自宅での自立した生活や軽作業は可能であるが，職場復帰のためには，仕事の内容，通勤手段などを考慮してさらに体力改善を図らなければならない．したがって在宅での引き続きの運動療法と定期的なチェックが必要である．

引用文献

1) Chambless L et al：Population versus clinical view of case fatality from acute coronary heart disease. Result from the WHO MONICA project 1985-1990 Circulation 96：3849, 1997.
2) 鈴木知己，他：当院での急性心筋梗塞症の治療成績．日救急医会誌12(Suppl)：548，2001.
3) 牧田 茂：循環器疾患のための運動プログラム（浅野勝巳，田中喜代次・編著「健康スポーツ科学」）．pp130-141，文光堂，2004.
4) 齋藤宗靖：急性心筋梗塞症のリハビリテーション－急性期から回復期へ－（木全心一，齋藤宗靖・編著狭心症「心筋梗塞のリハビリテーション」）．p156，南江堂，1999.

（牧田　茂）

4-7 急性増悪から寛解期の多発性硬化症の事例

事例

28歳の男性で妻と子どもと3人暮らし．25歳で四肢体幹の感覚障害，右視力低下により発症し，多発性硬化症 Multiple sclerosis（MS）の診断となった．ステロイドパルス療法にて加療され自宅へ退院し，その後左視神経・頸胸髄症状再燃にて再入院．対麻痺に加えて，軽度失調，右目失明，左目は光の強弱がわかる程度でほぼ全盲状態となり白杖での歩行となる．膀胱直腸障害にて自己導尿開始しリハビリテーションを施行した．

```
                    ┌─────────────────────────┐
                    │       健康状態           │
                    │ 多発性硬化症（臨床経過分類，│
                    │  病変分類，重症度分類）   │
                    └─────────────────────────┘
                              │
        ┌─────────────────────┴─────────────────────┐
        │                                           │
┌───────────────────────────────┐   ┌─────────────────────────────┐
│        機能障害                │   │   活動制限／参加制約         │
│ 機能障害                       │   │ 活動制限                     │
│  小脳性失調（finger-nose test, │   │  ADL能力低下（BI，FIM）     │
│   heel-knee test 他）          │   │  APDL能力低下（IADL）       │
│  不全四肢麻痺（ASIA            │   │ 参加制約                     │
│   impairememt scale, Standard  │   │  公共機関の利用に制限（TMIG）│
│   Neurological Classification  │   │  活動範囲狭小（問診，訪問調査）│
│   of Spinal Cord Injury）      │   │ 健康観                       │
│   筋力低下（MMT，HHD）         │   │  活力の低下（SF-36）        │
│   感覚障害（感覚検査）          │   └─────────────────────────────┘
│   筋緊張異常（modified         │
│    Ashworth scale）            │
│  膀胱直腸障害（膀胱内圧検査）   │
│  視覚機能障害（視力，視野，暗点）│
│  疼痛（VAS）                   │
│  精神機能（HDS-R，WAIS-R）     │
│ 機能的制限                     │
│  易疲労性（FSS）               │
│  バランス障害（FBS，重心動揺） │
│  基本動作障害（MAS，パターン分類，│
│   基本動作分析）               │
│  歩行障害（時間距離分析，      │
│   運動学的分析）               │
└───────────────────────────────┘
                              │
                    ┌─────────────────────────┐
                    │       背景因子           │
                    │ 個人因子      環境因子   │
                    │ おおらかで    借家（アパート1階）│
                    │  周りに気を   難病手当，児童手当，│
                    │  使う性格      児童育成手当      │
                    │ 子育てに加え， 障害年金など受給  │
                    │  妻への介護負担 身体障害者手帳1級│
                    └─────────────────────────┘
```

図1 ICFからみた臨床判断のポイント

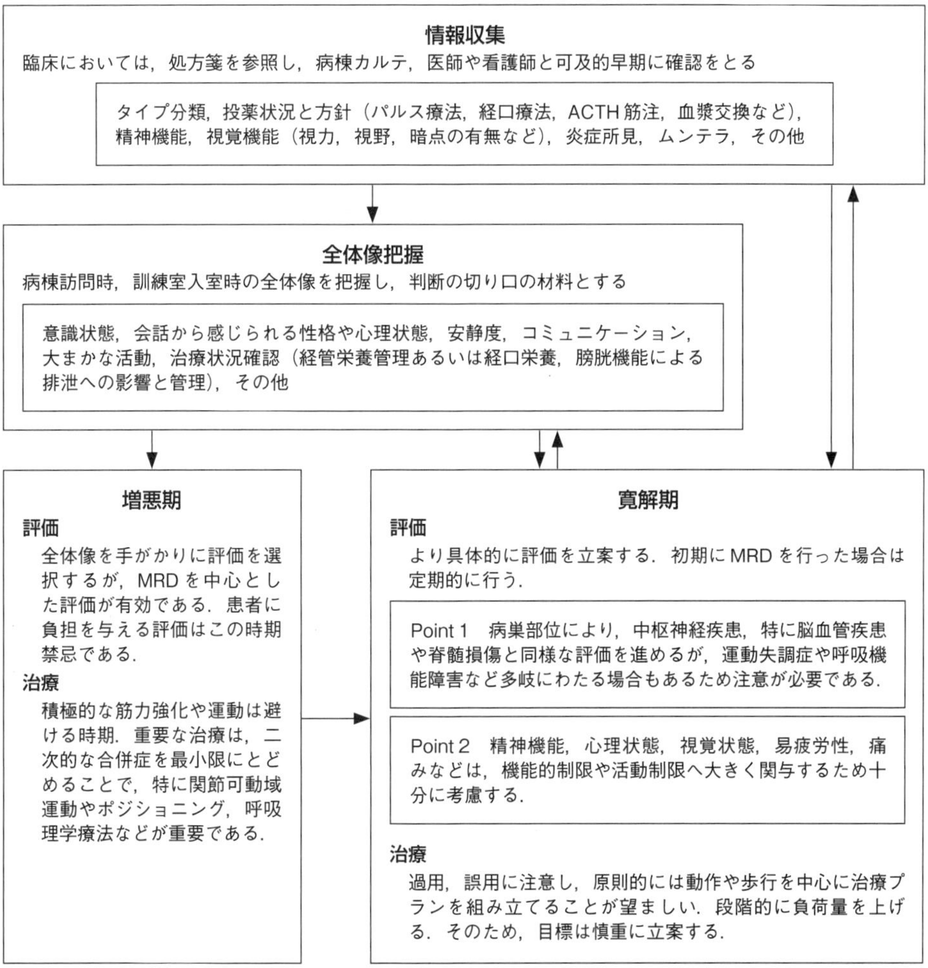

4-7 急性増悪から寛解期の多発性硬化症の事例

情報収集
臨床においては，処方箋を参照し，病棟カルテ，医師や看護師と可及的早期に確認をとる

タイプ分類，投薬状況と方針（パルス療法，経口療法，ACTH筋注，血漿交換など），精神機能，視覚機能（視力，視野，暗点の有無など），炎症所見，ムンテラ，その他

全体像把握
病棟訪問時，訓練室入室時の全体像を把握し，判断の切り口の材料とする

意識状態，会話から感じられる性格や心理状態，安静度，コミュニケーション，大まかな活動，治療状況確認（経管栄養管理あるいは経口栄養，膀胱機能による排泄への影響と管理），その他

増悪期
評価
全体像を手がかりに評価を選択するが，MRDを中心とした評価が有効である．患者に負担を与える評価はこの時期禁忌である．

治療
積極的な筋力強化や運動は避ける時期．重要な治療は，二次的な合併症を最小限にとどめることで，特に関節可動域運動やポジショニング，呼吸理学療法などが重要である．

寛解期
評価
より具体的に評価を立案する．初期にMRDを行った場合は定期的に行う．

Point 1 病巣部位により，中枢神経疾患，特に脳血管疾患や脊髄損傷と同様な評価を進めるが，運動失調症や呼吸機能障害など多岐にわたる場合もあるため注意が必要である．

Point 2 精神機能，心理状態，視覚状態，易疲労性，痛みなどは，機能的制限や活動制限へ大きく関与するため十分に考慮する．

治療
過用，誤用に注意し，原則的には動作や歩行を中心に治療プランを組み立てることが望ましい．段階的に負荷量を上げる．そのため，目標は慎重に立案する．

図2 臨床判断のフローチャート

表1 本例に関わるリハビリテーション専門職の役割

---
1. 医師：神経内科医，泌尿器科医，リハビリテーション科医，眼科医
   全身管理および薬物療法，障害の推移の判断と合併症対策，コンサルテーション
2. 理学療法士，作業療法士
   各評価と変化の把握と報告，運動機能向上，廃用症候群予防
3. 保健師，看護師
   自己導尿の管理指導と支援，ADL評価と家族指導
4. 医療ソーシャルワーカー
   社会資源の整理と地域（ケアマネージャー）との連携
5. その他
   ケアマネージャー（退院時期を踏まえたサービスの整備）

急性期医療機関

1. 疾病・障害の特性と理解

MSは，中枢神経系の2つ以上の脱髄病巣に由来する症状があり（空間的多発），症状の寛解と増悪を繰り返す（時間的多発）脱髄疾患である．原因は自己免疫説が有力で，日本における発症頻度は10万人に2〜3人程度と少ない．発病年齢は15〜50歳で性比はいくぶん女性に多い．分類[1,2]は，国際的な臨床経過分類では再発寛解型（relapsing-remitting MS：RRMS）と慢性進行型に分けられ，さらに慢性進行型は経過中に進行性の病態に移行する二次性進行型（secondary progressive MS：SPMS）と，病初期から進行性の経過をとる一次性進行型（primary progressive MS：PPMS）の2つに分類される．また，病変の分布で分類する方法では，大脳をはじめ，脳幹，視神経，脊髄など中枢神経内に病変を認め，多様な中枢神経症状を呈する通常型（conventional MS：CMS）と，視神経炎と脊髄炎のみを繰り返し，視覚障害や痙性対麻痺などを呈する視神経脊髄型（optic spinal MS：OSMS），脊髄型（spinal MS：SMS），Balo様（Balo-like MS）などがある．アジアではOSMSが1/3程度を占め，欧米より比率が高いことが特徴である．これに重症度と経過による分類として良性型，悪性型を区別する．

2. 臨床判断のポイント

MSの理学療法においては，対象者の把握が重要であり，以下にポイントを述べる．①単麻痺，対麻痺，四肢麻痺と中枢神経障害は多様であり，失調症状や筋緊張異常，膀胱直腸障害，精神機能，呼吸機能などの確認は重要である．②視神経炎による症状は初期にみられることが多い．片眼に起こり，数時間ないし数日間で部分的あるいは全視野の消失が起こる[3]．視覚機能障害は，動作能力や活動および参加制約への影響も大きく，予測的に自動車の運転や白杖，家屋改造まで広い視野が必要である．③有痛性強直発作や三叉神経痛をはじめとした発作性の疼痛や，発作性掻痒，Lhermitte徴候などの発作性の刺激症状に注意する．④多様な機能的制限を呈する．寛解期以降，病棟から車椅子乗車や動作を開始する時期にはバランス障害，基本動作障害，歩行障害などを評価する．また，MSの特徴である易疲労性も併せて評価する．視覚機能障害を有する場合は制限が大幅に増える．⑤好発年齢が社会的な役割を担う年齢層なため，ADLや家族や家屋の情報，経済状況などは重要である．

3. 臨床判断の流れ

増悪期の段階では，得られている情報より全体像を捉える．初期評価では，対象者への負担は避けなければならず，評価も臥位で行えるものを選択せざるを得ない状況も少なくない．そのため，Minimal Record of Disability for Multiple Sclerosis（MRD）は有用である（日本語訳：IFMSS九大版，1983）[4,5]．ステロイドなどの薬物療法による運動への影響などを考慮して，医師との連携を図り負担量を確認する．この時期の介入は，二次的障害の防止のための関節可動域運動や，呼吸理学療法，ポジショニングなどが中心になる．二次的な障害の多くは臥床期間と関連が深いため，病棟看護師への指導と連携は徹底するべきである．

寛解期に入ると過用や誤用に注意して，動作や歩行など，より積極的な介入へと進む．安静度

好評書

新

中田眞由美（埼玉県立大学保健医療福祉学部作業療法学科・教授）編著

清本憲太（日本医療大学保健医療学部リハビリテーション学科・講師）
岩崎テル子（新潟医療福祉大学名誉教授） 共著

知覚をみる・いかす
手の動きの滑らかさと巧みさを取り戻すために

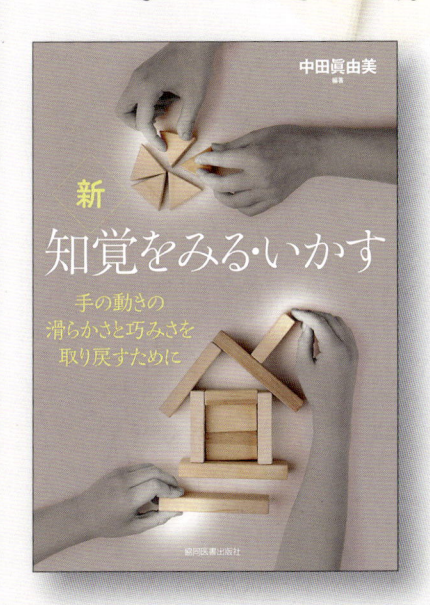

● B5判・420頁　定価（本体7,000円+税）
ISBN 978-4-7639-2145-1

「なぜうまく道具を扱えないのか？」
疑問解決の糸口をつかむ！

● 運動機能には大きな問題がないのに、ものをつかむことができない、必要以上に強く握り込んでしまう、うまく道具を操作できない――。
こうしたケースに遭遇したとき、手の巧みな動きを支えている知覚の障害をどのようにみて、治療にいかしていけばよいのか、その考え方の流れがわかりやすくまとめられ、すぐさま臨床に応用できる内容構成になっています。

● 臨床でセラピストが日々遭遇する動作障害を通して、その知覚障害との関連を解説するとともに、知覚を理解するために必要な基礎的知識と今日的なトピックスについて紹介しています。

● 知覚のリハビリテーションにおいて必須となる、知覚機能を評価する各種検査については、どのようなときにその検査を行うかをまず提示し、臨床でみられる問題点と結びつけながら、系統立てて丁寧に解説しています。そして、知覚検査で最も重要な点である結果の解釈について充実した説明を加えたことで、それをどのように治療プログラムに反映させたらよいかを考えることができるようになっています。

● 脳の可塑性を活用した「知覚再学習プログラム」や、対応に苦慮することの多い「痛み」についても詳しく解説しており、知覚に関する基本的な知識の確認から臨床への応用までを網羅した、すべての臨床家必携の一冊です。

協同医書出版社　〒113-0033 東京都文京区本郷3-21-10
Tel.03-3818-2361／Fax.03-3818-2368　http://www.kyodo-isho.co.jp/

本書の主な内容

第1章 ◆ 臨床観察から理解する手の知覚障害と動作障害
知覚情報をつくっているのは自らの手の動き／対象物への手の不適合が生じるのはなぜか？／触覚が鈍くなるとなぜ過剰に力を入れて把握するのか？／手は動いている面から何を感じているのか？／道具の操作に必要な手の知覚／失われたことに気づきにくい防御知覚

第2章 ◆ 体性感覚の神経生理学的基礎
神経生理学的基礎／触覚受容器とその特徴／触覚と空間分解能／末梢神経回復後の触覚検査と触覚受容器の関係／運動錯覚によって明らかにされた運動感覚の情報処理／物体の把握と知覚による制御／脳の可塑性／視覚障害と点字触読／加齢による知覚の変化／身体を使った重さの判定／侵害刺激から身体を守っている仕組み／温度の識別／義手のゴム手袋を自分の手のように感じる／痛みの情報伝達の特異性

第3章 ◆ 知覚評価
知覚評価の歴史的変遷／手・上肢の知覚障害の診かた／知覚検査の実施に際して／知覚検査の実際

第4章 ◆ 知覚障害の部位と特徴
体性感覚障害はどうして生じるのか／部位別にみた知覚障害の分布

第5章 ◆ 知覚のリハビリテーション
知覚のリハビリテーションの歴史的変遷／知覚のリハビリテーションのとらえ方／知覚のリハビリテーションの実際／まとめ

当社刊行書籍のご購入について

当社の書籍の購入に際しましては，以下の通りご注文賜りますよう，お願い申し上げます．

◆書店で
医書専門店，総合書店の医書売場でご購入下さい．一般書店でもご購入いただけます．直接書店にてご注文いただくか，もしくは注文書に購入をご希望の書店名を明記した上で，注文書をFAX（注文受付FAX番号：03-3818-2847）あるいは郵便にて弊社宛にお送り下さい．

◆郵送・宅配便で
注文書に必要事項をご記入の上，FAX（注文受付FAX番号：03-3818-2847）あるいは郵便にて弊社宛にお送り下さい．本をお送りする方法として，①郵便振替用紙での払込後に郵送にてお届けする方法と，②代金引換の宅配便とがございますので，ご指定下さい．なお，①②とも送料がかかりますので，あらかじめご了承下さい．

◆インターネットで
弊社ホームページ http://www.kyodo-isho.co.jp/ でもご注文いただけます．ご利用下さい．

---〈キリトリ線〉---

注文書（FAX：03-3818-2847）

書名	定価	冊数
新 知覚をみる・いかす　手の動きの滑らかさと巧みさを取り戻すために	本体7,000円+税	

フリガナ	
お名前	
お届け先ご住所電話番号	〒□□□-□□□□　電話（　）　-　，ファックス（　）　-
Eメールアドレス	＠
購入方法	□郵送（代金払込後，郵送） □宅配便（代金引換）【配達ご希望日時：平日・土休日，午前中・14～16時・16～18時・18～20時・19～21時】 □書店でのご購入【購入書店名：　都道府県　市区町村　書店】

新刊のご案内および図書目録などの弊社出版物に関するお知らせを，郵送または電子メールにてお送りする場合がございます．記入していただいた住所およびメールアドレスに弊社からのお知らせをお送りしてもよろしいですか？　□希望する　□希望しない

協同医書出版社　〒113-0033　東京都文京区本郷3-21-10　TEL（03）3818-2361
URL　http://www.kyodo-isho.co.jp/　FAX（03）3818-2368

が高い段階では行えなかった易疲労性の評価は，車椅子座位や理学療法室への移行に際して重要となるため，この時期には行いたい．バイタルサインや自覚症状，炎症所見などと併せて確認して段階的なプランを立案するべきである．理学療法室へ移行し，筋力強化や基本動作練習，歩行練習の負担量を意識して立案し，短時間のセッションを小刻みに設定し，十分な休息を間にいれるようにする．体温の上昇に伴って症状が増悪するする hot-bath effect 現象に注意する．視覚機能障害を呈する場合は，口頭刺激や触知による指示入力を選択することになる．失明などによる精神的なショックは大きく障害の壁も高くなるため，一方的なプランにならない配慮が大切である．予後が時間的な要因により大きく左右されるため，目標設定は院内生活を目的指向的に短期目標として立案する．長期目標は寛解期以降にカンファレンスなどを通して立案できれば理想である．

引用文献

1) 藤原一男：多発性硬化症の臨床病型と免疫病態．日本臨牀 8：1293-1299, 2003.
2) 齋田孝彦：多発性硬化症の疾患概念，病因，診断基準．日本臨牀 8：1285-1292, 2003.
3) Richard B. Lazar 編（岩崎祐三，他・訳）：多発性硬化症とパーキンソン病のリハビリテーション（神経リハビリテーション）．p162, 医学書院, 2001.
4) 黒岩義五郎：多発性硬化症，基礎と臨床．pp1-177, 新興医学出版, 1985.
5) 小林一成：多発性硬化症．総合リハ 25：1119-1129, 1997.

〈付録〉

MRD

Minimal Record of Disability for Multiple Sclerosis の略．International Federation of Multiple Sclerosis 編集の世界的に用いられている包括的な MS 評価法．機能障害度，拡張総合障害度，日常生活障害度（表2），環境状態で構成され，ICIDH の機能障害に機能障害度と総合障害度，能力障害に日常生活障害度，社会的不利に環境状態が対応している．本稿では，日常生活障害度のみ掲載（表2），他は割愛した．

ASIA impairment scale

Frankel の分類を ASIA 神経学的評価方法に基づいて改編した A〜E で評価する尺度．

Standard Neurological Classification of Spinal Cord Injury

ASIA 作成による神経学的および機能的分類基準で，運動機能スコア，知覚機能スコア神経損傷レベル，完全麻痺と不全麻痺の区別，部分的神経機能残存域などで構成されている．

HHD（Hand Held Dynamometer の略）

modified Ashworth scale（詳細は『評価指標』p61 参照）

FBS（Functional Balance scale の略．詳細は『評価指標』p103 参照）

MAS（Motor Assessment Scale の略．詳細は『評価指標』p155 参照）

FSS

Fatigue Severity Scale の略．最近1週間の疲労を9項目の質問で評価する方法．MS, SLE などの評価に用いられる．

IADL（Instrumental Activities of Daily Living の略．詳細は『評価指標』p285 参照）

表2 日常生活障害度 （incapacity status）

最初の枠には各項目のスコアを入れて下さい．
第二の（ ）の中には，そのスコアが質問より得られた場合は1を，実際にその機能を検査した場合は2を入れて下さい．

1. 階段昇降（約12段の階段を昇降する能力）（ ）
   0―正常　　　　　　　　　　　　　　　　（ ）
   1―幾分の困難はあるが補助具なしで可能
   2―杖，固定器，装具，あるいは手すりが必要
   3―他人の助けが必要
   4―不可能：リフトによる移動を含む
2. 歩行（平地あるいは屋内を約50m休息なしで歩く能力）（ ）
   0―正常　　　　　　　　　　　　　　　　（ ）
   1―幾分の困難はあるが補助具なしで可能
   2―杖，固定器，装具が必要
   3―他人の助けが必要，または車椅子を独りで操れる
   4―不可能：車椅子や電動式車椅子を含む
3. トイレ／椅子／ベッドへの移動（トイレ，椅子あるいはベッドへの移動能力：車椅子での移動を含む．スコアとしては最も悪い機能をつける）（ ）
   0―正常　　　　　　　　　　　　　　　　（ ）
   1―幾分の困難はあるが補助具なしで可能
   2―つり輪，つり鎖，横木，リフト，すべり板などの装置が必要
   3―他人の助けが必要
   4―他人によりかかえられたり運ばれなくてはならない
4. 直腸機能　　　　　　　　　　　　　　　　（ ）
   0―正常　　　　　　　　　　　　　　　　（ ）
   1―便秘があり，時折り浣腸や坐薬が必要，独りで処置できる
   2―便秘があり，定期的な浣腸や坐薬が必要である．独りで処置できる
   3―便秘があり，他人により浣腸や坐薬をしてもらい処置してもらう：時々便失禁がある，独りで人工肛門の処理ができる
   4―失禁あるいは人工肛門の処理ができず，しばしば便で体を汚す
5. 膀胱機能　　　　　　　　　　　　　　　　（ ）
   0―正常　　　　　　　　　　　　　　　　（ ）
   1―時折り遅延，切迫
   2―しばしば遅延，切迫，あるいは尿閉：自己導尿できる
   3―時折失禁：他人に導尿してもらう：代用膀胱を独りで処理できる
   4―しばしば失禁：代用膀胱を他人に処理してもらう

6. 入浴　　　　　　　　　　　　　　　　　　（ ）
   0―正常　　　　　　　　　　　　　　　　（ ）
   1―独りで入浴やシャワーが可能だが体を洗ったり乾かすのに多少の困難がある
   2―入浴するのにつり輪，つり鎖，リフト，シャワーまたは横木などの補助具が必要：浴槽外で体を洗ったりシャワーが使える
   3―体の一部を洗ったり浴槽の出入りに他人の助けが必要
   4―他人に入浴させてもらう（顔と手は別として）
7. 着衣　　　　　　　　　　　　　　　　　　（ ）
   0―正常　　　　　　　　　　　　　　　　（ ）
   1―普通の衣装を独りで着られるが幾分の困難がある
   2―特別に工夫された衣装とか道具が必要である
   3―着衣に人の助けが必要である：かなりの部分は自分でできる
   4―ほとんど他人に着せてもらう：まったくできない
8. 身づくろい（歯，義歯や髪の世話，ひげそり，化粧品の使用）（ ）
   0―正常　　　　　　　　　　　　　　　　（ ）
   1―幾分の困難はあるが人の助けなしですべてのことができる
   2―電気カミソリや電気ハブラシ，特殊な櫛，肘かけなどの道具が必要であるが，人の助けはいらない
   3―動作によっては人の助けが必要である
   4―ほとんどすべてを他人にしてもらう
9. 食事（固形物や液体などの摂取，咀嚼，それの食事用具の扱いなど）（ ）
   0―正常　　　　　　　　　　　　　　　　（ ）
   1―幾分困難であるが独りでできる
   2―ストローとか特殊な用具が必要かあるいは前もって食べやすいように調理してあれば独りで食べられる
   3―介助により摂食可能：固形物は嚥下困難を引き起こす：食道瘻，胃瘻で独りで摂食できる：独りでチューブによる摂食が可能
   4―人の助けがなくては全く摂取できず，また独りでは食道瘻，胃瘻をうまく使えない
10. 視覚　　　　　　　　　　　　　　　　　　（ ）
    0―正常　　　　　　　　　　　　　　　　（ ）
    1―メガネが必要，あるいは軽度の矯正視力の低下（両眼とも0.4より良い）：普通の新聞は読める
    2―良いほうの眼の矯正視力が0.4かそれ以下：拡大鏡を使う．大きな字しか読めない：一眼が

TMIG（Index of Competence）（老健式活動能力指標. 詳細は『評価指標』p279参照）
SF-36（MOS Short-Form 36- Item Health Survey. 詳細は『評価指標』p305参照）

（中山恭秀）

（表2 つづき）

grade 4 で他眼が grade 0 ～ 1
3―良いほうの眼の矯正視力が 0.2 以下：実際読めない：一眼が grade 4 で他眼が grade 2
4―法律上の盲目：両眼とも矯正視力が 0.1 以下

11. 言語・聴力（会話のための発語と聞き取り）（ ）
  0―正常，自覚的に聴力の低下なし：発音や言語は教養に見合っている　　　　　　　　　　（ ）
  1―聴力や発語の障害があるが会話の妨げとはならない
  2―補聴器が必要である，また言語障害のために会話に支障をきたす
  3―著明な聴力障害のために身振りや読唇術が必要，あるいは著明な言語障害のために身振りや書字が必要となる
  4―著明な聴力障害や発語障害のためにどうしても会話できない

12. 身体的問題（一般内科的，神経内科的あるいは整形外科的疾患：MS を含んでもよい）（ ）
  0―明らかな疾病はない　　　　　　　　　　　（ ）
  1―積極的な治療を必要としない疾病：定期的な服薬治療のみ：3 カ月に 1 回以上の検診必要としない
  2―時折り医師や看護婦による検診が必要な疾病，検査は 1 週間から 3 カ月に 1 回程度のもの
  3―少なくとも 1 週間毎の医師および看護婦による検診が必要な疾病
  4―通常，病院でほとんど毎日医師や看護婦の検診が必要な疾病

13. 社会的活動（患者の通常の職業にかかわるもので主婦や学生も含む）　　　　　　　　　　（ ）
  0―まったく支障がない
  1―幾分の困難はあるが通常の役割りや仕事は遂行できる
  2―通常の役割りや仕事をその種類，頻度，期間において多少変更が必要となる
  3―通常の役割りや仕事ができない程度の障害：保護下での仕事（sheltered workshop）とか特殊な技能：一般に家事仕事は人の助け（公的・私的奉仕または家人）によっている
  4―施設における長期の看護，または家庭内で集中看護を必要とする

14. 疲労（運動，協調運動（時に視覚や知覚機能）が急にできなくなる程のどうしようもない脱力感，一時的なものだったり，数時間とか数日間続くものもあり，起こる頻度もさまざまである．MS 患者に大変多い訴えである．）　　　　　　　　　　（ ）
  0―疲労はない

  1―疲労はあるが，身体機能に目立った影響を与えない
  2―疲労が身体機能を間欠的に，通常―時的に障害する
  3―疲労が一時的な身体機能の消失を間欠的に起こす，あるいは頻回に中等度の障害を与える
  4―身体機能を続けることができない程の疲労

15. 精神機能（情動と知能）　　　　　　　　　　（ ）
  0―正常　　　　　　　　　　　　　　　　　　（ ）
  1―軽度の情動または行動の障害があるが通常の機能に支障はない
  2―中等度の情動または行動の障害（たとえば抑うつ，不安），あるいは軽度の知能障害によりある程度通常の機能が障害される
  3―情動または行動の著明な障害（抑うつ，多幸症，不安），あるいは中等度の知能障害，あるいは軽度の精神病的反応
  4―著明な知能障害または精神病（注：「知能障害」とは「organic brain syndrome」や「痴呆」のような精神遅滞を含む）．

16. 性機能　　　　　　　　　　　　　　　　　　（ ）
  0―性機能は以前と同じか，あるいは性的問題がない　　　　　　　　　　　　　　　　　　（ ）
  （その患者の通常の性機能のパターンに変化ない：その程度とか性活動に変化ない，以前と同様の性器感覚，勃起，射精（男性），膣の潤滑化とかオルガスム（女性）に変化ない）
  1―以前より性機能が低下，あるいは現在幾分性的問題があるが気にしていない（性機能が低下：以前と比べて性器感覚，勃起，射精（男性），膣の潤滑化とかオルガスム（女性）に多少の変化がある，しかしあまり問題にしていない）
  2―以前より性機能低下，それに現在幾分性的問題がありそれが気になる（以前のような性的機能を取り戻したい，あるいは以前のような性器感覚，勃起，射精，それにオルガスムを取り戻したい）
  3―性的に不能であり，それに悩んでいる（機会はあるが，性的活動は数週，数月，数年間ない，しかし以前のような機能を取り戻したいと思っている）
  4―性的には不能であり，もうあきらめている（機会はあるが，性的活動は数週，数月，数年ない，もうあきらめている）

4-8 変形性股関節症による人工股関節全置換術の事例

事例

両側臼蓋形成不全を既往にもち両側変形性股関節症（以下，変股症）と診断された49歳専業主婦．約15年前より歩行時の疼痛が憎悪し左臼蓋回転骨切術を受けた．しかし，同側の股関節変形が進行したため，今回前側方アプローチ（Watson-Jones法）によるセメントレスの人工股関節全置換術（Total Hip Arthroplasty：THA）が施行された．

反対側右股関節の病期は進行期から末期へ移行しており，入院前に行っていた主婦業には多くの支障をきたしていた．特に長時間に及ぶ立ち仕事，歩行，しゃがみ込んでの低所での作業には股関節の疼痛と可動域制限からT字杖とヒップサポーターが必要であった．

```
                    健康状態
            両側変形性股関節症
            左側：末期股関節症による人工股関節全置換術適応
                （レントゲン所見の確認）
            右側：進行期から末期股関節症（経過観察）

    機能障害                          活動制限／参加制約
機能障害                          活動制限
  両股関節起因の疼痛（部位，性質の聴取，VAS， ADL遂行能力低下（IADL評価，日常生活の活動量
  JOA-Hip score）                    と質の評価）
  両股関節のROM制限（ROM-T）        和式生活の順応性制限
  両股，膝関節周囲筋の筋力低下（筋力測定，周径 参加制約
  測定）                             生活空間，外出先の狭小化
  下肢長差（SMD計測）                主婦業，趣味遂行の制約（Apathy scale）
  肥満（BMI，体脂肪率）             健康感
機能的制限                           生活満足感の低下（LSI, Face scale）
  術後の下肢への荷重制限              主観的健康感の低下（SF-36）
  低所動作の障害
  歩行能力低下
    連続歩行距離および歩行速度低下（MWS, PCI）
    跛行の程度（姿勢，歩容観察，JOA-Hip score）
  体力低下（運動負荷試験，PWC，歩数計測）
  合併症の有無と機能回復予後の関係

                    背景因子
環境因子                          個人因子
  和式生活による家屋構造の不適合     股関節痛と易疲労による家事遂行能力低下
  自宅周辺環境による外出機会の制限   夫の家事負担に対しての妻としての負い目
                                    跛行による内向的生活
```

図1 ICFからみた臨床判断のポイント

4-8 変形性股関節症による人工股関節全置換術の事例

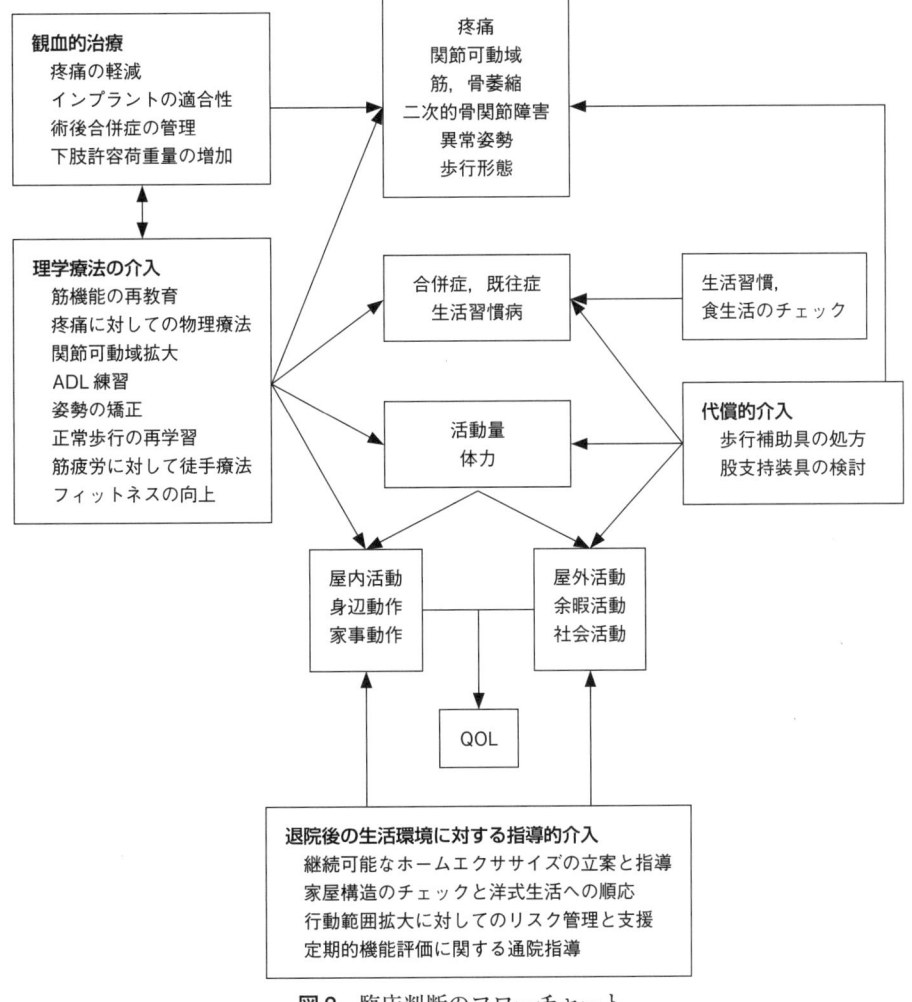

```
┌─────────────────────┐         ┌─────────────────────┐
│ 観血的治療          │────────→│ 疼痛                │
│   疼痛の軽減        │         │ 関節可動域          │
│   インプラントの適合性│         │ 筋,骨萎縮           │←──────────┐
│   術後合併症の管理  │         │ 二次的骨関節障害    │           │
│   下肢許容荷重量の増加│         │ 異常姿勢            │           │
└─────────────────────┘         │ 歩行形態            │           │
         ↕                      └─────────────────────┘           │
┌─────────────────────┐                                           │
│ 理学療法の介入      │         ┌───────────┐    ┌─────────────┐ │
│   筋機能の再教育    │────────→│ 合併症,既往症│←──│ 生活習慣,    │ │
│   疼痛に対しての物理療法│      │ 生活習慣病   │    │ 食生活のチェック│ │
│   関節可動域拡大    │         └───────────┘    └─────────────┘ │
│   ADL練習           │                                           │
│   姿勢の矯正        │                              ┌─────────────┐
│   正常歩行の再学習  │         ┌───────────┐      │ 代償的介入  │
│   筋疲労に対して徒手療法│────→│ 活動量     │←────│ 歩行補助具の処方│
│   フィットネスの向上 │         │ 体力       │      │ 股支持装具の検討│
└─────────────────────┘         └───────────┘      └─────────────┘
         │         │                 │    │
         ↓         ↓                 ↓    ↓
    ┌─────────┐  ┌─────────┐
    │ 屋内活動 │  │ 屋外活動 │
    │ 身辺動作 │──│ 余暇活動 │
    │ 家事動作 │  │ 社会活動 │
    └─────────┘  └─────────┘
         ↑        ↓   ↓
              ┌─────┐
              │ QOL │
              └─────┘
                 ↑
┌────────────────────────────────────────┐
│ 退院後の生活環境に対する指導的介入      │
│   継続可能なホームエクササイズの立案と指導│
│   家屋構造のチェックと洋式生活への順応  │
│   行動範囲拡大に対してのリスク管理と支援│
│   定期的機能評価に関する通院指導        │
└────────────────────────────────────────┘
```

図2 臨床判断のフローチャート

表1 本症例に関わるリハビリテーション専門職の役割

---

1. 医師：整形外科医，麻酔科医，リハビリテーション科医，その他
   診断と手術内容の説明と同意，術後のリスク管理と予後説明
2. 薬剤師
   処方薬の確認と説明，服薬指導
3. 理学療法士，作業療法士
   機能回復への運動療法，ADL練習の実施，在宅生活での生活指導，継続運動の指導
4. 看護師，保健師
   術前，術後の看護計画の説明と同意，心理的面へのサポート
5. 医療ソーシャルワーカー
   身体障害者手帳，厚生医療申請の援助，医療費の説明，在宅復帰への支援

急性期医療機関

1. 疾病・障害の特性と理解

変股症は中年期以降の女性に多く発症し，加齢に伴う長期経過の中で股関節の疼痛，関節可動域（range of motion of joint：ROM）制限，筋・骨組織の廃用性萎縮，脚短縮などの機能障害を呈する[1]．また二次的障害として，大腿部痛，腰痛，膝部痛などを有することも多く，それらが基本動作や歩行・移動動作能力の低下とADL遂行能力を低下させ，結果として社会的不利を被ることも少なくない[2]．荷重部関節裂隙の広範な消失，著明な骨囊胞，骨棘形成が認められた変股症病期の末期ではTHAが適応となる．THAの第一の目的は強度に変形した荷重関節の再建であり，立位，歩行時をはじめとしたADL遂行時の疼痛緩和と股関節の可動性増加による活動性の改善を目指すものである．

股関節は人体最大の関節であり，荷重関節としての十分な安定性と日常生活の活動性を維持するための可動性が求められるが，それらは一般的に相反するものであることを理解されたい．

2. 臨床判断のポイント

術前評価は介入目標の設定と予後予測に重要な情報となる．入院前の生活スタイル，活動性，趣味，職業などの一般的情報や手術歴，臼蓋形成不全の有無，処女歩行の時期，初痛年齢，合併症の有無などをチェックする．また，日本整形外科学会股関節判定基準（Japanese Orthopedics Association Hip-score：JOA Hip-score）[3]に含まれている疼痛，ROM，歩行能力，ADL能力の4項目と筋力評価，身長，体重，体脂肪率，下肢長・周径などを測定し，身体機能と活動の状況を把握する．レントゲン写真から両側股関節の形態的特長を把握することを忘れてはならない．本症例のように疼痛とROM制限が術前のADL遂行能力低下に大きく関与している場合は，THAによる利得が大きいことが多い．よって，機能障害に留まらず，歩行持久力・効率，生活範囲など活動と参加に関する広範な術前評価を行うように心がける．

手術によって侵襲を受ける筋と軟部組織の情報は理学療法の展開に重要である．本症例では大腿筋膜張筋腱膜，中殿筋，小殿筋と深層外旋筋群の切離と関節包の部分的切開が行われた[4]．術中の出血量は約175 ccと極めて少なく術後の体力回復と理学療法介入に支障は少ないものと予想された．

術後は神経障害や深部静脈血栓症の有無，外転位固定の状況，褥瘡の危険性，ドレーンの留置状況などに注意を払いながら，可及的早期からベッド上動作と移乗動作を指導する．車椅子移乗が可能になれば院内ADL自立につながる．

歩行練習は術側下肢部分荷重による両松葉杖歩行から開始し，片松葉杖歩行，T字杖による全荷重歩行へと進める．荷重量はクリニカルパス（以下，パス）に従うことが原則であるが，段階的な荷重量増加が可能であるか否かは，実際の歩行状態と疼痛，筋力，ROM，バランスなどを考慮して判断しなくてはならない．片松葉杖歩行で術側の体重支持期に体重心が非術側へ大きく偏移する場合は，片松葉歩行にこだわらないことも必要となる．また，非術側下肢に過剰な代償がみられた場合，腰部の筋性疲労，膝痛などの二次的機能障害の引き金になることに注意を要する．歩行中に股関節の荷重痛，不安定性がみられ下部体幹での代償能が期待できない場合は，一

時的に股関節装具の装着を検討する．歩行練習と並行してROMや筋力，疼痛，フィットネスに関する介入を行う．術創治癒が良好であればプールやハバードタンクなどを用いた水治療法が良い適応となる．単に歩行練習を繰り返すのではなく，異常歩行に影響している機能障害を注意深く探索し，それらに対する治療的・代償的介入を積極的に行うことが大切である．

歩行機能の回復に従って応用歩行練習をとりいれる．路面形態に変化をつけることも局所の機能回復に好影響を及ぼす．手すり付き階段があればそれを活用し段差昇降を行うなど実生活に即した場面で経験を重ね身体的順応を促す．また，自宅では洋式生活であっても，主婦業や地域活動において和式の起居動作が必要とされるため，脱臼肢位に気をつけながら安全に実施できるように退院前に練習・指導する点が重要である．他にも，家屋構造や生活圏の状況を想定した動作練習や身体機能に適した環境整備について指導的介入を行う．退院後の日々の動作が円滑に繰り返し行われることで筋力やROMの改善が期待できる．

3. 臨床判断の流れ

近年ではパス導入によって入院中の介入内容や安静度，ADLなどが規定されているので，対象者は基本的にパスに沿った経過を辿ることになる．

手術目的の入院では，退院後の機能的状態を推定するという観点から，また手術と後療法による機能的利得を明らかにする意味からも術前評価が大変重要な意味をもつ．加えて，術後求められる起居移乗動作，車椅子ADL，松葉杖部分荷重歩行を術前に練習しておくことは，後療法がパスに沿って円滑に進行する大きな助けとなる．術後はパスに沿って段階的に進めて良いか否かをそのつど確認する．また，対象者の身体状態とニーズによって介入内容の重みづけを行う．

本症例は家事動作時の疼痛と易疲労性による主婦業遂行の困難さの改善と，より頻回な地域活動参加を望んでいた．術後の介入は再建された股関節に対して筋力増強とROM拡大，疼痛軽減とともにフィットネスの向上と応用歩行練習をより多くとりいれた．また，身体機能を考慮した家屋内環境の洋式化とともに，自家用車への乗降方法と運転席の快適化について指導的介入を行い退院となった．今後は術後3，6，12，24カ月目の経過観察と中・長期的フォローが必要である．

参考文献

1) 山内裕雄，真角昭吾，辻 陽雄，桜井 実・編：変形性股関節症．今日の整形外科治療指針3：627-629，1995．
2) 永井聡，扇谷浩文，他：人工股関節再置換術後の股関節機能の推移と理学療法．理学療法学19：577-583，1992．
3) 日本整形外科学会：日本整形外科学会股関節の判定基準．日整会誌69：860-867，1995．
4) 近藤宰司，黒木良克，広瀬勲，他：Metal-on-Metal人工股関節置換術．整形外科23：41-54，2004．

（小澤敏夫）

4-9 不全頸髄損傷の高齢者の事例

事例

高血圧で加療中の75歳,無職,男性.自宅で2階の寝室へ上がろうとして階段で足を踏み外し転落した.顔面の挫傷以外に特にめだった外傷はなく,意識も清明であったが,転落直後より四肢のしびれと運動麻痺が生じた.入院後の検査では,頸椎の単純X線写真では骨傷はなく,後縦靭帯の骨化がみられ脊椎管は狭窄しており,MRIでは第3,4頸椎のレベルで異常信号域がみられた.

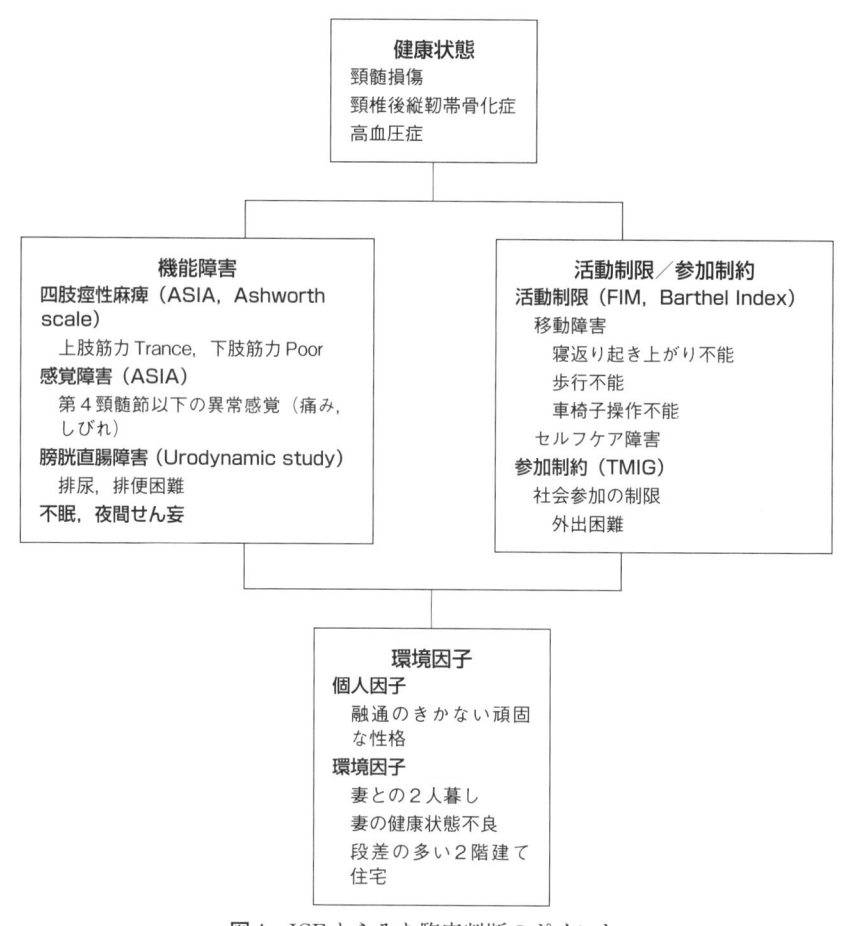

```
             ┌──────────────────┐
             │    健康状態       │
             │    頸髄損傷       │
             │  頸椎後縦靭帯骨化症 │
             │    高血圧症       │
             └──────────────────┘
                │           │
    ┌───────────┘           └───────────┐
    │                                    │
┌─────────────────────────┐  ┌─────────────────────────┐
│      機能障害           │  │   活動制限/参加制約      │
│ 四肢痙性麻痺(ASIA, Ashworth│ │ 活動制限(FIM, Barthel Index)│
│ scale)                  │  │   移動障害              │
│  上肢筋力Trance,下肢筋力Poor│ │   寝返り起き上がり不能   │
│ 感覚障害(ASIA)          │  │   歩行不能              │
│  第4頸髄節以下の異常感覚(痛み,│ │   車椅子操作不能        │
│  しびれ)                 │  │   セルフケア障害        │
│ 膀胱直腸障害(Urodynamic study)│ │ 参加制約(TMIG)        │
│  排尿,排便困難          │  │   社会参加の制限        │
│ 不眠,夜間せん妄          │  │   外出困難             │
└─────────────────────────┘  └─────────────────────────┘
                │                      │
                └──────────┬───────────┘
                ┌─────────────────────┐
                │      環境因子        │
                │   個人因子           │
                │    融通のきかない頑固 │
                │    な性格           │
                │   環境因子           │
                │    妻との2人暮し     │
                │    妻の健康状態不良  │
                │    段差の多い2階建て │
                │    住宅             │
                └─────────────────────┘
```

図1 ICFからみた臨床判断のポイント

4-9 不全頸髄損傷の高齢者の事例

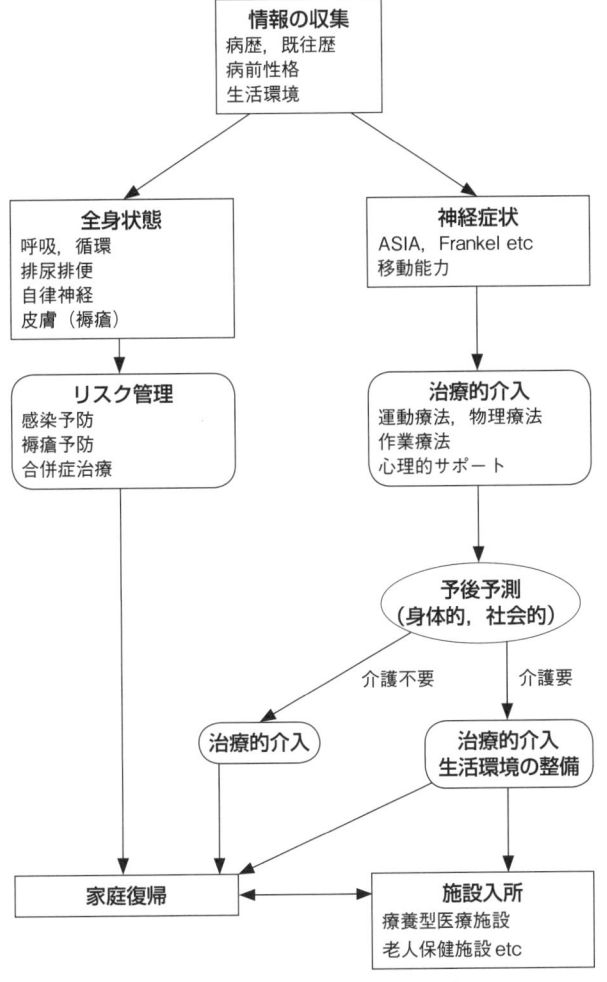

```
           ┌─────────────────┐
           │   情報の収集      │
           │  病歴，既往歴    │
           │  病前性格        │
           │  生活環境        │
           └────────┬────────┘
              ┌────┴────┐
              ↓         ↓
    ┌──────────────┐  ┌──────────────┐
    │   全身状態    │  │   神経症状    │
    │ 呼吸，循環    │  │ ASIA, Frankel etc │
    │ 排尿排便      │  │ 移動能力      │
    │ 自律神経      │  └──────┬───────┘
    │ 皮膚（褥瘡）  │         │
    └──────┬───────┘         │
           ↓                  ↓
    ┌──────────────┐  ┌──────────────┐
    │  リスク管理   │  │  治療的介入   │
    │ 感染予防      │  │ 運動療法，物理療法 │
    │ 褥瘡予防      │  │ 作業療法      │
    │ 合併症治療    │  │ 心理的サポート │
    └──────┬───────┘  └──────┬───────┘
           │                  ↓
           │          ┌──────────────┐
           │          │   予後予測    │
           │          │ (身体的，社会的)│
           │          └──┬────────┬──┘
           │      介護不要│        │介護要
           │             ↓        ↓
           │      ┌──────────┐ ┌──────────────┐
           │      │ 治療的介入 │ │ 治療的介入    │
           │      └────┬─────┘ │ 生活環境の整備 │
           │           │       └──────┬───────┘
           ↓           ↓              ↓
    ┌──────────────┐            ┌──────────────┐
    │   家庭復帰    │←─────────→│   施設入所    │
    └──────────────┘            │ 療養型医療施設 │
                                │ 老人保健施設etc│
                                └──────────────┘
```

図2 臨床判断のフローチャート

表1 本例に関わるリハビリテーション専門職の役割

---

1. 医師：リハビリテーション科医，整形外科医，内科医
   全身管理，薬物療法，合併症の予防・治療，診断書・意見書類の作成
2. 看護師
   合併症の予防，日常生活の介助，心理的サポート，介助者指導
3. 理学療法士：
   呼吸理学療法，筋力増強，座位保持，移動・移乗動作，車椅子の選択，介助方法指導，福祉機器紹介
4. 作業療法士
   関節可動域維持，座位保持，身のまわり動作，自助具作製，趣味的活動
5. 臨床心理士
   評価，カウンセリング
6. 医療ソーシャルワーカー
   情報収集，福祉制度利用の調整，社会資源・施設の紹介

急性期医療機関

1. 疾病，障害の特性と理解

高齢者は靱帯骨化などにより脊椎管の狭窄があることが多く，転倒など比較的軽微な外力によっても容易に脊髄に損傷を受ける．多くは頸髄の損傷のため四肢麻痺となる．四肢麻痺といっても完全麻痺よりも不全麻痺が多く，その中でも下肢よりも上肢の機能回復が悪い，いわゆる中心性損傷の形をとることが多い．骨傷や頸椎の不安定性がなければ原則として保存的治療を行う．その際，頸椎部の安静固定と種々の合併症の予防が重要である．神経症状の回復は受傷直後の麻痺程度と関係があり，経過と共に徐々に改善していくが，日常生活の自立は難しいことが多い．

2. 臨床判断のポイント

身体機能の評価の大きな目的は，症状の変化をとらえて予後を予測することである．頸髄損傷（頸損）に対してよく用いられてきた評価として，Zancolliの上肢機能の分類があり，これは完全麻痺の場合には日常生活の程度もある程度予想できる．ASIAの評価は脊髄損傷に対する標準的な評価法であるが，特に感覚の正確な評価に時間がかかり，総合得点をみても直感的に機能を判断しにくい．Frankel分類は従来のものは大まか過ぎるが，改良版が作成されており，身体機能と活動が混在しているものの，実用的には理解しやすい．頸髄損傷全般について受傷後7日以内と6カ月以上経過した時の評価を比較すると，受傷時Aであり6カ月時D以上となるものは4％，同様にB→D以上は43％，C→D以上は80％とされている．高齢者の不全損傷でもかなりの回復がみられる場合があるが，身体機能の回復が活動制限の軽減には結びつきにくいため，いたずらに長期間の治療を続けるより現実的なゴールを設定し，円滑な家庭復帰を図ることが重要である．

受傷後早期の合併症として，呼吸器感染症，尿路感染症，褥瘡，深部静脈血栓症などがあり，これらの予防が大切である．呼吸機能は，可能ならば肺活量，一秒率を測定し呼吸機能を客観的に評価し，胸郭の可動性，横隔膜や肋間筋，呼吸補助筋の評価を行う．高齢者の頸損では嚥下障害を伴うことも稀ではなく，経口摂取について座位姿勢の保持などの評価が重要である．褥瘡の予防のため栄養状態の評価，自律神経障害の対応として循環器系の評価も必要である．必要に応じて記憶など精神機能や抑うつ症状の評価を行う．高齢者は長い生活の経験があるので，円滑な治療のために気質や性格の評価も役に立つ．

起座が可能になり，病棟から訓練室での治療に移行してきたら，改めて筋力テストを行い，移動能力の見通しについて評価する．高齢者では受傷前より変形性関節症など運動器の障害があることが多いので，受傷前の移動能力，杖など使用していた補助器具の情報も重要である．

受傷前の状態まで回復する見通しがあれば問題は少ないが，多くの場合は機能障害が残り活動制限が生ずるので，家庭復帰に備えて環境を調査しておく．物理的環境としては屋内の段差の有無，トイレ・浴室の構造，屋外へのアクセス方法など，人的環境としては介護者，利用できる社会資源の評価を行う．家庭復帰の可能性が小さい場合には，経済的状況も含めて利用可能な療養型施設の情報が早期に必要となる．

3. 臨床判断の流れ

　受傷後早期ではまず合併症の予防が重要であり，合併症のリスクを評価して予防に努める．安静臥床はできるだけ短期間にとどめ，早期に車椅子乗車，訓練室での治療を開始する．この時点で予後の予測を行い，リハビリテーションの目標について本人・家族と協議してプログラムを作成する．その際機能障害が重度で回復の見込みが乏しい場合に，その限界を本人に伝えると治療の意欲を失ってしまうと考え，家族が予後に関する話を避けたがる場合もあるが，原則としてありのままを伝え，新たな目標の設定を考えるべきである．

　退院後の生活について，治療終了後にすぐに家庭に復帰するか，長期療養可能な施設などを利用するかはできれば早期に決定する．種々の手続きや病床の空き待ち，住環境の整備に思わぬ時間がかかることがある．高齢者では介護保険の利用となるが，補装具など介護保険では不十分な部分は身体障害者手帳の取得を勧めて利用を考える．在宅の場合は訪問看護，デイケアなど利用可能な社会資源の情報を提供し，在宅生活へ円滑に移行できるよう配慮する．

参考文献

1) 河野　修，他：中下位頸椎・頸髄損傷の診断と治療．整形・災害外科 46：591-598, 2003.
2) 伊藤良介：脊髄損傷（日野原重明，他・監修「看護のための最新医学講座，リハビリテーション医学」）．pp404-418, 中山書店, 2002.
3) 伊藤良介，他：頸髄損傷（急性期から自宅復帰まで）．総合リハ 25：953-978, 1997.
4) 伊藤良介：不全頸髄損傷とリハビリテーション（原因，発生数，予後）．総合リハ 28：317-321, 2000.
5) 神奈川リハビリテーション病院脊髄損傷マニュアル編集委員会：脊髄損傷マニュアル．医学書院, 1996.

〈付録〉

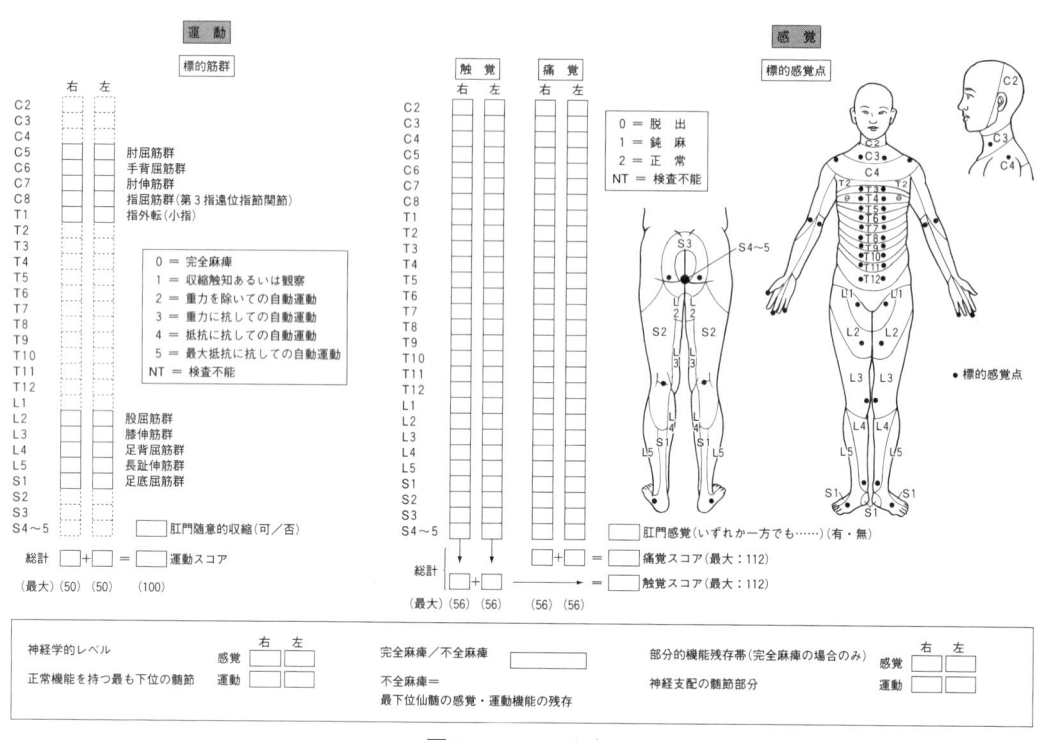

図3 ASIAの評価

ASIA (American Spinal Injury Association) によって作成された神経学的および機能的分類の基準．脊髄損傷の治療効果や予後の判定のための客観的指標として，データベースに用いられた．国際的に標準的な評価表となっているが，感覚障害の評価が特に詳しく，正確に行うにはかなりの手間がかかる．合計得点だけでは機能的レベルの比較はできない．

表2 Zancolliの分類

群	可能な動作	最下位機能調節	残存運動機能	亜群		
I	肘屈曲	C5	上腕二頭筋 上腕筋	A	腕橈骨筋（−）	
				B	腕橈骨筋（＋）	
II	手関節伸展	C6	長・短橈側手根伸筋	A	手関節伸展可能	
				B	強い手関節伸展	1. 円回内筋，橈側手根屈筋，上腕三頭筋（−） 2. 円回内筋（＋），橈側手根屈筋，上腕三頭筋（−） 3. 3筋（＋）
III	指の外来筋による伸展	C7	総指伸筋 小指伸筋 尺側手根伸筋	A	尺側指の完全伸展と橈側指と母指の麻痺	
				B	全指の完全伸展と弱い母指伸展	
IV	指の外来筋による屈曲と母指伸展	C8	深指屈筋 固有示指伸筋 長母指伸筋 尺側手指屈曲	A	尺側指の完全屈曲と橈側指と母指の屈曲不全，母指伸展可能	
				B	全手指の完全屈曲 内在筋麻痺	1. 浅指屈筋（−） 2. 浅指屈筋（＋）

頸髄損傷の麻痺手の機能再建のためにつくられた詳細な評価．完全麻痺の評価に用いると，わずかな機能レベルの違いを表現可能で，身のまわり動作の自立度を予測しやすい．肩周囲の評価は含まれていない．

表3 改良Frankel分類

A. Motor, sensory complete 完全麻痺
　　仙髄の知覚と運動完全麻痺
B. Motor complete, sensory only
　　B1 触覚残存（仙髄領域のみ）
　　B2 触覚残存（仙髄だけでなく下肢にも残存）
　　B3 痛覚残存
C. Motor useless
　　C1 下肢筋力 1.2
　　C2 下肢筋力 3程度
D. Motor useful
　　D0 急性期歩行テスト不能（下肢筋力4.5）
　　D1 車椅子併用
　　D2 杖独歩あるいは中心性損傷
　　D3 独歩自立
E. Normal 正常
　　神経学的脱落症状なし（自覚的しびれ感，反射亢進はあってもよい）

Frankel分類をもとに麻痺の推移を表現するよう，総合せき損センターで開発された分類．純粋な神経症状の評価ではなく，身体活動の評価も含まれている．

（伊藤良介）

4-10 循環障害による下腿切断の事例

事例
60歳,男性.右足拇趾壊死のため他科で拇趾切断術施行,その後も創治癒遷延・壊死範囲拡大となり,再切断目的にてリハビリテーション科へ紹介となる.

既往歴は40歳時,糖尿病を指摘.50歳時には糖尿病腎症を併発し,維持透析開始.56歳時に狭心症のためCABGを施行.

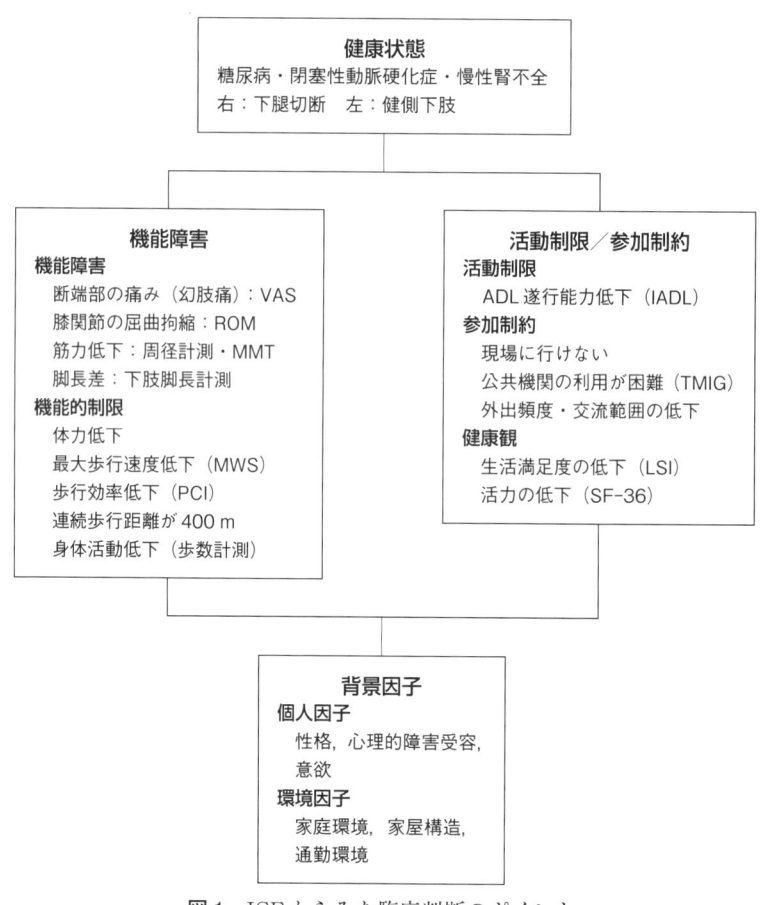

```
                    健康状態
            糖尿病・閉塞性動脈硬化症・慢性腎不全
             右:下腿切断  左:健側下肢
```

機能障害
機能障害
　断端部の痛み（幻肢痛）：VAS
　膝関節の屈曲拘縮：ROM
　筋力低下：周径計測・MMT
　脚長差：下肢脚長計測
機能的制限
　体力低下
　最大歩行速度低下（MWS）
　歩行効率低下（PCI）
　連続歩行距離が400 m
　身体活動低下（歩数計測）

活動制限／参加制約
活動制限
　ADL遂行能力低下（IADL）
参加制約
　現場に行けない
　公共機関の利用が困難（TMIG）
　外出頻度・交流範囲の低下
健康観
　生活満足度の低下（LSI）
　活力の低下（SF-36）

背景因子
個人因子
　性格,心理的障害受容,
　意欲
環境因子
　家庭環境,家屋構造,
　通勤環境

図1　ICFからみた臨床判断のポイント

4-10 循環障害による下腿切断の事例

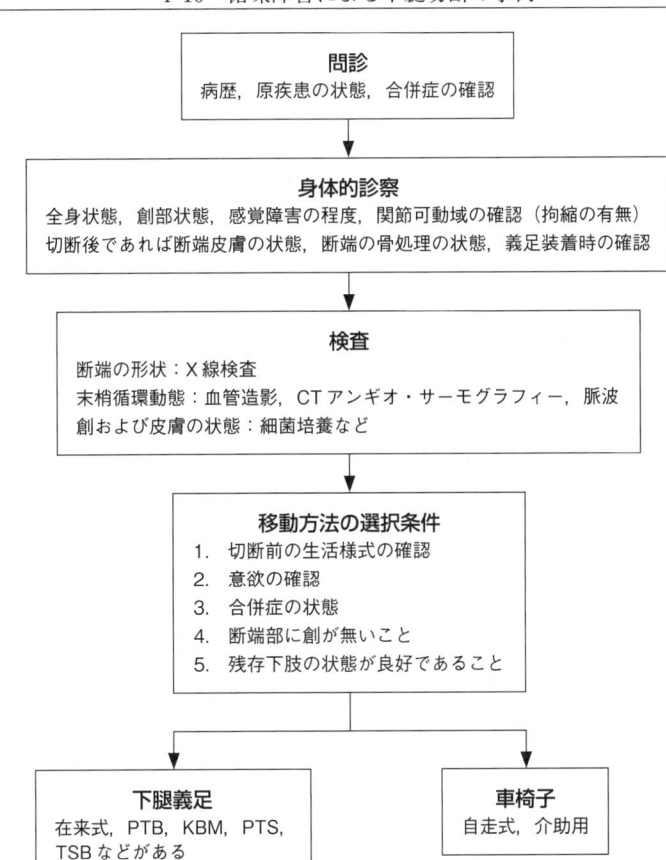

```
┌─────────────────────────┐
│         問診             │
│ 病歴，原疾患の状態，合併症の確認 │
└─────────────────────────┘
              ↓
┌─────────────────────────────────────────┐
│              身体的診察                  │
│ 全身状態，創部状態，感覚障害の程度，関節可動域の確認（拘縮の有無） │
│ 切断後であれば断端皮膚の状態，断端の骨処理の状態，義足装着時の確認 │
└─────────────────────────────────────────┘
              ↓
┌─────────────────────────────────────────┐
│                検査                      │
│ 断端の形状：X線検査                      │
│ 末梢循環動態：血管造影，CTアンギオ・サーモグラフィー，脈波 │
│ 創および皮膚の状態：細菌培養など         │
└─────────────────────────────────────────┘
              ↓
┌─────────────────────────┐
│      移動方法の選択条件       │
│ 1. 切断前の生活様式の確認     │
│ 2. 意欲の確認               │
│ 3. 合併症の状態             │
│ 4. 断端部に創が無いこと      │
│ 5. 残存下肢の状態が良好であること│
└─────────────────────────┘
          ↙         ↘
┌──────────────┐  ┌──────────┐
│   下腿義足    │  │   車椅子   │
│ 在来式, PTB, KBM, PTS, │ 自走式，介助用 │
│ TSB などがある │  │          │
└──────────────┘  └──────────┘
```

図2　臨床判断のフローチャート

表1　本例に関わるリハビリテーション専門職の役割

1. 医師：リハビリテーション科医，整形外科医，内科医
   確定診断，予後予測，手術ならびに術後管理，リハビリテーション処方，義足処方，薬物療法，説明と同意，身障手帳の申請，カンファレンスの主催，ゴール設定
2. 理学療法士
   術前評価・断端成熟練習，義足の教育・歩行練習，応用動作練習，家屋評価・改修指導，ホームエクササイズ指導
3. 義肢装具士
   採寸・採型，仮合わせ，完成（仮義足・本義足）
4. 栄養士・看護師・ソーシャルワーカー・臨床心理士
   栄養指導，断端・フットケア指導，医療制度の紹介・説明・社会復帰への介入，心理的受容

急性期医療機関

1. 疾病・障害の特性と理解

近年，感染・腫瘍・外傷などを原因とする切断の減少に代わって増加しているのが高齢者の末梢循環障害を原因とする下肢切断である．国内におけるその割合は末梢循環障害による下肢切断が70％と増加傾向を示しており，切断時年齢は60歳以上がほとんどである．循環障害の主なものとしては，糖尿病や閉塞性動脈硬化症（もしくは両者の合併）などがあり，糖尿病では動脈硬化症の進行が早く，動脈閉塞性壊疽の発生率が非糖尿病患者の4～30倍といわれている[1]．また，糖尿病と閉塞性動脈硬化症の合併症例では動脈狭窄が広範囲であることが多いので血行再建術の適応となることが少なく，切断に至ることが多い．循環障害に起因した下肢切断者のほとんどが全身の動脈硬化に基づく種々の基礎疾患を有しており体力の低下を伴っていることが多い．さらに高齢者の場合，生理的な衰えも考慮することが大切である．また，末梢循環障害を伴う下肢切断者の予後として切断者の1/3が6カ月以内に死亡し，1/3が2～3年以内に他側切断となり，1/3が1肢切断の状態で生存するという報告[2]がされているので注意を要する．

従って切断する前段階で十分な評価とそれに基づくリハビリテーションゴールの見通しを立てておくことがきわめて大切なこととなる．

2. 臨床判断のポイント

下腿切断の特徴は膝関節の機能が温存されていることである．そのため義足歩行を獲得することで若年者ではほぼ健常者に近い生活が約束される．一方，高齢者の場合では自力歩行が可能となるか，もしくは車椅子移動になるかの違いを生むため下腿義足の獲得は大いに意義のあることである．下腿切断でのリハゴールの設定には体力的な要因は多くの場合で問題となることは少ない．そのため，ほとんどの症例において自立歩行を目指すべきである[3]．義足装着が適応となりにくい症例としては高齢者切断者で併存疾患を有しており体力の低下を伴っている場合，義足訓練に意欲がない場合などがあげられる．これらは義足での歩行能力の予後に深く関わるため常に念頭に置かなければならない事項である．いたずらに1つの移動手段に固執せず，車椅子を選択することも重要である[4]．

図1，図2に示すとおり，おのおのの評価指標を活用し，患者の生活背景や状態に合わせた治療計画が大切である．

3. 臨床判断の流れ

初診時に図1に示した内容に基づいて評価を行い，機能障害を把握する必要がある．また，病状や義足に対するコンプライアンスを確認し，それに合わせたアプローチが必要になってくると思われる．

本例では糖尿病と閉塞性動脈硬化症の合併に加え，全身性の循環障害による基礎疾患を有していた．そのため，下腿切断後にPTB義足を処方するものの心負荷への影響を考慮し，義足歩行は両松葉杖による基本動作を獲得するまでに留めた．退院後は屋内では義足歩行を用い，屋外では車椅子移動を用い生活されていた．また，週3回の透析や当院への定期診察の際にも義足を用

いられていたが，切断1年後には反対側にも難治性皮膚潰瘍を生じ，約2年後に敗血症にて死亡した．

切断術は破壊的，敗北的な手術では決してなく，主として2つの主要な役割をもつ．ひとつは疾患によって活力を失った肢の除去．もうひとつは機能再建である．そのため，切断術によって義肢装着を考慮するべく症例については装着に適した断端を獲得する必要がある．良い断端の条件には，①痛みが無く関節が動かせること，②十分な軟部組織により被覆されていること，③有痛性の神経腫がないこと，④十分な血流があること，などがあげられる．

下腿切断者の義足歩行の場合，膝関節が温存されているため歩行に必要な消費エネルギーの面では大腿切断者に比べて少ない．断端部の解剖学的特性をよく理解し，荷重部と免荷部をはっきり区別してソケットを作ることができれば義足歩行は容易に獲得できる．義足パーツの選択には在来式下腿義足とPTB式下腿義足があるが，主流は後者であり前者に比べて運動性と装着感を画期的に向上させた義足であり，世界中に普及している．TSBソケット（全表面支持式下腿ソケット）なども開発されている．義足の軽量化は殻構造でも骨格構造でも進んでおり，重心移動が容易なSACH足部を加えた歩きやすい下腿義足が急速に普及しつつある．

切断者が義肢に希望することは，第1に四肢の運動機能の回復であるが，外観や感覚の回復への期待も大きく，さらに装着時に使いやすいもの・快適なもの・疲れないもの・軽いもの・壊れにくいものを望んでいることも忘れてはならない．

引用文献

1) 川村次郎：義肢装具学，第3版．医学書院，2004．
2) Engstrom B et al（陶山哲夫，他・監訳）：切断のリハビリテーション—知っておきたい全プロセス，第3版．協同医書出版社，2002．
3) 竜江哲培：両下肢切断の機能および生命予後．臨床リハ 14：162-164, 2005．
4) 陳隆明：高齢下肢切断者のリハビリテーションゴール設定と義足処方．MB Med Reha 16：31-38, 2002．

（住田幹男・竜江哲培）

4-11　施設入所中の重症心身障害の事例

事例

17歳の女性．重症心身障害児・者施設に入所中で在院10年．診断名は脳性麻痺・精神発達遅滞．食道炎や便秘傾向，体重減少などもみられる．座位保持装置付き車椅子にて座位保持可能，日中はプレイルームに出て作業，レクリエーションなどに参加し活動している．移乗・食事・排泄などのADLは全介助．活動時，頭部・上肢を中心に不随意運動がみられる．挨拶程度の会話できるが，食事時や夜間での興奮がみられる．

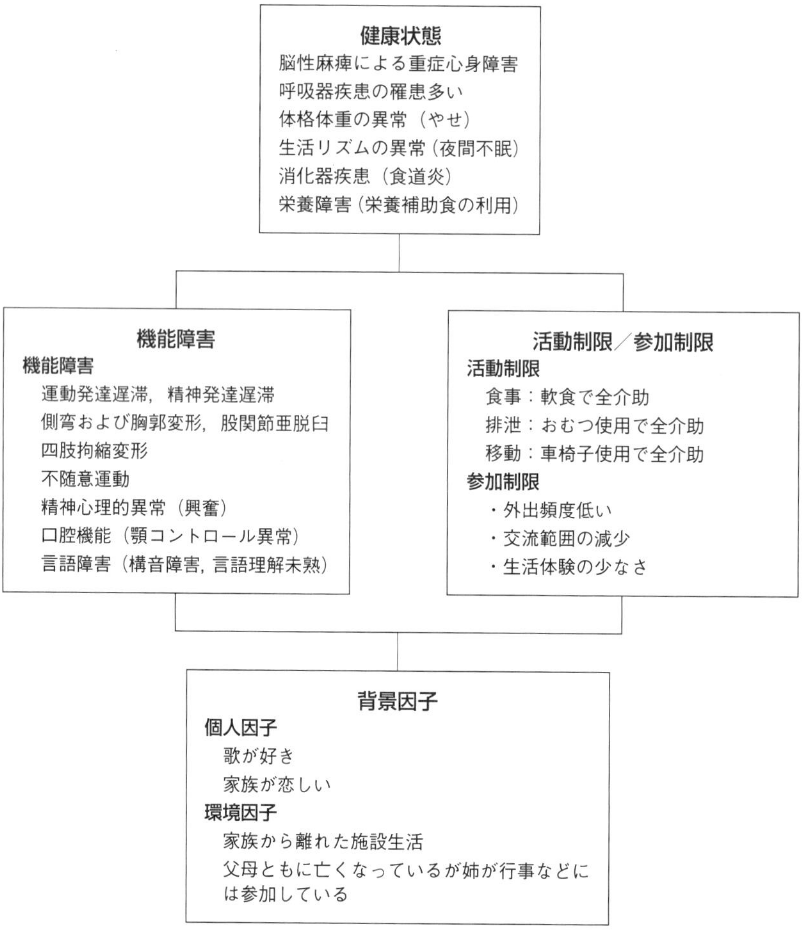

健康状態
- 脳性麻痺による重症心身障害
- 呼吸器疾患の罹患多い
- 体格体重の異常（やせ）
- 生活リズムの異常（夜間不眠）
- 消化器疾患（食道炎）
- 栄養障害（栄養補助食の利用）

機能障害
機能障害
- 運動発達遅滞，精神発達遅滞
- 側弯および胸郭変形，股関節亜脱臼
- 四肢拘縮変形
- 不随意運動
- 精神心理的異常（興奮）
- 口腔機能（顎コントロール異常）
- 言語障害（構音障害，言語理解未熟）

活動制限／参加制限
活動制限
- 食事：軟食で全介助
- 排泄：おむつ使用で全介助
- 移動：車椅子使用で全介助

参加制限
- 外出頻度低い
- 交流範囲の減少
- 生活体験の少なさ

背景因子
個人因子
- 歌が好き
- 家族が恋しい

環境因子
- 家族から離れた施設生活
- 父母ともに亡くなっているが姉が行事などには参加している

図1　ICFからみた臨床判断のポイント

4-11 施設入所中の重症心身障害の事例

図中内容:

施設入所児・者のQOLの向上：居心地の良い豊かな生活

- 生活環境整備評価
  - ADL評価
  - QOL評価
  - 生命維持機能評価
  - コミュニケーション能力評価

- 生活関連機器の導入
  - 車椅子や座位保持装置の提供

- 栄養指導（栄養士）

- 教育的介入（養護学校教諭）
  - 教育，社会体験
  - 拡大代替コミュニケーションの活用（AAC）

- 指導的介入（保育士・指導員）
  - 日常生活指導，行事参加
  - 生活環境整備（居室など）
  - 遊び・レクリエーション指導

- 理学療法士・作業療法士の治療的介入
  - 運動療法
  - ROM拡大運動
  - ポジショニング
  - リラクゼーション
  - 摂食指導
  - 排泄指導

- 医療的介入（医師）
  - 睡眠導入剤
  - 筋緊張緩和剤

- 医療的介入（看護師）
  - 呼吸管理
  - 体位変換
  - 吸引，排痰

- 言語聴覚士の治療的介入
  - 拡大代替コミュニケーションの活用（AAC）
  - 摂食指導
  - 遊び・レクリエーション指導

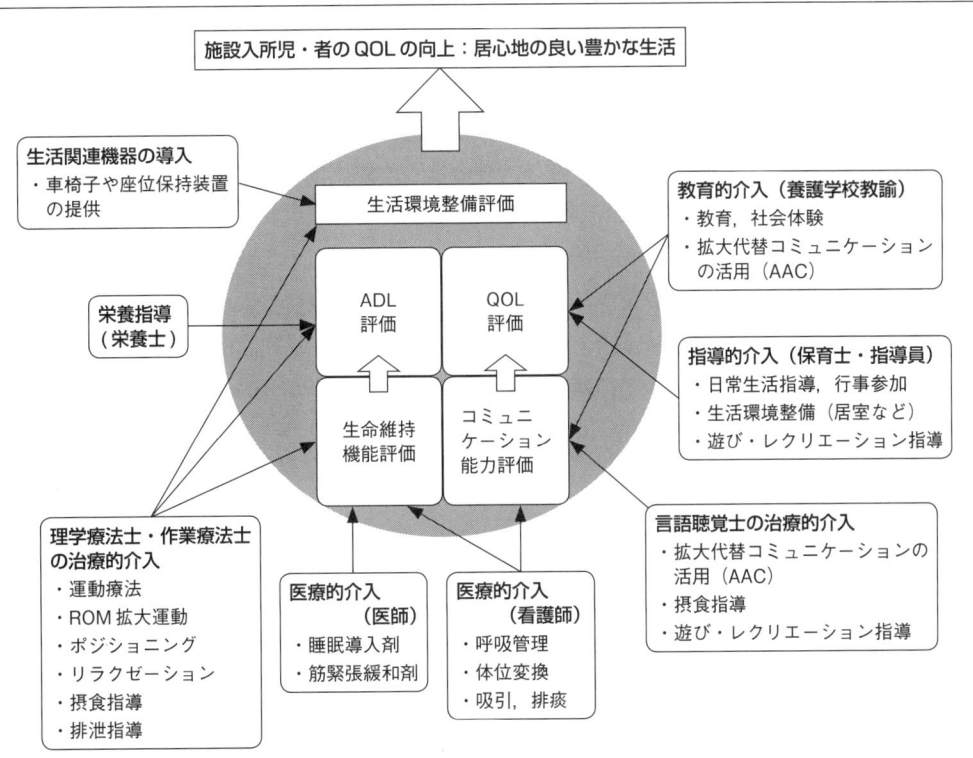

回復期医療機関・施設（老人保健施設を含む）

図2 臨床判断のフローチャート

睡眠や呼吸・食事といった生命維持機能評価，コミュニケーション能力評価を基礎にして，ADL評価，QOL評価という4つの視点からの情報収集，観察，評価を実施し，多角的視野からの介入計画を立案・実行する．調査と臨床的観察を中心に，施設生活という制限されたなかで「より良い状態」の実現を目指して，細かい変化を見逃さずに評価・介入目的をすべてのスタッフが共有して，プログラムを選択，実施する．

表1 本例に関わるリハビリテーション専門職の役割

1. 医師：整形外科医，小児科医，リハビリテーション科医，他
   全身管理，薬物療法，予後予測，リハビリテーション処方
2. 理学療法士，作業療法士，言語聴覚士
   運動療法，摂食指導，コミュニケーション指導，車椅子などの製作および保守管理
3. 栄養士
   栄養補助食品の利用を含めた栄養指導
4. 看護師
   日常姿勢管理，睡眠管理，吸引・排痰

1. 疾病・障害の特性と理解

「重症心身障害」は行政用語であり，施設入所の重症心身障害児・者は年齢幅が広く，①運動障害（脳性麻痺による座位保持困難など），②精神発達遅滞（言語表出・理解の困難など），③てんかん，④行動異常（自傷行為など）が渾然一体となった臨床像を呈する．また呼吸器を常時使用する者から歩行可能な者・ADL自立度が高い者などが，幅広く多様なニーズを抱えて入所しているのが現状である．入所者は長期的な入所にならざるを得ない現状であるが，リハビリテーション介入としては，生命維持機能へのチームアプローチを基礎に，入所者の生命・生活・人生のそれぞれの質を高めること[1]が個々の入所者のQOL（より良い生活）の実現のために重要であり，生命・生活・人生各レベルでの積極的かつ幅広い取り組みがリハビリテーションスタッフに期待されている．

2. 臨床判断のポイント

施設入所の重症心身障害児・者は，医療的問題を抱えつつ，生活面への配慮も行いながら，リハビリテーション介入を行ってゆくことになる．したがって，入院→評価→治療的介入→退院という流れではなく，「日常介入・生涯介入」という視点が大切である．臨床像も多様で，スタッフも多職種になってくるので，まず，①問題点に的を絞っての情報収集・臨床観察から障害構造を明確化する（＝医療的安定感に結びつくリハビリテーション活動の構造化）．さらにいろいろな問題が重複するの中で，1）介入対象のうちもっとも可能性のある重要な点から取り組む．2）問題の大きい最低限改善すべき点から介入する，3）長期的な視野にたって治療計画を立てる，などの視点も考慮すべきである．

本例は，リハビリテーション介入以前の問題として，生活リズムの異常，情緒不安定などを基礎に食事時興奮して食事姿勢が不安定になり，さらに全身的な不随意運動から生じる顎コントロールの異常などにより，摂食障害から栄養障害となり医療的安定感のある生活が阻害されている．睡眠生活リズムの評価，食事時の筋緊張評価を含む姿勢運動パターンの評価，感覚過敏性を含む口腔機能評価，食事介助方法・食事形態の検討などが総合的に行われる必要がある．また食事中の呼吸状態（呼吸数や呼吸パターン）の評価も欠かせない要素であり，より良い食事摂取環境をつくる意味でも日頃からの体位変換，適切な吸引・排痰が必要となる．生活環境機器としての座位保持椅子が食事時も利用されているが，不随意運動など筋緊張の変化が著明な本例では，年齢的にも側弯・胸郭変形の進行・変化が大きくなる時期でもあるので，短期的な身体面での再評価と機器のメンテナンスに注意する．

本例は，「歌や散歩が好き」「右手で鈴などが扱える」「家族を恋しがる」「学校が好き」など，日によって差があるが，コミュニケーション向上のきっかけになる場面もある．各種スイッチなどを利用した拡大・代替コミュニケーションの利用も評価上重要である．以上，幅広い評価が必要であるが，具体的介入内容を導き出してくれるような既存の評価尺度や，客観性のある評価尺度がまだないのが現状であるので，評価対象の優先順位を考慮しながら，臨床観察の記述による評価，および既存の評価表の一部利用などで対応していきたい．食事時など対症療法的な介入に

なる場合も多いので，理学療法士，作業療法士，言語聴覚士も生活全般でチームアプローチに関与し，長期的な視野に立った生活構築の視点をもつことが重要である．

3. 臨床判断の流れ

　施設入所の重症心身障害児・者は長い施設生活による高齢化に伴い，医療・リハビリテーション・生活での具体的問題も多く，その問題が長く継続する現状がある．即効性のある治療は難しい状態にあるが，予後の見通しをもちつつ，まず入所者が施設生活する基礎となる「医療的安定感」のある生活を実現するために必要な対象者の共通理解が行われる必要がある．すなわち生命維持に直結するアプローチ（呼吸，食事，排泄への介入）などの共通認識事項と，それに対応した基本的介護方法をチーム全体で確認し，リハビリテーションスタッフはその介入コーディネーター役をすべきである．さらにチームアプローチ実現のためにリハビリテーション目標をどこに設定するかを検討し，チームの中でリハビリテーションの位置づけ，責任分担を明確にして関わる．すなわち，理学療法士は呼吸理学療法を基礎にした日常的姿勢・呼吸管理や運動療法，作業療法士は摂食療法，上肢機能の実践的練習，言語聴覚士は個々の発達レベルにあった遊びやレクリエーション活動などを中心課題として取り組んでいく．

　介入期間が長くなるにつれて，現状維持のための必要条件，予後安定を考え，他職種連携のうえに介入計画を再立案・実行する．日常生活レベルでのADLの自立を目指すことは難しいが，介助を受けやすい状態を実現・維持することも重要と考えることが大切である．また全身状態の急変時，介入方法の変更をチームの中で素早く行うことも重要である．施設入所者児の「居心地の良いより豊かな生活」の実現のために，適切な時期に，迅速に，リハビリテーション介入としての人的・物的環境を整え，予後悪化を予防することが大切である．いつ，どのように福祉機器導入するか？集中的な介入時期を設定する必要があるか？などが具体的には必要となる．最終的に，①施設内での各種活動に安定して参加できること，②外出の機会が得られる安定した健康状態が維持できること，③外出しやすい環境づくりのために，リハビリテーション介入は，あらゆる時，あらゆる場面で継続的評価・介入を行うことになる．

引用文献

1) 岡田喜篤：重症心身障害児に見られる障害と療育のポイント（重症心身障害療育マニュアル：江草安彦・監修）．p68，医歯薬出版，1998．

（会田茂男）

4-12 リハビリテーション病院に入院中の若年頭部外傷の事例

事例

20歳，男性，会社員．1年半前に，交通事故により頭部外傷受傷．受傷時 JCS300，昏睡期間12日の重症脳外傷であった．4カ月後より理学・作業療法室での運動療法が可能となり，9カ月後より歩行器歩行を開始した．15カ月後に自宅退院となったが，失調症・構音障害に加え，見当識障害，知的能力低下，記憶障害，対人技能拙劣，病識欠如といった症状が残存していた．家族は今後の生活に不安をもっており，入院リハビリテーションを強く希望していた．リハビリテーション継続・生活も含めた高次脳機能障害評価目的にて，当院入院となった．

```
                    健康状態
            頭部外傷に伴う高次脳機能障害

     機能障害                          活動制限／参加制約
  四肢失調症／巧緻性の低下（Peg, STEF）    活動制限
  動作時の過緊張状態                      歩行時に監視が必要
  バランス障害（重心動揺）                 ADL動作全般に声かけが必要（FIM）
  歩行障害                               スケジュール把握に援助が必要
  構音障害                               課題遂行に援助が必要
  見当識障害（MMSE）                     コミュニケーション・対人技能に援助が必要
  知的機能低下（WAIS-R）                参加制約
  記憶障害（三宅式記銘力検査，WMS-R）       公共交通機関の利用制限
  注意障害／情報処理速度の低下（TMT, PASAT） 休職／収入の低下
  流暢性低下（語の流暢性検査）              外出頻度の減少
  病識の欠如（PCRS）                     友人の減少
  自発性の低下                          健康感
  対人技能拙劣                           健康関連QOL（Euro QOL）

                    背景因子
     個人因子                           環境因子
  病識の欠如によるリハビリテーション拒否       家族の理解不足
  自発性低下により周囲の援助が常に必要        地域社会資源の不足
  対人技能拙劣による家族関係の悪化          バス停など公共交通機関利用が不便
```

図1 ICFからみた臨床判断のポイント

4-12 リハビリテーション病院に入院中の若年頭部外傷の事例

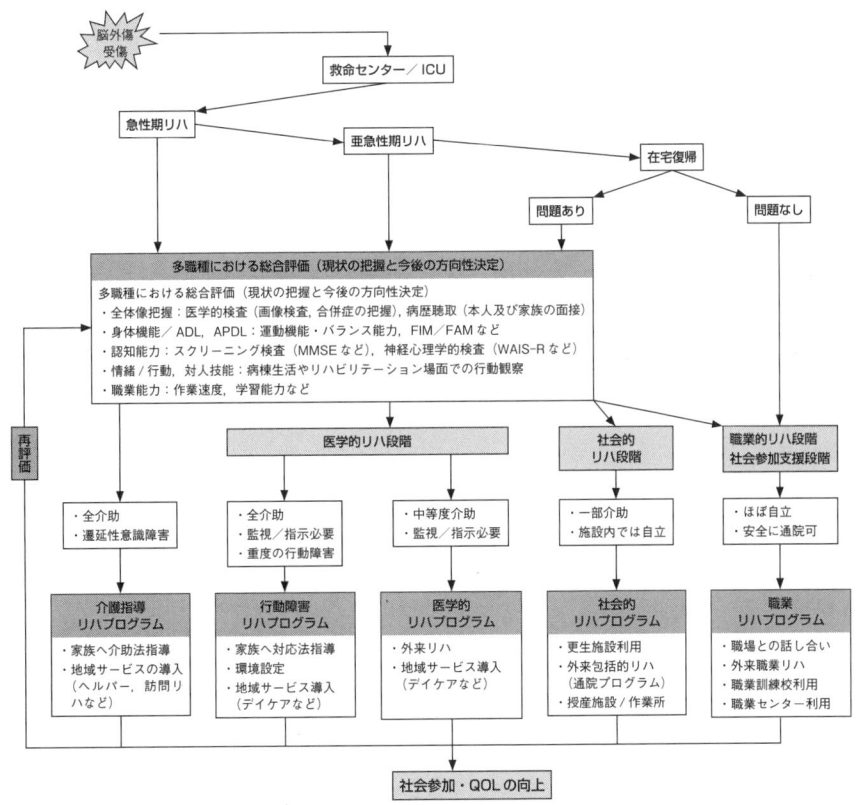

図2 臨床判断のフローチャート

表1 本例に関わるリハビリテーション専門職の役割

1. 全職種
   スタッフミーティングの開催，病棟生活・リハビリテーション場面での行動観察
   病棟⇔リハビリテーション室間移動能力（身体面・認知面）評価
2. リハビリテーション科医師
   診断，予後予測，リハビリテーション計画作成，本人・家族への説明
   職場・地域福祉担当者への情報提供
3. 病棟看護師
   ADL 誘導・評価，見当識評価，対人技能評価
4. 理学療法士
   バランス運動，歩行練習，公共交通機関利用練習
5. 作業療法士
   巧緻性・バランス運動，ADL 練習，軽作業
6. 言語聴覚士
   構音障害評価・治療
7. 臨床心理士
   神経心理学的検査，代償手段の導入，見当識訓練
8. 職能指導員
   作業性評価，軽作業，職場状況聴取／行動観察
9. 体育指導員
   スポーツレクレーション，集団における他患者との対人技能評価
10. ソーシャルワーカー
    本人・家族状況聴取，地域資源の導入，自賠責・年金など収入源の検討

1. 疾病・障害の特性と理解

　頭部外傷は，男性に多く，10〜20歳と50〜70歳代に二峰性の分布を示す[1]．若年成人の自損事故や，幼児・高齢者の歩行者事故，高齢者の転倒・転落などが多くの原因である[2]．急性期治療後，中等症（受傷時のGlasgow Coma Scale：GCSが9〜13）〜重症（GCS3〜8）者は，リハビリテーションを目的として転院となる場合が多い[3]．特にリハビリテーション専門病院の場合は，重症者の割合が多くなる（神奈川リハビリテーション病院での調査では，入院患者の約80％が重症頭部外傷者である[4,5]）．脳実質に外力が加わった際，直接衝撃・反衝損傷による脳挫傷，減速・加速によるずれ応力が働いて，びまん性軸索損傷などが生じる．さらに二次的に，頭蓋内血腫，浮腫，頭蓋内圧亢進などが起こり，酸素不足や代謝障害によって脳が損傷される．その結果，前頭葉・側頭葉を中心に，広範囲びまん性の損傷を起こしやすい．このため，臨床症状に対する責任病巣を特定することが難しい[6]．

　症状は多彩で，さまざまな程度に身体面，認知面，行動面の障害が生じる[7]．身体症状としては，痙性麻痺，失調症，構音障害，嚥下障害，嗅覚・味覚・視覚・聴覚障害などがある．頭蓋内血腫などに伴う局所損傷では，半盲や視覚失認，失語症などの巣症状を示すことがあるが，頻度は高くない．社会参加の観点からもっとも問題になるのが，認知および行動の障害である．特にびまん性脳損傷の場合は，動作が遅く，精密な運動ができなくなり，記憶，注意，複雑な言語活動，情報処理，遂行などの機能が障害される．また自己認識の障害，すなわち自分に障害があることに気づかない，あるいは障害を否認し治療や支援を拒否する症状（病識欠如）は，リハビリテーションの重大な阻害因子であることが知られている．行動障害としては，易怒性，暴力・暴言，幼児的・自己中心的言動，不安，いらいら，集中困難，落ち着きのなさ，衝動性，易疲労性，依存，意欲減退，うつ状態などがある．行動障害の発生頻度は高く，家庭生活や社会生活を困難にする重大な要因である．適切な治療によって障害の自己意識性を高め，家族に対処法を指導し，家族への専門家による支援が必要とされる．

2. 臨床判断のポイント

　入院期間は通常2〜3カ月であり，その期間ですべての問題を解決することはできない．またこのような複雑な問題を軽減し，社会にふたたび統合できるようなシステムを構築するには，医療のみでは不可能であり，その後の福祉，地域との連携が重要である．特に若年者において，身体面・認知・行動面は長期にわたって改善がみられる場合があり，家庭環境・社会環境も，ライフステージに沿って変化するので，その時々に応じた方向性を提示し，長期的な視点に立って支援を行う必要性がある．

　したがって，限られた入院期間内に何を優先的に取り組むべきかをまず協議し，治療方針，障害の性質や程度，今後の展望などを本人・家族に説明する．この時，頭部外傷のリハビリテーションにおいては，家族も治療するスタッフの一員であることを理解してもらうようにする．そして，退院後の方向性を明確に提示する．認知面，特に記憶に障害のある場合は，情報提供の内容を全て書面で渡すように留意する．

認知面での障害評価には，神経心理学的検査を参考にする．この際，検査結果（数値）だけを評価するのでなく，検査中の状況（集中して取り組めているか，課題の理解力はどうか，どこでつまずいているか，など）を併せて評価することが重要である．どの能力が保たれており，どの能力が弱くなっているかを総合的に把握するよう留意する．行動面での障害評価は行動観察が中心となる．病棟生活・リハビリテーション中の様子をスタッフがよく観察し，評価を行う．どういう場面でどのように振る舞っているのか，何が問題行動を引き起こすのかを具体的に検討する．

3. 臨床判断の流れ

図2に示すように，現状の把握と今後の方向性を決定するために，多職種による総合評価を行う．全体像を把握するため，身体面，認知面，精神面，社会面（職業などの社会活動の程度・状況），に加え，健康関連QOL[8,9]も併せて評価を行う．この時，家族状況（障害に対する理解の程度，この先どの程度本人をサポートできるのか）を把握することも必要である．大切なのは，長期的視野から長期目標を立てると同時に，①現在どこの段階にいて，②現時点で何が必要か，をリハビリテーション・スタッフ全員が把握し，その時点での短期目標をしっかり検討することである．そしてその目標に応じたリハビリテーション・プログラムを選択して施行し[10]，その度に状況をキーパーソンに説明する．次の段階へのステップアップを検討する場合には，外来または入院での再評価を行う[11]．

引用文献

1) 小川武希，他：外傷性脳損傷のリハビリテーション：わが国における頭部外傷者に関する臨床研究の現状．リハ医学 41：740-747，2004.
2) 高村政志，他：熊本県頭部外傷データバンク－これまでの経過とこれからの課題．神経外傷 21：118-124，1998.
3) 菊地尚久：外傷性脳損傷のリハビリテーション：急性期におけるリハビリテーション．リハ医学 41：747-751，2004.
4) 渡邉 修，他：脳外傷のリハビリテーション Outcome Study：脳外傷回復期の包括的リハビリテーションとその成果．リハ医学 38：892-897，2001.
5) 橋本圭司，他：リハビリテーション専門病院における脳外傷リハビリテーション－就労・就学予後予測因子の検討－．神経外傷 27：216-220，2004.
6) 大橋正洋：脳外傷（山浦晶・総編集「脳神経外科体系 14 リハビリテーション・介護」）．pp292-304，中山書店，2004.
7) 大橋正洋：脳外傷の特性と就労支援．臨床リハ 14：314-319，2005.
8) 岡本隆嗣，他：Euro QOLを用いたリハビリテーション病院入院患者の健康関連QOLと費用対効果．リハ医学 41：678-685，2004.
9) 岡本隆嗣，他：健康関連QOLとリハビリテーション．外傷性脳損傷．総合リハ 33：1009-1024，2005.
10) 橋本圭司：脳外傷クリニカルパス－導入前後における効果判定－．リハ医学 41：168-175，2004.
11) 岡本隆嗣，他：外傷性脳損傷者長期支援システムとしての再評価入院プログラムの検討．リハ医学 41：413-420，2004.

（岡本隆嗣）

4-13 回復期リハビリテーション病棟に入院中の脳血管障害高齢者の事例

事例

　糖尿病，高血圧，心肥大，心房細動，左変形性膝関節症を有する75歳の女性．農業を営む息子夫婦と3人暮らし．ふだんは農作業をしている．起床時に家族が左片麻痺，意識障害に気づき某病院に入院させた．入院時，意識障害レベルはJCS II-1（10），左片麻痺，左半側無視，嚥下障害，関節拘縮がみられた．CT像では右中大脳動脈領域の広範な梗塞巣があり脳塞栓症の診断を受けた．発症14日目より理学療法を開始した．寝返り，起き上がりには介助を要し，左上下肢は後方に残ってしまう．座位保持の際，上肢支持しないと左後方に傾斜する．注意力散漫がある．発症41目に当院の回復期病棟へ紹介され入院した．

```
                    ┌─────────────────┐
                    │ 健康状態         │
                    │ 脳塞栓症         │
                    │ 白内障           │
                    │ 変形性膝関節症   │
                    │ 高血圧，心肥大   │
                    │ 糖尿病           │
                    └─────────────────┘
```

機能障害

左片麻痺
- 病巣の把握（CT，MRI）
- 運動障害（麻痺，筋力，可動域）
  （Brunnstrom Stage，Ashworth Scale，SIAS，JSS）
- 表在性・深部感覚障害
- 半側無視（模写，自発描画，線分抹消，線分二等分）
- 構音障害（発声・発語器官の麻痺，声・共鳴，構音・プロソディ障害）
- 摂食・嚥下障害（グレード判定）
- 知的能力障害（HDS-R）
- 排尿・排便障害（失禁）

変形性膝関節症
- 疼痛の程度（状況・部位・性質の聴取，VAS）（筋力・可動域制限，MMT，ROM-T）

白内障の程度（視力，視野測定）
糖尿病（血糖値計測，HbA1c）
高血圧・心肥大（血圧測定，心胸郭比，ABI，PWV，頸動脈超音波，心エコー）

活動制限／参加制約

活動制限
- ADL遂行能力低下（Barthel Index，FIM，IADL，Zarit調査，老人介護度，転倒転落評価）
- 車いすのブレーキを忘れる
- ベッド上で左上下肢を下にして寝る
- 左下肢をぶつけ皮下出血を起こす

参加制約（生活時間調査，活動状況調査）
- 徒歩で近所の家まで歩けない
- 畑仕事ができない
- 家族と一緒に旅行できない

背景因子

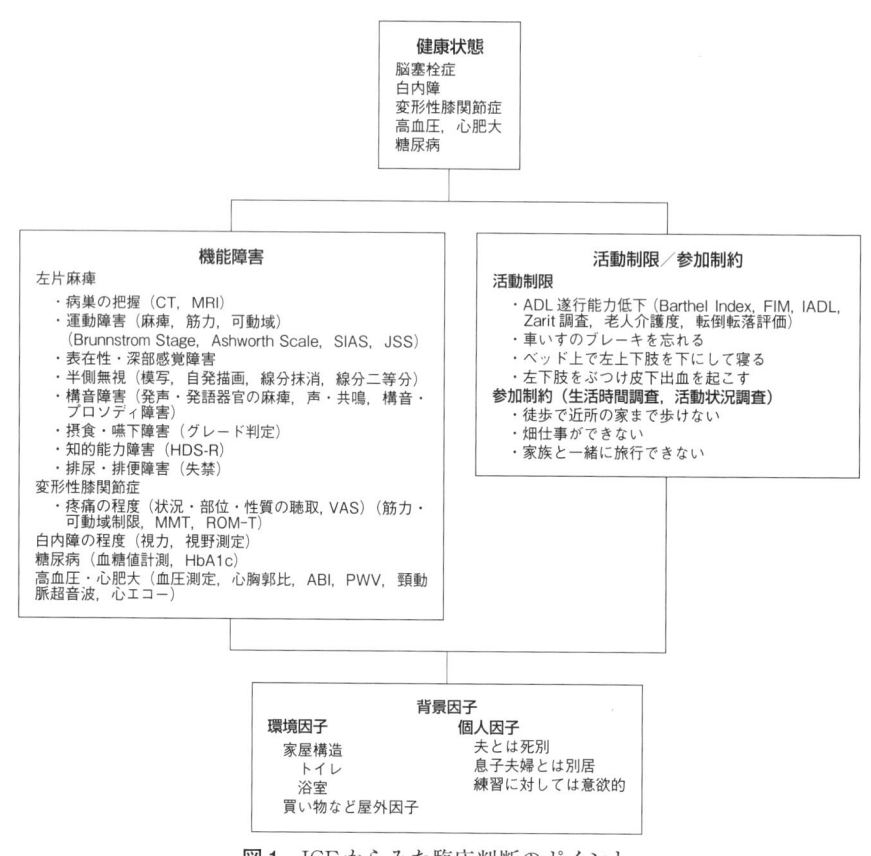

環境因子
　家屋構造
　トイレ
　浴室
　買い物など屋外因子

個人因子
　夫とは死別
　息子夫婦とは別居
　練習に対しては意欲的

図1　ICFからみた臨床判断のポイント

運動療法
ベッド上練習，座位練習，能動的練習，受動的・能動的廃用予防，起立練習，歩行練習，筋力増強練習，関節可動域練習，筋再教育，バランス練習

物理療法
ホットパック，極超短波療法，低出力レーザー

ADL 練習
移乗・移動練習，更衣練習，整容練習，片手活動練習，排泄動作練習，入浴練習

検査・測定・観察によりリハビリテーション総合計画書を作成し，チーム医療の下に計画を実施し，常に経過のなかで見られる変化について検討を加えていく．さらに予後予測に基づいた在宅復帰へのソフトランディングを目指す．

片麻痺への治療
併発症，合併症治療
高次脳機能障害
（構音障害，半側無視，知的障害）
嚥下障害治療
変形性関節症による疼痛
糖尿病・高血圧・心肥大
白内障

排尿・排便障害への介入
高齢者では尿失禁，排便困難に対する対応が重要

代償的介入
短下肢装具，長下肢装具，車いす，スリング，杖，サイドウォーカー

口腔・嚥下への介入
誤嚥性肺炎防止のために積極的に行う．間接的嚥下練習，口腔ケア，段階的摂食練習（直接的練習），PFV，経鼻的経管栄養法，PEG，間欠的経管栄養法

栄養指導
糖尿病，高血圧に関する栄養指導

屋内移動 身辺処理 家事

健康感

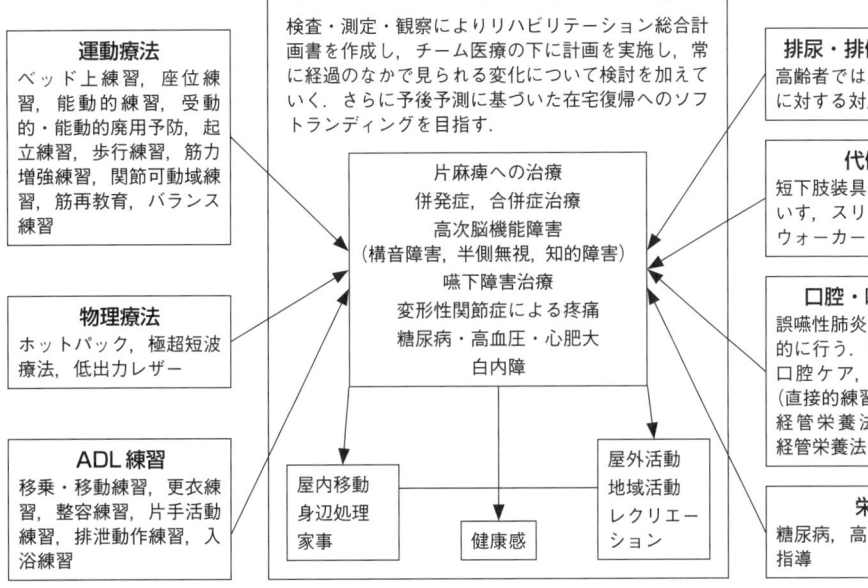

屋外活動 地域活動 レクリエーション

図2 臨床判断のフローチャート

表1 本例に関わるリハビリテーション専門家の役割

1. 医師：リハビリテーション科医，整形外科医，神経内科医，循環器科医，眼科医，その他
   確定診断，予後予測，リハビリテーション処方，薬物療法，説明と同意，各種検査処方・実施
2. 理学療法士，作業療法士，言語聴覚士，臨床心理士
   運動療法，ADL，言語指導，嚥下指導，生活指導，家屋改造指導，ホームエクサイズの指導
3. 栄養士，看護師，介護福祉士，社会福祉士
   栄養や食生活に関するコンサルテーション，退院後の生活支援

1. 疾病・障害の特性と理解

高齢者脳卒中の特徴はその原因が心疾患特に心房細動をベースとする心原性脳塞栓が多いことである．心疾患があること，急激に発症すること，失語症・半盲などの大脳皮質の局所症状を呈することが多いこと，出血性梗塞を伴うことが多いことなどが特徴とされる．事例は心房細動をベースとした脳塞栓と診断され，意識障害，構音障害，嚥下障害，高次脳機能障害，排尿障害などの主症状に加え，白内障，高血圧，糖尿病，変形性関節症などの合併症のある症例であり，多くの高齢者脳卒中でのほとんどがこの症例に類似し多臓器障害をもっている．

2. 臨床判断のポイント

回復期リハビリテーションは疾患，リスク管理に留意しつつ，ADLの改善を中心とした能動的，かつ多彩なリハビリテーションを集中的に提供し，終了後は家庭復帰を目標とする場である．回復期病棟の対象となる患者には，急性期病棟と回復期病棟が同一施設内にあるいわゆる施設完結治療のケースと，それぞれが独立し急性期施設から他施設回復期リハビリテーション病棟

に紹介される地域完結治療のケースの2型がある．前者では急性期治療1～2週後に回復期病棟に転棟するため，かなり重症なケースをも対象とすることになるが，一貫した治療体系がとれ，在院日数が短縮するというメリットがある．本文は地域完結型の事例である．

ICF概念に基づき，機能障害・活動・参加・健康状態・背景因子の各項目について臨床判断することにより，的確な臨床判断とそれに対する適切なアプローチが可能となる．

第1に機能障害として，主症状である脳塞栓症を中心に述べる．

①脳塞栓症：CT，MRI，SPECT，PET，perfusion MRIにより脳病巣，血流を確認する．閉塞部位が内頸動脈，前・中・後大脳動脈，椎骨・脳底動脈，上・中・下小脳動脈のいずれにあるかを確認する．

②心肥大，高血圧：胸痛発作の有無，胸部X線，心電図，ホルター心電図，心エコー，パルスドプラなどにより心臓の形態・機能状況を把握する．心疾患の存在は以後のリハビリテーションを左右するため詳細に検討する[1]．

③意識障害：JCS（Japan Coma Scale）により判断する．

④機能障害：麻痺の重症度はBrunnstrom Stage，Ashworth Scale，SIAS，JSSなどの評価方法により行われ，重症度が確認できる．

⑤糖尿病：糖尿病には細小血管症として網膜症，腎症，神経障害の3つが，また大血管障害として脳血管障害，冠動脈疾患（狭心症，心筋梗塞），閉塞性動脈硬化症がある．閉塞性動脈硬化症に対してABI（ankle brachial pressure index），PWV（puls wave velocity）などの測定も行う．

⑤感覚器官の障害：視力，聴力，知覚などの障害によるリハビリテーションの進行が阻害される．表在知覚・深部知覚障害の有無，特に深部知覚障害の評価が大切である．

⑥高次脳機能障害：事例には左半側無視がみられている．線分二等分テスト，線分抹消テスト，模写テストなどの測定を行い，症状の重症度を確認する．空間無視ばかりではなく身体失認などが同時にみられることが多いので身体失認などの有無も観察する．

第2に合併症，併発症について臨床判断する．

①嚥下障害：食べ物の認知，捕食，口腔準備期，口腔嚥下期，咽頭期，食道期における身体的所見を判断する．水飲みテスト，食物テスト嚥下造影（VF），ビデオ内視鏡検査（VE）などにより障害のグレードを決め，適切な食事処方と指導を行う．

②構音障害：構音器官の形態の異常，聴力障害，構音器官の運動異常（軟口蓋麻痺，舌麻痺）などを検査し，声・共鳴，構音・プロソディ障害を確認する．

③排尿・排便障害：排尿障害では尿意の有無，排尿回数，尿失禁の有無，留置カテーテルの既往歴を確認し，自尿量や残尿量の測定，検尿・尿培養などを行う．排便障害は高齢者脳卒中のほとんどが便秘であり，便意の有無，現在の排便方法，回数，咀嚼や歯の状態，食事内容および量，飲水量，運動量（歩行能力など），薬物の使用状況を把握する[2]．

④左変形性膝関節症：加齢や炎症などによる軟骨の異常や肥満や形態異常，それに荷重や外傷などの負荷が作用し発症する．X線所見で軟骨の摩耗は立位の関節裂隙狭小化，骨棘形成などの

増殖性変化として認められ，進行度の判定に多く用いられる．疼痛の程度，歩行との関係，下肢筋力との関係，肥満との関連をチェックする．

⑤白内障：多くが加齢によるもので，他に糖尿病，アトピーなどの全身疾患，虹彩炎，網膜色素変性症などの眼内疾患に併発するもの，外傷および先天性などがある．

第3に活動制限・参加制約について検討する．

① ADL障害：Barthel Index, FIM, modified-Rankin Scale などで評価する．FIM 評価では認知機能（コミュニケーション，社会的認知）が含まれるため，している ADL（実際の生活で行っている活動）とできる ADL（テスト場面での ADL 能力）とのギャップを明らかにするうえでは非常に有益である．また介護量（時間）の推定にも有益である[3]．高齢者では移動・移乗活動よりも摂食・嚥下，排尿・排便の自立がより高く求められる．半側無視は ADL 帰結を不良とするので十分な指導を行う．身辺処理の問題のみならず，在宅の問題を考える際には IADL（手段的 ADL）が問題となる．

②参加の制約：高齢者では若年者とは異なり，積極的に社会参加することは少なく，在宅でいかに楽しい充実した生活を送るかが問題となる．必要に応じては社会施設や老人介護施設において行事に参加する．

3. 臨床判断の流れ

主症状である脳塞栓症症状（脳・心機能状況）を確認し，左片麻痺に対する運動療法を行う．その際すでに計測した心機能障害，高血圧症状，糖尿病症状を判断し，血圧，脈拍などのバイタルチェックを行いながら，塞栓症の再発に留意する．ADLでは左半側無視があり，移乗・移動動作の実践的練習の際，車椅子のブレーキを忘れる，ベッド上で左状下肢を体の下にして寝ている，左上下肢をぶつけるなど身体失認症状をも起こさないよう指導をする．起立・歩行時には膝の痛みがあるので，温熱療法，簡単な膝装具など利用して疼痛の緩除を図る．嚥下障害は食べ物の誤嚥による肺炎を誘発する原因となるので精査し，対策を講じる．視力障害や排尿・排便障害を毎日チェックし，速やかな治療を行う．日々の症状の変化を確認し，ケースカンファレンスを行い，家族との情報交換を密にしながら，円滑な家庭復帰を図る．

引用文献

1) 木佐貫彰，鄭忠和：循環障害（千野直一，安藤徳彦・編：リハビリテーション診断・評価，リハビリテーション MOOK）．pp57-68，金原出版，2000．
2) 正門由久：排泄障害（千野直一，安藤徳彦・編：リハビリテーション診断・評価，リハビリテーション MOOK）．pp131-140，金原出版，2000．
3) 才藤栄一：日常生活動作（活動）の評価（千野直一・編：現代リハビリテーション医学）．改訂第2版，pp205-220，金原出版，2004．

（福田道隆）

4-14 高次脳機能障害を併存するくも膜下出血の事例

事例

30代の装飾関係の仕事に従事している女性．左前交通動脈の破裂脳動脈瘤によるくも膜下出血［重症度分類（Hunt & Hess）Grade4］にてネッククリッピング術施行．脳腫張の増強のため外減圧術施行．6週後急性水頭症のためVPシャント術と頭蓋形成術施行．発症から2カ月後，回復期リハビリテーション病棟入院．軽度の右片麻痺と非流暢性失語および前頭葉障害を中心とした高次脳機能障害を有し，著しい記銘力・見当識障害のため，部屋を間違え生活全般に誘導と見守りが必要であった．

```
健康状態
  くも膜下出血（左前交通動脈瘤の破裂）症候
  性てんかん　脳腫脹　水頭症　逆流性食道炎

機能障害
  機能障害
    意識・見当識障害 JCS　HDS-R
    記銘力障害重度　RBMT　三宅式対語学習
    検査　ベントン視知覚記銘検査
    注意障害　Trail Making Test
    意欲発動性の障害
    情動の適切性障害
    高次認知機能障害　コース立方体検査
    流暢性失語　SLTA
    右片麻痺軽度　グレード　STEF
    排尿障害
  機能的制限
    課題の目標・目的の記銘保持困難
    時間管理・空間認知困難
    おうむ返しの返答と依存的態度
    意欲発動性の低下
    立位バランスの低下
    退行的行動と保続行動

活動制限／参加制約
  活動制限
    自室を間違え病棟内徘徊
    課題の留意困難で課題が完結しない　AMPS
    日課の管理困難
    自室の整理整頓困難
    ADL全てに誘導と声掛けが必要　FIM
    トイレは失敗が多く，失禁・放尿
    買い物に行っても目的の物が買えない
  参加制約
    散歩・歩行中に大声で歌う．道に迷う．
    一人で外出・買い物ができない
    洋裁作業の制約
    一人暮しによる火事・交通事故の危険性が高い
  健康観
    極端に明るく楽天的

背景因子
  環境因子
    一人暮し
    家族関係良好，当面は同居可能
    家族との同居の為に転居が必要
  個人因子
    高度な熟練と独創性が必要な仕事
    音楽・演劇鑑賞と趣味が豊か
    仕事上の同僚，友人が多い
```

図1　ICFからみた臨床判断のポイント

4-14 高次脳機能障害を併存する脳血管障害を有する事例

```
                    ┌─────────────────────────┐
                    │     個人背景の情報収集      │
                    │ 原疾患・合併症のリスクと主症状の把握 │
                    │ ニード（本人・家族）生活習慣及び役割の把握 │
                    │ 作業活動に対する価値と興味の把握 │
                    └─────────────────────────┘
                                 │
┌──────────────┐      ┌─────────────────┐      ┌──────────────┐
│ 精神機能／高次脳機能検査 │      │      戦　略       │      │   身体機能／ADL   │
│ 意識レベル 精神機能検査 │─────→│①ADL上の課題の抽出  │←─────│ ケア場面のADL・行動観察│
│ 記銘力検査（行動記憶・視知覚・│      │②作業遂行の特性と機能分析│      │ 歩行能力観察 バランス検査│
│ 聴覚）         │      │③課題解決の優先順位づけ │      │ グレード STEF FIM │
│ 注意機能検査 失語症検査 │      │④より健康な認知機能の活用│      │ ADL・作業の工程と機能分析│
│ 対人関係技能及び情緒的反応の観│      │⑤感覚と運動刺激の併用と統│      └──────────────┘
│ 察           │      │  合            │
└──────────────┘      └─────────────────┘
                                 │
┌──────────────┐                  │                   ┌──────────────┐
│ ADL訓練のポイント    │                  │                   │ 環境設定のポイント   │
│・「できる」と「している」ADLの│                  │                   │・自室の飾りつけ（認知容易な環境）│
│ 差            │                  │                   │・徘徊センサーの必要性検討（安全対│
│・ケア上の注意と統一必要な観点の│                  │                   │ 策）          │
│ 把握          │      ┌─────────────────┐      │・掲示物の内容と掲示場所設定│
│・ケアと訓練場面の個々の目標設定│←─────│     介　入       │─────→│・物品管理と整理整頓（ラベリング）│
│・日課の設定と管理   │      │①段階的な達成目標設定  │      │・常時携帯物（携帯電話とメモリー│
│・必要な機能訓練の選択  │      │②ケアの注意点の明確化  │      │ ファイル）      │
└──────────────┘      │③統一必要なケア内容明示 │      └──────────────┘
                    │④適切な環境調整と設定  │
┌──────────────┐      │⑤日課と空間の自己管理の段│      ┌──────────────┐
│ 精神・心理面のケアポイント │←─────│ 階づけと拡大      │─────→│ 作業活動の選択のポイント │
│・障害されている特性の理解と周知│      │⑥自発的な行動の誘発   │      │・興味またはなじみのある作業活動│
│・不安・ストレス行動への理解と周│      │⑦意味のある作業選択   │      │・視覚的認知の段階付け可能なもの│
│ 知           │      │⑧客観的変化点の明示   │      │・作業結果が残り，修正が効くもの│
│・誤りをさせない学習法の意識化と│      └─────────────────┘      │・工程が写真・図で確認できるもの│
│ 共有          │                                    │・作業手順書の明示    │
│・外言語化と認知の補助具の活用 │                                    │・難易度の幅があるもの  │
│・スタッフ・家族の情報交換と継続│                                    └──────────────┘
│ 的な関係づくり     │
└──────────────┘
                                 │
                    ┌─────────────────────────┐
                    │ ADLと作業遂行・高次脳機能再評価とそのポイント│
                    │ (FIM・AMPS・日本版RBMT・コース立方体検査・ベントン視知覚記銘検査等)│
                    │ 客観的・主観的変化点の本人・家族・他職種との共有と相違の把握│
                    │ 回復期リハビリテーション病棟と次の転帰先での解決課題の明確化│
                    └─────────────────────────┘
                                 │
                    ┌─────────────────────────┐
                    │ 自宅でのリハビリテーション及びサービス体制づくり│
                    │継続課題の把握 自宅生活イメージの共有 人的・物理的環境設定 時間・日課管理と設定│
                    │地域資源の活用 本人・家族の役割の明確化 自宅転帰後支援体制の明確化 継続的なリハ│
                    │ビリテーション体制の検討と構築 職業リハビリテーションの場の検討│
                    └─────────────────────────┘
```

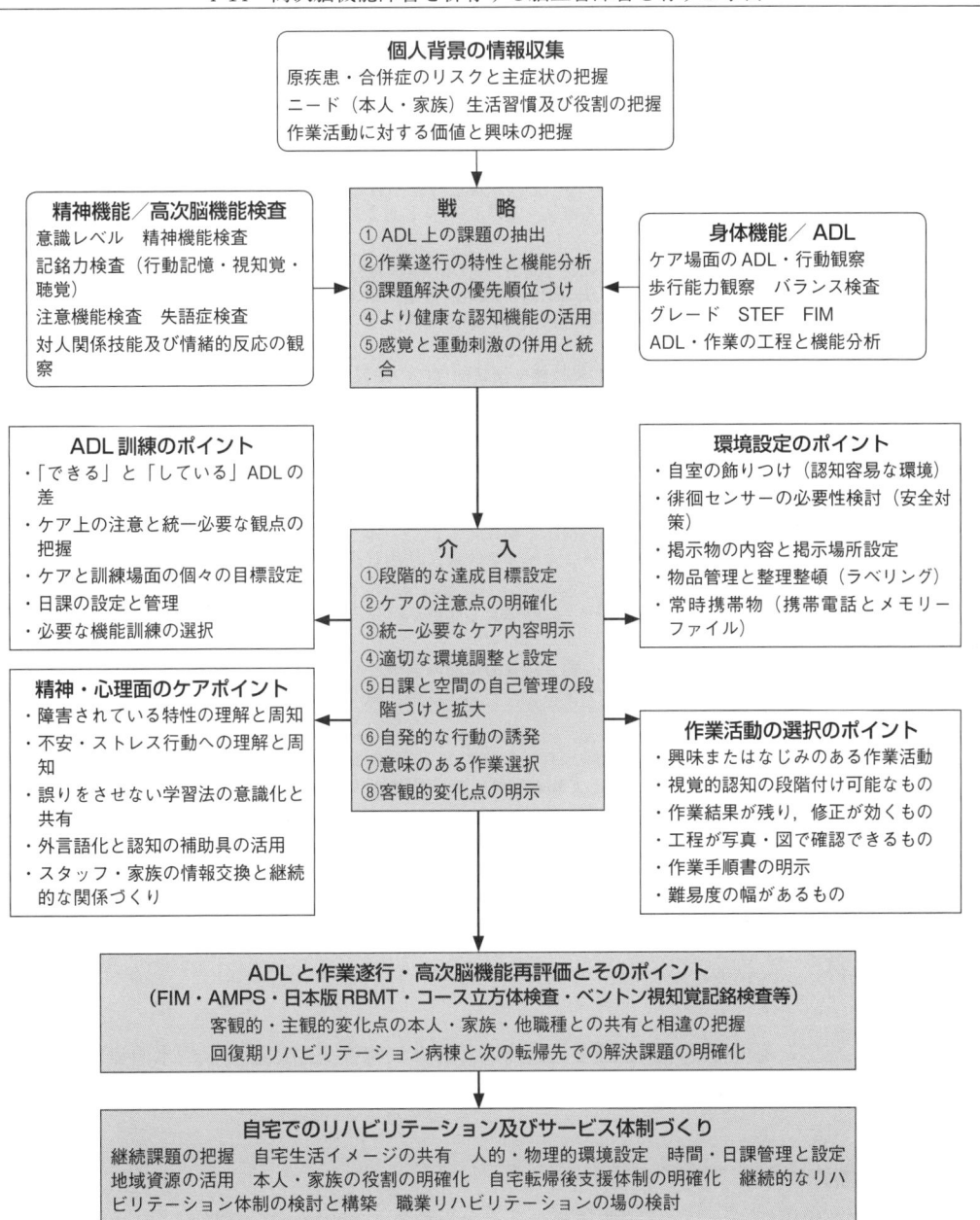

回復期医療機関・施設（老人保健施設を含む）

図2　臨床判断のフローチャート

1. 疾病・障害の特性と理解

　一般に前大脳動脈領域のくも膜下出血の症状は上肢より下肢の運動麻痺と重篤な意識障害があげられる．本例の病巣部位は両側の前頭葉と左尾状核頭部であり，上前頭回から前頭葉底部に及んでいる．そのため，帯状回や脳梁の損傷による記憶障害が重度である．かつ，前頭葉内側面の補足運動野の損傷による自発性の低下と遂行機能障害および情動や感情のコントロール障害を呈

第4章　事例にみる臨床判断過程

表1　本例に関わるリハビリテーション専門職の役割

1. 医師：リハビリテーション科医，脳外科医，神経内科医，精神科医，他
   →脳圧・水頭症管理，てんかんの薬物治療，全身管理，症状・障害のリスクと予後予測，リハビリテーションの指示
   　本人・家族への当院でのリハ目標と訓練内容の説明と同意
   　1カ月ごとのカンファレンス内容（リハの進捗状況と今後の目標）の説明と同意
   　日々の病状把握とケア・訓練に対する家族・本人のニードおよび要望の把握
2. 看護師・介護士
   →排泄パターンの把握と尿意・便意の確認と誘導，ADL全般の誘導と確認
   　トイレ・自室・病棟内の空間確認方法の把握と徹底，宿題・自主練習の遂行援助
   　本人・家族の不安・ストレスおよび心理状況の把握とケア
3. 作業療法士
   →高次脳機能障害とADLおよび対人関係技能や情緒的反応の関係についての情報提供
   　高次脳機能検査の定期評価と変化点の提示（RBMT・コース立方体検査・ベントン視知覚記銘検査など）
   　掲示物（カレンダー・日課表・写真・整理整頓図など）・物品・常時携帯物などの補助具の選択と提示
   　継続的な生産的作業活動の手順書作成と実施および工程記録，日課と時間の管理
4. 言語聴覚士
   →コミュニケーション障害と高次脳機能障害の関係についての情報提供
   　高次脳機能検査の定期評価と変化点の提示（SLTA・TMT・レーブン色彩マトリックス検査など）
   　個人用コミュニケーション＆メモリーファイルの作成，活用日課と時間の管理
5. 理学療法士
   →地誌的練習も含んだ屋外歩行，スポーツ活動による発散，パワーリハによるフィットネス
6. ソーシャルワーカー
   →本人・家族の不安・ストレスおよび心理・社会的状況や要望とニードの把握と相談
   　地域資源の紹介家族の心理的ケアケアマネジャーおよび関連機関との連絡調整

チームリーダー；医師
　→リハビリテーションの進捗状況の把握とチームアプローチの推進，初期カンファレンスの司会進行
サブリーダー：医師以外の職種課題内容により看護師・理学療法士・作業療法士・言語聴覚士・ソーシャルワーカーの中から選出
　→ケアの注意点および統一必要なケア内容の把握と提示
　　各職種のリハビリテーションの進捗状況と新たな問題点の把握
　　チームアプローチの取りまとめと推進の補佐役定期カンファレンスの司会進行
　　家庭訪問および家族指導の必要性の把握と調整など

している．また，入院当初みられた軽度の右片麻痺と非流暢性失語は脳腫脹や水頭症および意識障害の改善とともに消失がみられた．

2. 臨床判断のポイント

　脳血管障害の臨床判断はLuriaの脳機能の3つの単位系の機能障害と合併症，リスク，個人的背景，環境および発症からの期間との関係で障害構造を分析することが重要である．脳機能の3つの単位系は，①トーヌスおよび覚醒を調整する単位，②情報の受容・分析・貯蔵を行う単位，③活動のプログラミング・調整・制御を行う単位である[1]．特に前大脳動脈の破裂脳動脈瘤によるくも膜下出血の場合は，急性期においては①が前景になることが多い．しかし，回復期においては①より②もしくは③が生活上の制限となる．

　また，高次脳機能障害の臨床判断は，原ら[2]も述べているように生活場面での行動特性を観察し，ADL上の課題がなぜ起こるかを判断するために各種の高次脳機能検査を活用することが重

要である．特に，回復期では身体的・心理的ケアを受けている病棟での生活場面（以下ケア場面とする）の中での課題がどのような機能の低下から引き起こされるのかを判断し，より健康的な機能や活用可能な機能を見極めることが大切である．

3. 臨床判断の流れ

ここでは戦略と介入および再評価とリハビリテーションサービス体制づくりのポイントを述べる．戦略を立てるうえで必要な個人背景の情報収集と精神機能／高次脳機能検査および身体機能／ADLの評価の観点は図2のごとくである．

高次脳機能障害の戦略を立てるうえでの必要な観点を5つ提示する．まずは，①ADL上の課題の抽出である．次に，②作業遂行の特性の理解とその原因となる機能の分析である．③解決可能な課題と早期に解決が必要な課題の選択と優先順位づけである．ここでは，作業療法士の役割の明確化と他職種との協働が必要となる．そして，④より健康かつ活用可能な認知機能の選択である．最後に⑤感覚と運動刺激の併用と統合かつ包括的な刺激の調整である．

実際のケアと介入時の判断に必要な8項目と4つのポイント（ADL練習，精神・心理面のケア，環境設定，作業活動の選択）については図2を参照されたい．

高次脳機能障害は認知機能の障害である．認知機能を改善するためには，環境や身体的・心理的ケアの方法を制御することで，不安や混乱およびストレスを少しでも軽減し，社会的な適応行動に結びつけるような包括的なアプローチが必要不可欠である．それゆえ専門職のみならず，家族および周囲の人々を含めた障害への共通理解とチームアプローチが重要である．

回復期リハビリテーション病棟は強固なチームアプローチが形成しやすい体制にある．かつ当院では診療報酬に関係なくモーニングケア・イブニングケアに作業療法士と理学療法士が参画することで，「できるADL」と「しているADL」の違いやその原因が，単なる本人の機能障害によるものなのか，時間帯を含めた人的・物理的環境によるものなのか，ケアする人とされる人の相互作用によるものなのかを多角的に分析し，チームで共通理解しやすい体制にある（表1）．

高次脳機能障害者の回復期リハビリテーション病棟での入院期間および転帰先を決定するために重要なことは，客観的・主観的な変化点とその原因および在宅生活に対する生活イメージと継続課題の認識を家族・本人を含めたチームで共有することである．また，自宅復帰に際しては，体験外泊や外来・職業センターなどの通所リハビリテーションのみならず，新たな環境で混乱をきたさないように詳細な環境設定と調整および家族との関係づくりを目的とした作業療法士などによる訪問リハビリテーションの必要性が示唆される．

引用文献

1) 原寛美（監修・執筆）：相澤病院総合リハビリテーションセンター：高次脳機能障害ポケットマニュアル．医歯薬出版，p1，2005．
2) 同上，pp37-42．

（河渕　緑）

4-15 就労に伴う自動車通勤を目標とした脊髄損傷の事例

事例

40歳，男性．高校教員となり授業科目は生物を担当．7カ月前の交通事故による頸髄損傷で完全四肢麻痺となる．現在，ベッド上の起居動作は自立し，ベッド—車いす間の移乗動作も条件が整っていれば可能となっている．通勤など屋外の移動には自動車の運転が不可欠であり，すでに免許証を所持していることから更新を前提に自動車への移乗と車内への車いすの積み降ろし動作を早期に実用化したい．

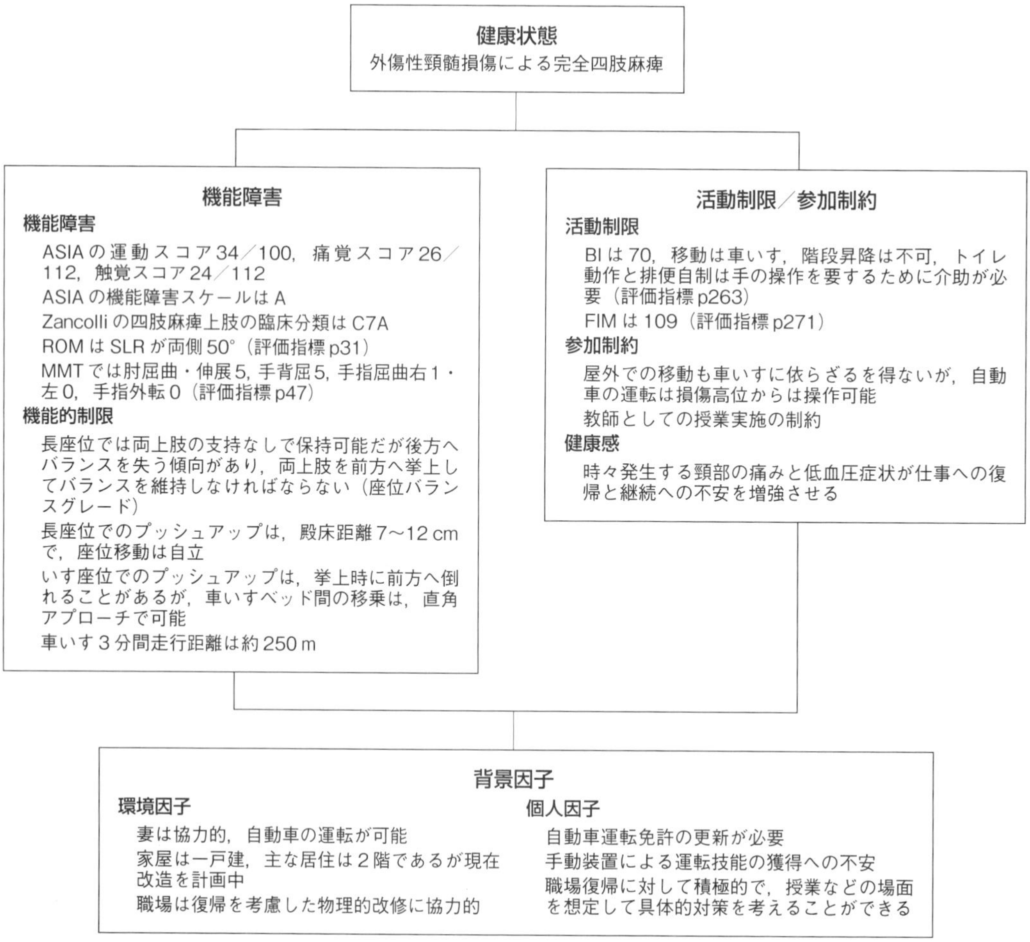

```
                    ┌─────────────────────────┐
                    │       健康状態          │
                    │ 外傷性頸髄損傷による完全四肢麻痺 │
                    └─────────────────────────┘
```

機能障害

機能障害
- ASIAの運動スコア34／100，痛覚スコア26／112，触覚スコア24／112
- ASIAの機能障害スケールはA
- Zancolliの四肢麻痺上肢の臨床分類はC7A
- ROMはSLRが両側50°（評価指標p31）
- MMTでは肘屈曲・伸展5，手背屈5，手指屈曲右1・左0，手指外転0（評価指標p47）

機能的制限
- 長座位では両上肢の支持なしで保持可能だが後方へバランスを失う傾向があり，両上肢を前方へ挙上してバランスを維持しなければならない（座位バランスグレード）
- 長座位でのプッシュアップは，殿床距離7～12 cmで，座位移動は自立
- いす座位でのプッシュアップは，挙上時に前方へ倒れることがあるが，車いすベッド間の移乗は，直角アプローチで可能
- 車いす3分間走行距離は約250 m

活動制限／参加制約

活動制限
- BIは70，移動は車いす，階段昇降は不可，トイレ動作と排便自制は手の操作を要するために介助が必要（評価指標p263）
- FIMは109（評価指標p271）

参加制約
- 屋外での移動も車いすに依らざるを得ないが，自動車の運転は損傷高位からは操作可能
- 教師としての授業実施の制約

健康感
- 時々発生する頸部の痛みと低血圧症状が仕事への復帰と継続への不安を増強させる

背景因子

環境因子
- 妻は協力的，自動車の運転が可能
- 家屋は一戸建，主な居住は2階であるが現在改造を計画中
- 職場は復帰を考慮した物理的改修に協力的

個人因子
- 自動車運転免許の更新が必要
- 手動装置による運転技能の獲得への不安
- 職場復帰に対して積極的で，授業などの場面を想定して具体的対策を考えることができる

図1 ICFからみた臨床判断のポイント

4-15 就労に伴う自動車通勤を目標とした脊髄損傷の事例

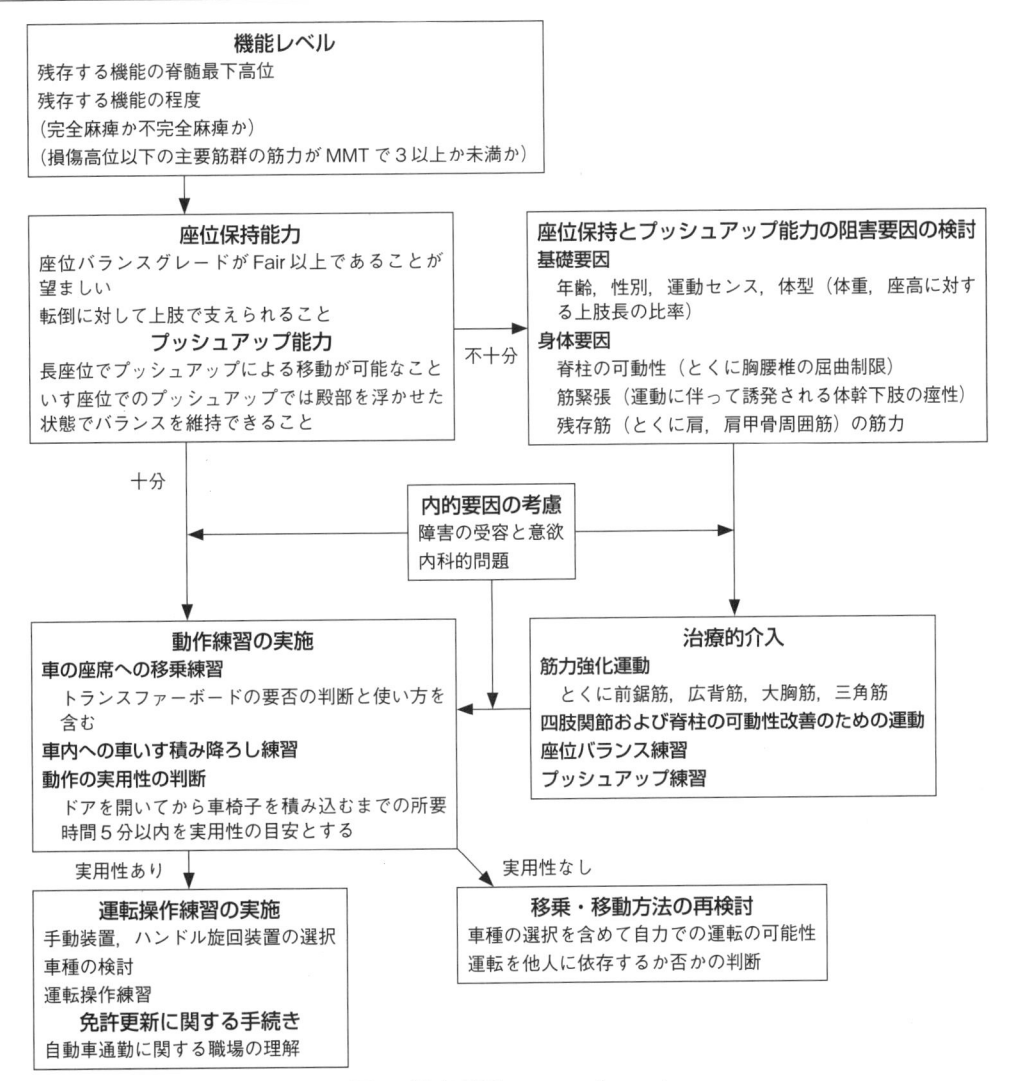

機能レベル
残存する機能の脊髄最下高位
残存する機能の程度
（完全麻痺か不完全麻痺か）
（損傷高位以下の主要筋群の筋力が MMT で 3 以上か未満か）

座位保持能力
座位バランスグレードが Fair 以上であることが望ましい
転倒に対して上肢で支えられること

プッシュアップ能力
長座位でプッシュアップによる移動が可能なこと
いす座位でのプッシュアップでは殿部を浮かせた状態でバランスを維持できること

→ 不十分 →

座位保持とプッシュアップ能力の阻害要因の検討
基礎要因
　年齢，性別，運動センス，体型（体重，座高に対する上肢長の比率）
身体要因
　脊柱の可動性（とくに胸腰椎の屈曲制限）
　筋緊張（運動に伴って誘発される体幹下肢の痙性）
　残存筋（とくに肩，肩甲骨周囲筋）の筋力

十分 ↓

内的要因の考慮
障害の受容と意欲
内科的問題

動作練習の実施
車の座席への移乗練習
　トランスファーボードの要否の判断と使い方を含む
車内への車いす積み降ろし練習
動作の実用性の判断
　ドアを開いてから車椅子を積み込むまでの所要時間 5 分以内を実用性の目安とする

治療的介入
筋力強化運動
　とくに前鋸筋，広背筋，大胸筋，三角筋
四肢関節および脊柱の可動性改善のための運動
座位バランス練習
プッシュアップ練習

実用性あり ↓　　　実用性なし ↓

運転操作練習の実施
手動装置，ハンドル旋回装置の選択
車種の検討
運転操作練習
免許更新に関する手続き
自動車通勤に関する職場の理解

移乗・移動方法の再検討
車種の選択を含めて自力での運転の可能性
運転を他人に依存するか否かの判断

図2　臨床判断のフローチャート

回復期医療機関・施設（老人保健施設を含む）

表1　本例に関わるリハビリテーション専門職の役割

1. 医師：整形外科医，リハビリテーション科医，泌尿器科医
　診断と予後予測，泌尿器管理
2. 理学療法士，作業療法士
　自動車の座席への移乗と車いす積み降ろし動作の指導と実用性の判断
　教育活動に必要な動作の指導，運転用旋回装置の検討
3. 医療ソーシャルワーカー
　運転免許更新の手続き，職場との調整
4. 看護師
　褥瘡発生予防などの健康管理面の指導
5. その他（自動車運転指導員，義肢装具士）
　運転操作の指導，適性車種の検討，旋回用装具の作製

1. 疾病・障害の特性と理解

　わが国の脊髄損傷の発生率は，毎年 5,000 人前後といわれ，これは人口 100 万人に対して 40.2 人の割合となり，約 80 ％ が男性である[1,2]．なかでも頸髄損傷の割合は高く，脊髄損傷全体の 75 ％ を占める．また，頸髄損傷の麻痺高位は，第 6 頸髄が最も多く，ついで第 7 頸髄である．就労を目標とした時，完全麻痺においては移動機能の獲得，言い換えれば自動車の運転能力が不可欠である．第 6 頸髄損傷では，Zancolli の分類でⅡB を境に日常の基本的な起居・移動動作の自立度が高くなり，第 7 頸髄損傷ではほぼ支障をきたすことはなくなる[1]．しかし年齢や身体機能の状態によっては運転能力などの拡大 ADL の獲得に難渋することもある．

2. 臨床判断のポイント

　頸髄損傷者の自動車運転は，残存高位による限界はあるが，認知機能によって制限されることは少ない．現在のところ第 4，5 頸髄損傷による完全麻痺者は運転者としての自立は不可能である．また第 6 頸髄損傷では，Zancolli の四肢麻痺上肢の臨床分類による C6A はほぼ困難，C6B で何とか可能と判断するのが一般的である．本症例のような第 7 頸髄損傷による完全四肢麻痺者は運転操作は自立できるとみて対応することができる[1,5]．しかし，脊柱の変形や拘縮による座位バランスの不良や確実性に乏しい移乗動作などの身体的機能の障害によって自立できるか否かが左右されやすい損傷高位でもある．また，体型として体重が軽いこと，座高に対して上肢長が十分であることも身体機能の障害をある程度補える重要な要因である．

3. 臨床判断の流れ

　頸髄損傷者の身体機能は残存する脊髄節によって大きな相違があるがゆえに，確定された損傷高位の情報が不可欠である．頸髄損傷に限らず，脊髄損傷全体の運動と感覚の残存の状態は ASIA の運動および感覚スコアで表される．しかし，同髄節（特に第 6 頸髄節）の損傷であるにもかかわらず起居・移動・移乗（とくに車いすとベッド，車いすと自動車の座席）動作がほぼ自立する例と自立しない例が存在する．この違いを判断する基準となるのが Zancolli の四肢麻痺上肢の臨床分類である．本症例は，7A に分類され，車いすとベッド，便座，自動車の座席間の移乗動作，自動車への車いすの積み降ろし動作は自立すると判断できる．

　移乗動作に必要な基本的な機能は，座位バランスとプッシュアップ能力である．座位バランスは，ISMWSF の座位バランスグレードを用いて評価されることが多いが，体幹筋に麻痺のある完全四肢麻痺では Fair レベルが上限とみられ，自動車への移乗動作との関連は小さいと考えられる．自動車への移乗は，車いすからの側方移乗で行われるため，特にいす座位でのプッシュアップ能力が重要となる．いす座位では長座位よりも，プッシュアップ時に殿部を挙上しやすい反面，前方へのバランスを崩しやすいという特徴がある．殿部挙上でのバランスを維持するには，肩関節周囲筋，特に肩関節屈曲と内転筋のタイミングのよい活動が必要である[3]．

　マットプラットフォーム上でのプッシュアップによりわずかでも移動ができ，いす座位で殿部を挙上してバランスを維持できれば，車の座席への移乗は獲得できると判断し，実際の移乗動作

練習を通して，動作の時間的実用性を目標とする．

マットプラットフォーム上で長座位ならびにいす座位でのプッシュアップが不十分であれば，肩周囲筋の筋力強化を試みる必要がある．しかし，この治療的介入は長く続ける必要はない．車の座席周辺は車のドア，ハンドルなど多くの支持点を得ることができ，バランスの維持やプッシュアップ動作を容易にしてくれる．あわせて障害の起因による障害受容の程度によって車の座席への移乗を前提とした治療的介入や実際の移乗動作練習を実施するか否かを判断すべきである．

車の座席への乗降動作練習とともに車内への車いすの積み降ろし練習も実施されるが，第6,7頸髄損傷では実用に至るまでに相当な期間を要するため，同時にハンドル操作の練習と旋回装置の適応を検討し，自動車通勤と車いす使用に関する職場の理解を勧めることが肝要である[4,5]．

引用文献

1) 二瓶隆一, 他（津山直一・監修）：頸髄損傷のリハビリテーション―国立身体障害者リハビリテーションセンター・マニュアル―. pp10-17, p153, p246-257, 協同医書出版社, 1998.
2) 住田幹男, 他：脊髄損傷のoutcome―日米のデータベースより―. p27-42, 医歯薬出版, 2001.
3) 中村優子, 他：第7・第8頸髄損傷と理学療法. 理学療法 21：pp1052-1059, 2004.
4) 川井伸夫：脊髄損傷（鶴見隆正・編「標準理学療法学：日常生活活動学・生活環境学　第2版」）. p131-146, 医学書院, 2005.
5) 初山泰弘, 他：脊髄損傷―包括的リハビリテーション―. pp148-173, pp237-257, 医歯薬出版, 1996.

〈付録〉

1. 座位バランスグレード

座位バランスを評価する基準にはISMWSF[※]の分類が用いられる．損傷高位によってバランスの到達目標は異なる．第4,5頸髄損傷ではTrace～Poor，第6頸髄損傷以下および上位（第4胸髄程度）胸髄損傷ではFair，中位（第5胸髄）から下位（第10胸髄程度）胸髄損傷ではFair（+），第10胸髄損傷以下ではGoodを目標とする．

表2　座位バランスグレード（ISMWSF[※]の分類を鷹野改変）

Normal	正常 5	正常な安定した座位可能，強い外力に対する立ち直り正常．
Good	優 4	ある程度の外力に抗して座位保持可能，体幹の回旋可能
Fair	良 3	両上肢を前方挙上しても座位保持可能，外力に対し不安定．
Poor	可 2	上肢支持による座位保持可能，上肢前方挙上不可能．
Trace	不可 1	安定した座位がとれない，ごく短時間のみ座位保持可能．
Zero	なし 0	まったく座位保持不可能．

※ ISMWSF（International Stoke Mandevill Wheelchair Sports Federation：国際ストークマンデビル車いす競技連盟）

2. 脊髄損傷の各高位における起居・移動・移乗動作達成の可能性

表3 損傷高位別動作達成の可能性

Zancolliの分類(C4を除く)	電動車いす	車いす駆動	寝返り	起き上がり	トランスファー ベッド	トイレ	自動車	側方	床車いす	車いす積込み
C4	B	E	E	E	E	E	E	E	E	E
C5A	B	B	E	E	E	E	E	E	E	E
C5B	A	B	C	D	D	D	E	E	E	E
C6A	A	A	B	B	C	D	D	E	E	E
C6B1	A	A	A	A	B	C	C	D	E	C
C6B2	A	A	A	A	A	B	B	C	D	B
C6B3	A	A	A	A	A	B	A	B	C	B
C7A	A	A	A	A	A	A	A	A	C	B
C7B	A	A	A	A	A	A	A	A	C	B
C8A	A	A	A	A	A	A	A	A	B	A
C8B	A	A	A	A	A	A	A	A	B	A

可能性の判断：
　A：ほぼ間違いなく可能
　B：可能性が高い
　C：可能性あり，トライすべき
　D：かなり困難
　E：まず不可能であろう
なお上記の項目は以下の補助具等の使用を含んだ内容である．
　例）電動車いす→顎コントロール
　　　寝返り，起き上がり→ベッド柵，ストラップ，ループなど
　　　ベッドトランスファー（縦移り）→クッションロール，滑り布など
　　　自動車トランスファー→トランスファーボード，クッションなど
　　　トイレトランスファー→平面トイレ（頸髄損傷者用トイレ）

（川井伸夫）

4-16 うつ症状のために廃用症候群を併発した高齢者の事例

事例

74歳の女性．夫と二人暮らしであった．6カ月前に右視床出血・左片麻痺を発症し，自宅復帰を目的に老人保健施設に入所している．リハビリテーション専門病院で約3カ月間理学療法と作業療法が施行され，機能的には下肢装具とT字杖で屋内歩行自立レベルである．しかしうつ症

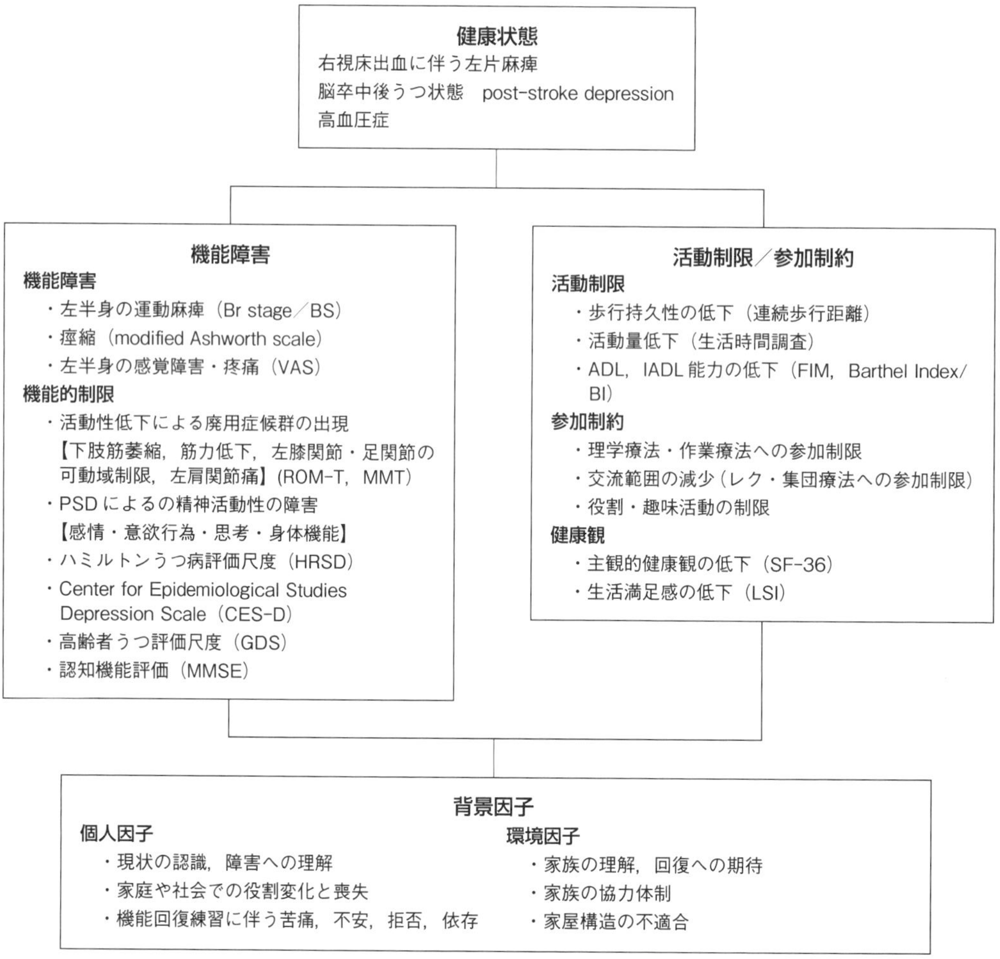

```
健康状態
  右視床出血に伴う左片麻痺
  脳卒中後うつ状態　post-stroke depression
  高血圧症
```

```
機能障害
  機能障害
    ・左半身の運動麻痺（Br stage／BS）
    ・痙縮（modified Ashworth scale）
    ・左半身の感覚障害・疼痛（VAS）
  機能的制限
    ・活動性低下による廃用症候群の出現
    【下肢筋萎縮，筋力低下，左膝関節・足関節の
    可動域制限，左肩関節痛】（ROM-T, MMT）
    ・PSDによるの精神活動性の障害
    【感情・意欲行為・思考・身体機能】
    ・ハミルトンうつ病評価尺度（HRSD）
    ・Center for Epidemiological Studies
     Depression Scale（CES-D）
    ・高齢者うつ評価尺度（GDS）
    ・認知機能評価（MMSE）
```

```
活動制限／参加制約
  活動制限
    ・歩行持久性の低下（連続歩行距離）
    ・活動量低下（生活時間調査）
    ・ADL，IADL能力の低下（FIM, Barthel Index／
    BI）
  参加制約
    ・理学療法・作業療法への参加制限
    ・交流範囲の減少（レク・集団療法への参加制限）
    ・役割・趣味活動の制限
  健康観
    ・主観的健康観の低下（SF-36）
    ・生活満足感の低下（LSI）
```

```
背景因子
  個人因子                         環境因子
    ・現状の認識，障害への理解        ・家族の理解，回復への期待
    ・家庭や社会での役割変化と喪失    ・家族の協力体制
    ・機能回復練習に伴う苦痛，不安，拒否，依存  ・家屋構造の不適合
```

図1　ICFからみた臨床判断のポイント

状による意欲低下を認め自発的活動が非常に少なく，関節可動域制限や筋力低下などの廃用症候群出現を認めている．否定的な言動が多く，病状や今後の生活に関して不安感が強い．

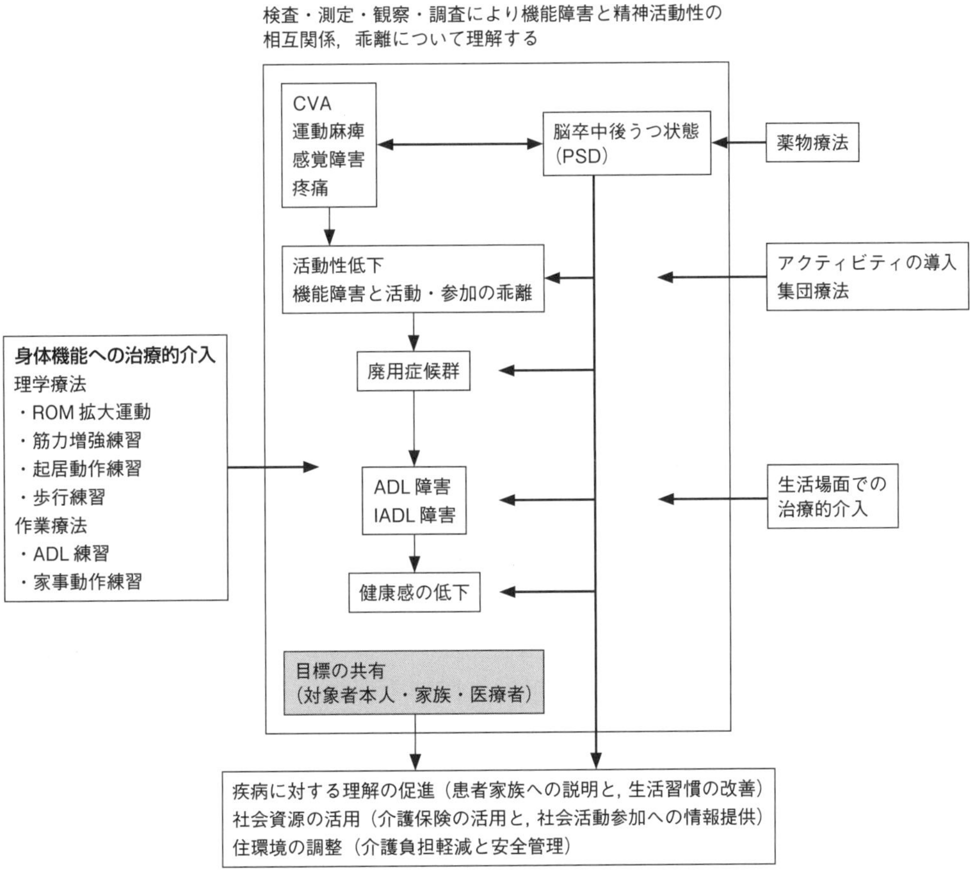

図2 臨床判断のフローチャート

表1 本例に関わるリハビリテーション専門職の役割

1. 医師：神経内科医，リハビリテーション科医，精神科医，他
   診断，予後予測，抑うつ状態の診断，全身管理，薬物療法，本人・家族への病状の説明
2. 理学療法士，作業療法士
   運動機能評価，心理状態の評価，廃用症候群の評価，運動療法，ADL練習，家事動作練習，家屋評価，介護者の介護力評価・指導
3. 看護師
   日常生活における自立・介助度評価，心理状態の評価
   日常生活における活動性向上のための介入，家族・患者間の調整
4. 医療ソーシャルワーカー
   退院援助，社会資源の説明と活用支援，ケアマネージャーとの調整

1. 疾病・障害の特性と理解

　脳卒中後のうつ状態（post-stroke depression：PSD）は，約23～60％の患者に発症が認められ，機能回復において大きなマイナス因子となりADL，QOLを低下させる[1]．PSDは脳病変そのものがうつ状態の発現に大きく関与し，さらにADL低下を主体とする身体機能と能力障害，環境などの諸要因から影響を受ける[2]．病変部位については，左前頭葉障害や右半球病変，左右差を認めないなど諸説があり統一した見解は得られていない[3]．臨床的特徴は，高齢発症であること，純粋な抑うつ気分は目立たず，むしろ意欲・関心の低下や精神運動性の低下が出現することが多いといわれている[4]．これらのことから，運動療法やアクティビティへの参加に消極的になるだけでなく，生活全般における活動性低下や場合によっては臥床傾向となり廃用症候群が出現しやすい状況になる．うつ状態を適切に評価せず，身体機能に重きを置いた介入やゴール設定はかえって対象者への過負荷となる．治療的介入の拒否に繋がることや精神状態へ悪影響を及ぼし，かえってリハビリテーション阻害因子となることを理解する．

2. 臨床判断のポイント

　機能障害として運動麻痺（BS）と痙縮の程度（Ashworth scale），感覚障害・疼痛の部位と程度（VAS）を評価する．廃用症候群として関節可動域制限（ROM-T），筋萎縮（周径，MMT）の程度，疼痛，浮腫，発症後の期間などを評価し改善可能かどうか判断する．うつ状態に対しては，スクリーニングテスト（HRSD，CES-D，GDS）と，DSM-Ⅳ[5]に基づく診断と並行し，認知機能低下の有無を評価する（MMS）．

　活動制限への影響として，歩行耐久性の低下（連続歩行距離），看護師と協力し病棟での生活状況（生活時間調査，他者との交流），ADL自立度（FIM，BI）を測定・調査し，身体機能とADL実行状況の乖離を評価する．

　参加制約への影響として，理学・作業療法など治療的介入場面で失敗を恐れてやろうとしない，うまくいっても満足せず否定的であったり，集中できず途中で投げ出しすぐに疲労を訴えたりすることが多い．またレクリエーション・集団療法では集団の中に身をおくこと自体が困難な場合や，参加拒否や見学だけにとどまるなどの状況が出現する．

　主観的健康感の低下として，身体症状（疲れやすい，体がだるい，頭が重い，めまい，疼痛など），不眠（眠れない，途中で何度も目が覚める，日中ボーとしてしまうなど）や気分の落ち込みなどを注意深く評価する．

　背景因子の中で個人因子として現状認識，障害理解の混乱を整理する．また機能障害とうつ症状による家庭や社会での役割の変化や喪失への影響を判断する．機能回復練習に伴う苦痛や不安，拒否，医療者や家族への依存などの心理状態について各職種の情報を整理し，統一した対応がとれるようにする．環境因子として家族の理解，回復への期待，協力体制（キーパーソン，人的パワーの有無），家屋構造について情報を集め他職種と共有する．

3. 臨床判断の流れ

　PSDは意欲の低下や活動性の減退（ほとんど活動・行動したがらない），いらいら・不安・焦燥感などの不安状態を引き起こす．CVAによる運動麻痺などの影響以上にすぐ疲れやすく体がだるいなどの倦怠感を訴え，活動性の低下から廃用症候群を出現させる．さまざまな身体症状の訴えを心気的なものと判断する前に，まず医師による診断とバイタルサイン変化の有無を確認する必要がある．生活場面では，身のまわり動作など機能的にはできることでもやってもらおうとするなど依存度が高まり，自立レベルが低下する．

　うつ状態に伴うさまざまな訴え，活動制限，依存などは，まず本人の訴えを受け止めることが重要で，励ましや強制は苦痛や不安を強めるだけで効果はない．薬物療法の効果を見極めながら，負荷量に注意し失敗感をもたせない活動から始めていく．理学療法では関節可動域制限や筋力低下などの廃用症候群の進行を阻み，本来の機能を発揮できることを目標に進める．作業療法では失敗体験をさせないようレベルに配慮した単純なアクティビティの導入から始め，次に集団活動への参加を働きかけていく．ADL練習などは生活場面を活用していくとよい．

　環境因子もうつ状態へ大きく影響する．うつ状態が身体機能に及ぼす影響について家族の理解がないと，対象者への要求水準が高くなりうつ状態にマイナスの影響を与えることになる．家族に対し脳の器質的変化に基づく症状であり，注意力の低下による転倒のリスクが高く生活全般にわたり見守りや援助が必要であること，回復を期待しての励ましや叱責は逆効果であることを説明する．

　配偶者の理解度，家族間の交流，家族関係，障害の受け止め，経済的問題，家屋環境などの社会的背景を整理し，対象者本人・家族・医療者間でリハビリの目標を統一して進めることが大切である．そして自宅復帰に向けて，身体・精神両面における活動性維持と介護負担軽減を目的とした社会資源の活用，安全に配慮した住環境の調整がどの程度必要でまた可能かどうかを検討していく．

引用文献

1) Margaret Kelly-Hayes et al：Assessment and psychologic factors in stroke rehabilitation. NEUROLOGY 45：29-32, 1995.
2) 高橋邦丕，他：脳卒中リハビリテーション患者のうつ状態．総合リハ 23：223-230, 1995.
3) 木村真人：脳血管障害を伴ううつ病．日医大医会誌 1：12-16, 2005.
4) 鹿島晴雄，他：よくわかるうつ病のすべて　早期発見から治療まで．永井書店，2003.
5) American Psychiatric Association編（高橋三郎，他・訳）：DSM-Ⅳ-TR精神疾患の診断・統計マニュアル．医学書院，2004.

〈付録〉

1. **HRSD**：Hamilton Rating Scale for Depression の略．現在，精神科領域において最も広く用いられている．うつ病を診断するためのものではなく，すでに「うつ病」と診断された患者の症状経過を定量的に評価し経過観察をするためのものである．抑うつ気分，罪業感，自殺，入眠障害，熟眠障害，早朝睡眠障害，仕事と興味，精神運動抑制，激越，精神的不安，身体についての不安，消化器系の身体症状，一般的な身体症状，性欲減退，心気症，体重減少，病識の17項目と，臨床像の特徴・うつ病のサブタイプ（日内変動，離人症，妄想症状，強迫症状）を把握する4項目の計21項目からなる．各項目は3～5段階で評価し，0～2点あるいは0～4点が与えられる．最初の17項目は症状の重症度を評価し，その合計点が16～18点以上をうつ状態とみなすことが多い．

　この評価尺度の使用上の注意点として，原則として面接中に観察される評価者自身の観察に基づいて行われるが，このほか患者家族や友人，看護師など病棟スタッフからの情報も考慮に入れて評価することが望まれる．質問は最近2，3日もしくは1週間の状態についてなされる．評価に際しては，症状の程度と頻度の両方に等しく重点を置いて最終的な重症度を決定するべきである．

　大熊輝雄：現代臨床精神医学（改訂10版）金原出版，2005より
　中根秀行：うつ病評価尺度（ハミルトン評価尺度など）．臨床精神医学　増刊号　pp.222-227，2004より

2. **CES-D Scale**：Center for Epidemiological Studies Depression Scale の略．未診断の一般人における「うつ病」をスクリーニングすることを目的に開発された，自己評価式尺度の質問票である．診断目的や治療評価に使われる他のうつ病測度とは目的が異なっている．質問は20項目で，抑うつ気分，罪業感と卑小感，孤立感と不幸感，精神運動抑制，食欲不振，睡眠障害についてそれぞれ数項目が採用されている．4項目だけが陽性傾向を評価するものとして含まれ，質問に対する反応傾向が偏らないよう構成されている．この1週間における頻度について「ない」「1～2日」「3～4日」「5日以上」いずれかを対象者自身が選択する．回答に要する時間は10～15分程度である．それぞれを0点から3点で換算し総合計点は0～60点となり，16点以上はうつ病の存在が疑われる．臨床的にCES-Dは項目数が20項目と少なく，回答も1週間のうちの具体的な頻度（日数）で選択するため，対象者の負担が少なくスクリーニングとして簡便に使用できる．

　大庭さよ，他：うつ病　自己評価尺度．臨床精神医学　増刊号：233-241，2004より
　笠原洋勇，他：うつ状態を評価するための測度．老年精神医学雑誌：1157-1159，1995より

表2 CES-D Scale

この1週間のあなたのからだや心の状態についてお聞きいたします．下の20の文章を読んでください．おのおのことがらについて，もしこの1週間で全くないか，あったとしても1日も続かない場合は［A］，週のうち1～2日なら［B］，週のうち3～4日なら［C］，週のうち5日以上なら［D］のところを○でかこんでください．

		ない	1～2日	3～4日	5日以上
1	普段は何でもないことがわずらわしい	A	B	C	D
2	食べたくない．食欲が落ちた	A	B	C	D
3	家族や友達からはげましてもらっても気分が晴れない	A	B	C	D
4	他の人と同じ程度には能力があると思う	A	B	C	D
5	物事に集中できない	A	B	C	D
6	憂うつだ	A	B	C	D
7	何をするのも面倒だ	A	B	C	D
8	これから先のことについて積極的に考えることができる	A	B	C	D
9	過去のことについてくよくよ考える	A	B	C	D
10	何か恐ろしい気持ちがする	A	B	C	D
11	なかなか眠れない	A	B	C	D
12	生活について不満なくすごせる	A	B	C	D
13	ふだんより口数が少ない．口が重たい	A	B	C	D
14	ひとりぼっちでさびしい	A	B	C	D
15	皆がよそよそしいと思う	A	B	C	D
16	毎日が楽しい	A	B	C	D
17	急に泣き出すことがある	A	B	C	D
18	悲しいと感じる	A	B	C	D
19	皆が自分をきらっていると感じる	A	B	C	D
20	仕事が手につかない	A	B	C	D

（大庭さよ，他：うつ病　自己評価尺度．臨床精神医学　増刊号：236，2004より）

BS：脳血管障害による運動麻痺を評価する（詳細は『評価指標』p55を参照）
modified Ashworth scale：痙縮を評価する（詳細は『評価指標』p61を参照）
VAS：視覚的アナログ目盛法（詳細は『評価指標』p75を参照）
一本の線を引いてもらい，現在の気分の状態がどこにあるかを示してもらう．
MMSE：認知機能評価尺度（詳細は『評価指標』p173を参照）
BI：基本的日常生活動作自立度の評価尺度（詳細は『評価指標』p263を参照）
SF-36（詳細は『評価指標』p305を参照）
LSI：生活満足度尺度（詳細は『評価指標』p313を参照）

（平賀よしみ）

4-17 幼児期の二分脊椎児の事例

事例

6歳の二分脊椎児，乳児期から発達促進の目的でリハビリテーション外来に通院していたが，地域の小学校に通うための条件として自己導尿の自立が目標となった．

生後2日目に水頭症に対して脳室腹腔シャント（VPシャント）を施行，乳児期に2回シャント不全のために，緊急シャント入替術などが行われた．乳児期に膀胱尿管逆流症（VUR）の既往があり，母親による間欠的導尿が施行されている．知的機能は，田中ビネー検査でIQを測定されて正常範囲だった．麻痺レベルはSharrard分類でIII，移動能力はHoffer分類でHouseholding Ambulatorで，短下肢装具とロフストランド杖を使って屋内を移動している．保育園は広く，活動性をあげるために車椅子移動をしている．

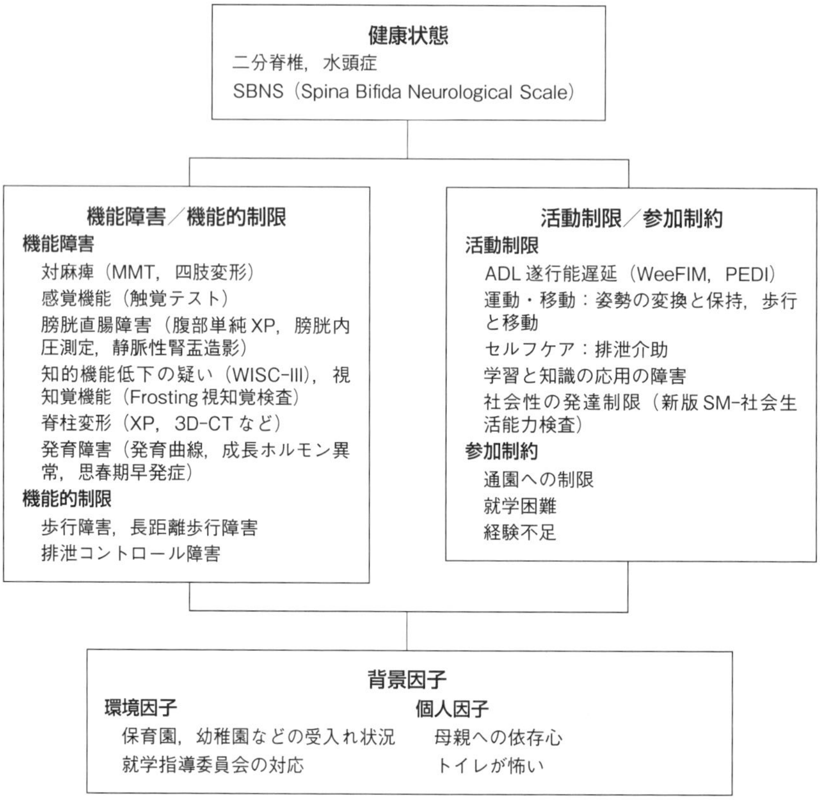

```
                    健康状態
                 二分脊椎，水頭症
           SBNS（Spina Bifida Neurological Scale）
```

機能障害／機能的制限

機能障害
- 対麻痺（MMT，四肢変形）
- 感覚機能（触覚テスト）
- 膀胱直腸障害（腹部単純XP，膀胱内圧測定，静脈性腎盂造影）
- 知的機能低下の疑い（WISC-III），視知覚機能（Frosting視知覚検査）
- 脊柱変形（XP，3D-CTなど）
- 発育障害（発育曲線，成長ホルモン異常，思春期早発症）

機能的制限
- 歩行障害，長距離歩行障害
- 排泄コントロール障害

活動制限／参加制約

活動制限
- ADL遂行能遅延（WeeFIM，PEDI）
- 運動・移動：姿勢の変換と保持，歩行と移動
- セルフケア：排泄介助
- 学習と知識の応用の障害
- 社会性の発達制限（新版SM-社会生活能力検査）

参加制約
- 通園への制限
- 就学困難
- 経験不足

背景因子

環境因子
- 保育園，幼稚園などの受入れ状況
- 就学指導委員会の対応

個人因子
- 母親への依存心
- トイレが怖い

図1 ICFからみた臨床判断のポイント

4-17 幼児期の二分脊椎児の事例

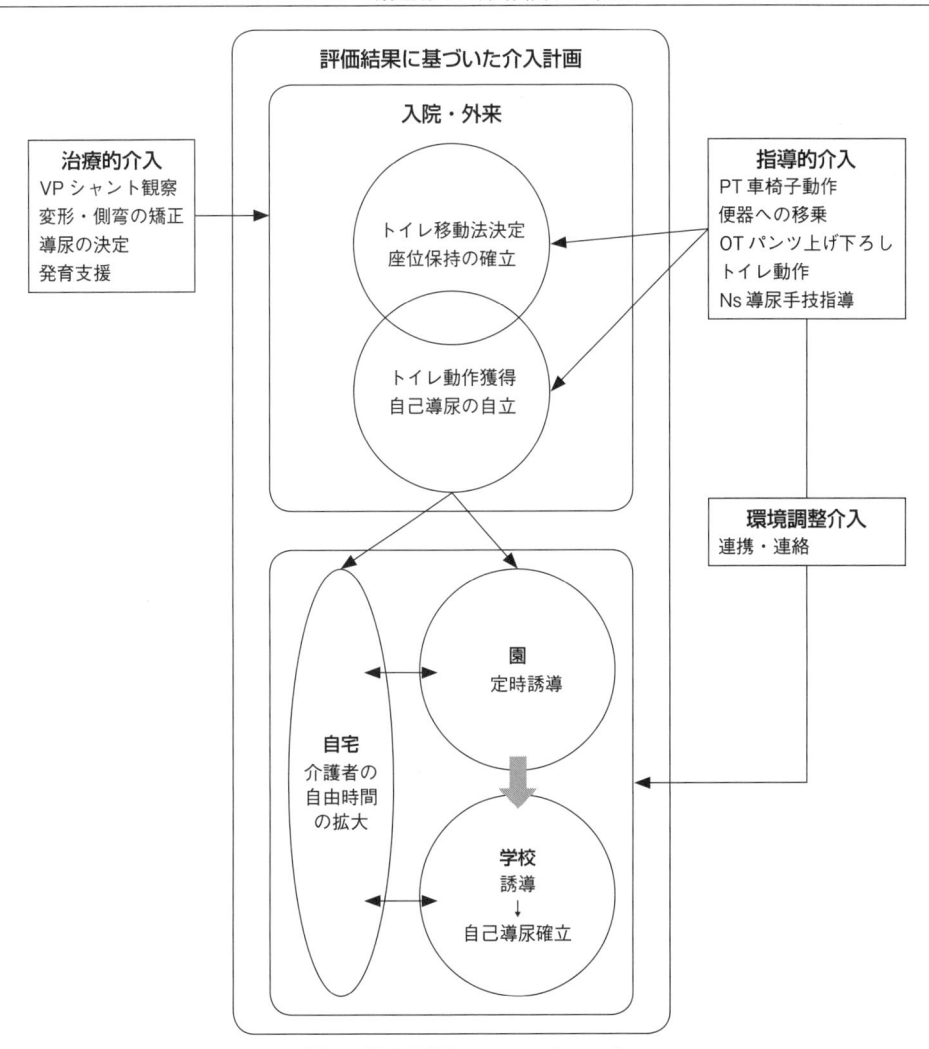

図2 臨床判断のフローチャート

(図中テキスト)
- 評価結果に基づいた介入計画
  - 入院・外来
    - トイレ移動法決定／座位保持の確立
    - トイレ動作獲得／自己導尿の自立
  - 自宅：介護者の自由時間の拡大
  - 園：定時誘導
  - 学校：誘導 → 自己導尿確立
- 治療的介入：VPシャント観察、変形・側弯の矯正、導尿の決定、発育支援
- 指導的介入：PT車椅子動作、便器への移乗、OTパンツ上げ下ろし、トイレ動作、Ns導尿手技指導
- 環境調整介入：連携・連絡

表1 本例に関わるリハビリテーション専門職の役割

1. 医師：脳神経外科医，整形外科医，泌尿器科医，小児科医，リハビリテーション科医，その他
   診断，脊髄髄膜瘤の修復・脳室腹腔シャントの管理，足・脚変形の矯正，導尿の必要性判断，発育支援，各科との連携・指導内容の調整
2. 看護師
   自己導尿の指導，トイレ動作指導
3. 理学療法士，作業療法士
   ADL評価・練習指導，環境調整，保育士・教諭との連携
4. 医療ソーシャルワーカー
   社会資源情報提供，院外機関との連絡
5. その他（保育士，教諭）
   定期的導尿への誘導など

1. 疾病・障害の特性と理解

先天性の原因不明の疾患で，葉酸が二分脊椎の発生を減少させるとの報告があったため，旧厚生省は 2000 年 12 月に葉酸摂取を推奨する通知を出したが，日本では妊娠前後の葉酸摂取の啓発が十分でなく二分脊椎の発生は 2003 年に 5.6／1 万人であった．

二分脊椎は，先天性の脊髄損傷者としての特徴をもつ子どもたちである．

①脊髄病変による運動麻痺，感覚障害，自律神経異常による膀胱直腸障害．

②脊椎の変形，下肢変形．

③高率に合併する水頭症による知的機能の低下，知能検査でのプロフィールのばらつきが大きいなどの，学習の困難さにつながる可能性をもっている[1]．

幼児期は，社会生活の始まる時期であり，最も大きいイベントは就学で，養護学校や地域の学校の普通あるいは特別支援クラスの選択に家族が悩む．その原因のひとつが導尿の管理である．

2. 臨床診断のポイント

トイレ移動，トイレ動作，導尿を遂行するにあたって必要な動作の分析から評価することになる．また，導尿手技の獲得には，6〜8 歳頃に始め，知的機能を考慮する[2]．

移動能力に関連するのは，二分脊椎では麻痺レベルである．麻痺レベルの確認に徒手筋力検査を行う．同時に感覚障害の検査も行うことで障害部位を確定する．また，感覚障害の領域や程度は褥瘡の出現につながり，最終的には足部の変形や脊椎側弯などと同様に移動能力に影響する．同様に座位保持能力に関連する要因は，麻痺レベルとも関連がある．バランス反応，安定した座位に必要な支持基底面の広さや形状，背もたれの必要性を考慮する．

一般的に上肢機能には麻痺がないので認知機能が問題となる．そこで WISC Ⅲ などの検査で，視覚認知と系列的な思考のどちらがその子どもの優れている能力なのかを判別し，導尿の必要性や手技の手順についてより理解しやすい方法を選択することも必要である．

それらの機能を使用して日常生活を遂行する能力を評価するのに WeeFIM や PEDI がある．また，新版 SM 社会生活能力検査により，集団への参加の準備段階や遊びの途中でもトイレへの移動をするための自己統制を評価する．二分脊椎児の多くは，移動以外の社会生活能力は健常児と比較し遅れはない[3]．

環境調整の必要性を検討するために，自宅や保育園・幼稚園などのトイレまでの移動方法，トイレの構造，改造の可能性について情報の入手を要する．

3. 臨床判断の流れ

トイレの洋式便器で排尿する場合に必要な動作とは，以下のように大別されそれぞれの評価・指導が必要である．

①トイレまでの移動，移乗

②座位保持能力

③トイレ動作（手洗い，パンツ操作）

④尿道へのカテーテル挿入

①移動能力は麻痺レベルによりゴールは決定される（表2），しかし環境要因によって移動様式は左右される．症例は，練習の際は短下肢装具を装着しロフストランド杖を使って屋内移動を行っているが，学校などの広い場所では車椅子を利用しているので，トイレの近くまでは車椅子で移動し，トイレ内はつかまり歩行をする．

表2 Hofferによる歩行レベルの分類とSharrardの麻痺レベル分類の関係[4]

Hofferの分類	Sharrardの分類	I	II		III		IV	V		VI
	麻痺レベル	Th	L1	L2	L3	L4	L5	S1	S2	S3
Community Ambulator：杖や装具を必要とするが，戸外，室内とも歩行可能なもの							←----- CA ----→			
Household Ambulator：室内のみ装具使用によって歩行可能であるが，社会的活動には車椅子の使用を要するもの					←--- HA ---→					
Non-functional Ambulator：家，学校および病院における訓練時のみ歩行可能で，その他は車椅子の使用を要するもの		←--- NHA ---→								
Non Ambulator：移動にはすべて車椅子を要するもの		←--- NA ---→								

一般的に，トイレの中に車椅子が入ることのできるスペースの余裕を設けることができれば車椅子ごと入る．短距離の歩行ができれば，通常のトイレスペースで，手すりなどの取り付けなど最小限の改造ですむ．

②洋式トイレの便座にまたがって座ること，座った状態で陰部を露出して，尿道口を確認できることが導尿に必要な座位保持能力といえる．麻痺がより高位の場合は，移乗能力の検討以外に背もたれや座面を広くする工夫が必要な場合もある．この事例は，今まで居室の床で母親に導尿してもらっていたこともあり，穴に落ちそうだとの不安を訴え，当初は便座に座れなかった．居室に置かれたポータブルトイレで練習して，座位保持に自信をもってから，トイレに移行するという工夫が必要であった．

③④清潔操作を除けば，挿入手技は比較的容易に獲得されるが，手洗い，カテーテルの後始末などの一連の動作を手際よくやるには時間がかかる．チェックリストなどを利用して動作と手順を評価する（表3）．就学前は遊びに夢中になり，トイレ移動がなかなかできないなど，社会性の発達も関連する．

参考・引用文献

1) 林恵子：心理臨床の視点から（石堂哲郎・編「二分脊椎のライフサポート」）．pp1-36，文光堂，2001．
2) 松元秀次，他：二分脊椎症例の尿路管理 自己導尿開始の年齢的考察（会議録）．リハビリテーション医学39：65，2002．
3) 吉田一成，他：二分脊椎児の社会生活能力．日小整会誌6：104-107，1996．
4) 岩谷力，他：二分脊椎．臨床リハ別冊．pp258-264，医歯薬出版，2000．
5) 増田信代：排尿排便の自己管理に向けて（石堂哲郎・編「二分脊椎のライフサポート」）．p102，文光堂，2001．

〈付録〉

1. SBNS：Spina Bifida Neurological Scale の略.

運動麻痺レベル，反射，膀胱直腸機能をそれぞれ6，4，5段階に分け3領域の合計が3〜15になる．その点数によってGrade IからVに機能的状態を分類している．点数が高い程機能は良好であり，GradeはIの方が機能が良好である．

2. PEDI：Pediatric Evaluation of Disability Inventory の略.

対象は6カ月から7.5歳までである．機能的スキル，介護者による援助，調整という3つの測定尺度を用いる．機能的スキル尺度の項目はセルフケア領域73，移動領域59，社会的機能領域65あり，すべての項目で，できる・できないの二者択一の回答を行う．介護者による援助尺度と調整尺度はセルフケア領域8，移動領域7，社会的機能領域5項目である．介護者による援助尺度は援助量により6点法（全介助は0，自立は5）で採点される．調整尺度は，調整なし，子ども向けの調整，リハビリテーション器具，広汎な調整と日常生活上の活動を実行するに必要な調整の程度を4つの段階で判断する．

機能的スキル尺度は，できると判定された項目の合計，介助者による援助尺度は1項目0〜5点の合計が領域ごとの粗点である．その粗点から3領域の標準スコアと尺度化スコアが算出される．標準スコアは，年齢毎に平均50，標準偏差10に標準化されている．尺度化スコアは各領域の難易度順に並べられた項目のどこまで遂行できているかの機能的状態を示す0〜100まで数字で示される．標準スコアも尺度化スコアも値が高い方が能力も高い．

3. WeeFIM

6カ月から7歳で，FIMと同様に18項目からなる．ただし小児への応用を考慮した修正が6項目（*）で行われている．

評価項目は，セルフケア（①食事，②整容，③清拭，④更衣（上半身），⑤更衣（下半身）⑥トイレ動作），排泄管理（⑦排尿，⑧排便），移乗（⑨ベッド・椅子・車椅子，⑩トイレ，⑪風呂・シャワー），移動（⑫歩行・車椅子・這い這い*，⑬階段），コミュニケーション（⑭理解*，⑮表出*），社会的認知（⑯社会的交流*，⑰問題解決*），⑱記憶*である．

評価尺度は，自立から完全介護まで7段階であり，判定基準は成人用のFIMと同様である．年齢とともに総得点は上昇することが確認され，5歳以降に満点に達する．得点が高いほど，自立していることを示す．（『評価指標』p271参照）

4. 導尿の管理

導尿の管理にあたっては，表3に掲げた10項目が可能であるかをチェックし，困難な場合には介助や工夫を行う必要がある．

表3 導尿の管理[5]（一部改変）

①導尿時間が分かる
②物品の準備ができる
③石けんを使って手を洗うことができる
④手指，尿道口の消毒ができる
⑤カテーテルの先を触らず尿道口に挿入できる
⑥腹圧をかけて膀胱を空にできる
⑦排尿終了を確認し，カテーテルを抜去できる
⑧尿道口の観察ができる
⑨尿の性状を観察し，量を確認できる
⑩カテーテルを流水で洗い，片づけることができる

導尿の管理（増田信代：排尿排便の自己管理に向けて．文光堂，p.102, 2001より，一部改変）

SM－社会生活能力検査：『評価指標』p253参照

（吉田一成）

4-18 外来通所中の学童期脳性麻痺児の事例

事例

痙直型両麻痺タイプの脳性麻痺の8歳男児．普通小学校に通う小学2年生．日頃は両側ロフストランド杖歩行だが運動会や校外学習などの際，必要に応じて補助動力付電動車椅子を使用．学校生活では，視知覚の遅れから単元により学習の遅れがで始めている．また，学校側は登下校の送迎に親の付き添いを依頼している．週1回の頻度で理学療法，作業療法を受けるため外来通所している．

健康状態
脳性麻痺（痙直型両麻痺）

機能障害
- 筋緊張：上肢やや hypertonus，体幹・下肢 hypotonus
- 痙性の分布：上肢；前腕回内筋群，手関節背屈筋群
  下肢；内転筋，ハムストリングス等 spasticity，足関節筋群 rigospasticity
- ROM 制限：左右とも股関節伸展0〜15°，SLR-30°
- 保護伸展反応：側方・前方（＋），後方（−）
- 体幹立ち直り反応：正中線から屈曲10°程度までの緩除動作可能
- 視知覚の遅れ
- 機能的制限
- 粗大運動
- 歩行能力の低下：AFO装着，ロフストランド杖で立位保持，歩行（16 sec/10 m）可能
- 足関節の可動性低下

活動制限／参加制約

活動制限
- 座位保持能力の低下
- 円背傾向，両上肢の支えが必要
- 上肢巧緻性の低下（STEF, MFT）
- 学習基礎能力の低さ（WISC-Ⅲ）
- 視知覚の遅れ（DTVP）
- セルフケア（食事・排泄・更衣）の制限
  （Wee-FIM, BI, 活動の分析, 生活時間調査）

参加制約
- 学校内での活動の制限（給食当番，掃除当番，階段昇降，排泄場面）
- 外出の制限（買い物，遊び，習い事，こども会）
- 家庭内での過ごし方の制約（宿題，テレビゲーム，手伝い）

背景因子

個人因子
- 明るく積極的な性格

環境因子
- 家族（家庭）
  本児の将来に対する不安が大きい
  学校への送り迎えは基本的には両親が行っている
- 学校，その他
  学校担任は本児に対する理解はあるが，通所先の医療機関と連絡を取れていない
  学校はトイレや手すりの改修に難色を示し，改修は1階の教室付近のみである
  タイムケア，デイサービスは思い通りに利用できない

図1 ICFからみた臨床判断のポイント

4-18 外来通所中の学童期脳性麻痺児の事例

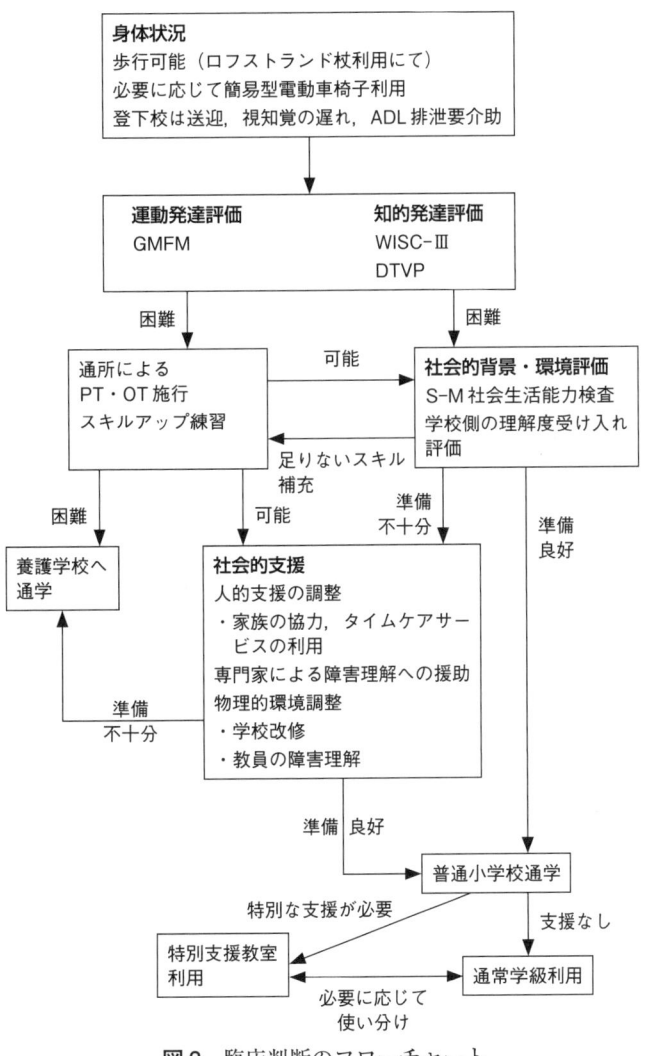

図2 臨床判断のフローチャート

表1 本症例に関わるリハビリテーション専門職の役割

1. 医師：リハビリテーション科医，小児科医，整形外科医，その他
   予後予測，治療方針決定，リハビリテーション処方，説明と同意
2. 作業療法士，理学療法士，臨床心理士，学校教員
   運動機能評価・実践的介入，ADL・IADL評価・練習，ホームエクササイズの指導，社会生活技能の習得練習，知的機能評価，学習方法の指導，学校との連携，加配教員の検討，特別支援教室の利用の検討，他の生徒との調整，精神・情緒機能への働きかけ
3. 栄養士
   栄養指導・食生活に関する指導
4. 医療ソーシャルワーカー
   受けられるサービス，機器などの情報提供，学校・地域の療育機関との連絡

1. 疾病・障害の特性と理解

脳性麻痺（cerebral palsy）は，原因発症の時期が胎生期，周産期，出生後に大別され，種々の原因で発達途上の脳に非進行性の病変が生じた脳原性運動機能障害の総称である．脳損傷症候群として精神発達遅滞やてんかん発作，視知覚障害，学習障害などの合併症を伴う場合もある．重症例を除くと生後4カ月以内に脳性麻痺と診断することは困難とされている．しかし近年は画像診断の進歩により，かなり早期に診断またはリスクの存在が確認できるようになった．

脳性麻痺の疾患概念は，①脳の器質的病変に起因する運動障害，②病変は脳の未熟な発達途上に生じる，③脳の病変は固定し，それ以上進行せず，また一過性のものでもない，④永続的であるが変化しうる運動と姿勢の異常である，⑤脳損傷症候群として種々の障害を合併することがある（けいれん発作，視知覚障害，精神発達障害，学習障害，認知障害など）である．

2. 臨床判断のポイント

乳幼児期は定頸の遅れ，運動発達の遅れの原因である異常な姿勢反射の評価やATNR，STNR，Moro反射などの原始反射の残存をミラニー運動発達スクリーニングテスト（Milani-Comparettiら，1967）で明らかにしたうえで発達の見込める短期目標設定に役立てる．

幼児期は，児の発達を阻害しないために，運動的側面において随意運動に伴う全身の伸展傾向の評価・活動姿勢の評価といった動作分析的評価を行う．その評価に基づき，発達を促す遊び場面の設定を行う．また，設定した遊びの一般的な発達検査スケール，遠城寺式乳幼児分析的発達検査，津守式乳幼児精神発達質問紙などを行い，情緒・社会性・コミュニケーション能力といった発達の輪郭を把握し，この時期の短期目標を設定する．またこの段階で社会性の発達に評価を必要とする場合，新版S-M式社会生活能力検査を行う．

移動能力については粗大運動能力尺度（gross motor function measure：GMFM）を用いて粗大運動能力を評価し，歩行分析や立位バランス，体幹の機能を評価する．この時期に主な移動手段について補装具を用いた自立歩行を目指すか，車椅子での自立を目指すか予測し方針をたてる．

就学直後には学習面に差が認められない脳性麻痺児も徐々に差が認められてくる場合もある．その原因として知的障害の重複も考えられるが，その前に明らかな知的障害が認められない場合は視知覚の遅れを十分考慮しフロスティッグ視知覚発達検査（Developmental Test of Visual Perception：DTVP）などを用いて評価を行い，治療計画に役立てる．書字などの机上動作の障害に関しては，物理的環境の調整や代償手段の提供も検討する．

学校生活を送るうえで最も重要な基本的ADLとしては，排泄動作があげられる．排尿・排便障害が認められない場合には他児と同様もしくは本児専用のトイレによって下衣の脱着を行うが，作業療法場面を通じて評価・練習し実践に向けた支援をする．また，自立してトイレ動作が行えるよう学校のトイレ環境の整備に助言や指導を行う．

この時期の児童に対しては，自己評価を下げないことが大切である．特別な評価表は用いないが，本人の学校生活や家庭生活上の困難さについて聞き取りを行い，具体的な解決を探ることが

重要である．

表2 発達年齢に応じた評価

発達期	評価指標
乳児期	ミラニー運動発達スクリーニングテスト
幼児期	1) 発達の輪郭を捉える：遠城寺乳幼児分析的発達検査（0～4歳7カ月），津守式乳幼児精神発達質問紙（0～7歳2カ月） 2) 運動的側面：随意運動に伴う全身の進展傾向の評価・姿勢活動の評価といった動作分析評価 3) 移動能力：粗大運動能力尺度，補装具・車椅子の適応の判断 4) 社会性：新版S-M社会生活能力検査
就学前後	1) 視知覚の遅れ：フロスティッグ視知覚発達検査 2) ADL能力：Wee-FIM（6カ月～7歳程度），トイレ動作の評価 3) 上肢巧緻性の能力：STEF 4) 学習能力：WISC-Ⅲ 5) 物理的環境評価：環境調整・代償手段の提供

3. 臨床判断の流れ

学童期の脳性麻痺は機能障害に焦点を当てたリハビリテーションから，活動の制限・参加の制約の改善に向けたリハビリテーションを行う移行の時期である．また，知的能力と運動機能との乖離が顕在化する時期でもある．そのような時期には，対象児および家族の疾病に対する理解や考えに基づき，予測される実際の生活を見据え，社会資源の活用や環境調整を行い対象児の意思決定と心理的支援を行っていく．同時に，二次的障害を予防する為の方策を講じながら，ADL・IADLの維持・向上に向けた介入を行う．

引用文献

1) 齋藤　宏：小児疾患（三上真弘，他・編「リハビリテーション医学テキスト　改訂第2版」）．p167，南江堂，2005．
2) 近藤和泉：発達障害（石神重信，他・編「リハビリテーション医学　第2版」）．p192，医歯薬出版，2005．

〈付録〉

1. 粗大運動能力尺度（GMFM）

（Russellら，1997）gross motor function measure の略．脳性麻痺の粗大運動能力を5領域に区分し88項目で評価している．項目はテストを行う肢位ごとに分けられており，臨床的な判断をもとに，発達の順に並べている．採点用紙を用い，総合点をパーセント得点にて算出する．

項目E：歩行，走行とジャンプ	点数
65. 立位，大きなベンチに両手をついて：右側に5歩，横に歩く	0 1 2 3
66. 立位，大きなベンチに両手をついて：左側に5歩，横に歩く	0 1 2 3
67. 立位，両手でつかまって：前方へ10歩歩く	0 1 2 3
68. 立位，片手でつかまって：前方へ10歩歩く	0 1 2 3
69. 立位，前方へ10歩歩く	0 1 2 3
70. 立位，前方へ10歩歩いて止まり，180度回転し戻ってくる	0 1 2 3
71. 立位，後方へ10歩歩く	0 1 2 3
72. 立位，前方へ10歩歩く，大きな物を両手で持って	0 1 2 3
73. 立位，20 cm の間隔の平行線の間を，前方へ10歩連続して歩く	0 1 2 3
74. 立位，2 cm の幅の直線上を，前方へ10歩連続して歩く	0 1 2 3
75. 立位，膝の高さの棒をまたぎ越える，右足を先に	0 1 2 3
76. 立位，膝の高さの棒をまたぎ越える，左足を先に	0 1 2 3
77. 立位，4.6 m 走り，停止し，戻ってくる	0 1 2 3
78. 立位，右足でボールを蹴る	0 1 2 3
79. 立位，左足でボールを蹴る	0 1 2 3
80. 立位，両足同時に30 cm 上方にジャンプする	0 1 2 3
81. 立位，両足同時に30 cm 前方にジャンプする	0 1 2 3
82. 右片足立ち：60 cm の円の中で，右足で10回片足跳びをする	0 1 2 3
83. 左片足立ち：60 cm の円の中で，左足で10回片足跳びをする	0 1 2 3
84. 立位，一方の手すりにつかまって：4段登る，一方の手すりにつかまって，交互に足を出して	0 1 2 3
85. 立位，一方の手すりにつかまって：4段降りる，一方の手すりにつかまって，交互に足を出して	0 1 2 3
86. 立位，4段登る，足を交互に出して	0 1 2 3
87. 立位，4段降りる，足を交互に出して	0 1 2 3
88. 15cm の高さの段上に立つ：飛び降りる，両足同時に	0 1 2 3
E 領域の合計点	

これらの評価の結果は，子供の"日常の"能力を表していますか？　はい□　いいえ□

コメント：

Russell D et al：Gross Motor Function Measure Manual（© Gross Motor Measures Group, CanChild, McMaster University, Hamilton, ON, Canada, 1993 ／近藤和泉，福田道隆・監訳「GMFM―粗大運動能力尺度：脳性麻痺児のための評価的尺度」．医学書院, p38, 2000 より転載）

2. 遠城寺式乳幼児分析的発達検査

対象年齢：0～4歳7カ月．運動，社会性，言語の領域から構成される総合的な発達検査．初診後の発達進歩の問題点を容易に把握でき，検査法が簡便で短時間である．結果は折れ線グラフにて示す．

3. 津守式乳幼児精神発達質問紙

対象年齢：0～7歳．養育者への質問方式にて総合的な発達を評価する質問紙．発達輪郭を運動，探索・操作，社会，食事・排泄・生活習慣，理解・言語の5領域を軸とする．

4. Wee-FIM

FIM for children（State Univ. of N.Y., 1993）

成人用FIMをもとにして小児の評価に必要な修正を加えた子どものための機能的自立度評価法（対象年齢6カ月～7歳程度）[1]．

STEF：簡易上肢機能検査（詳細は『評価指標』p121を参照）
WISC-Ⅲ：日本版WISC-Ⅲ知能検査法（詳細は『評価指標』p167を参照）
DTVP：日本版フロスティッグ視知覚発達検査（詳細は『評価指標』p247を参照）
BI：バーセル・インデックス．ADLの評価尺度（詳細は『評価指標』p263を参照）
IADL：手段的日常生活活動（詳細は『評価指標』p285を参照）
ミラニー運動発達スクリーニングテスト：乳幼児の運動発達検査（詳細は『評価指標』p235を参照）
新版S-M式社会生活能力検査：具体的な生活処理能力を測定する尺度（詳細は『評価指標』p253を参照）

（藤井清美）

4-19 Duchenne型進行性筋ジストロフィーで自宅近隣の養護学校高等部へ通学している事例

事例

　Duchenne型進行性筋ジストロフィー（以下DMD）で，肢体不自由養護学校高等部2年生（17歳）の男子生徒である．最近，父親の転勤のため転校してきたが，自宅から約500 mの距離にある養護学校へは，男子生徒の操作する電動車椅子で通学している．養護学校では，この男子生徒がDMDに関わる初めての経験であり，指導方法に苦慮している．当外来は，この養護学校に所属する児童・生徒に対するリハビリテーション・サービスの提供を，地方自治体より委嘱されている．今回，男子生徒は健康管理と今後の生活や人生のあり方を模索することを目的に，1カ月に1回の頻度で当外来へ通院を開始した．現在，障害の進行程度は，ニューヨーク大学式障害段階分類（Swinyard Stage）（表2参照）のステージ6である．

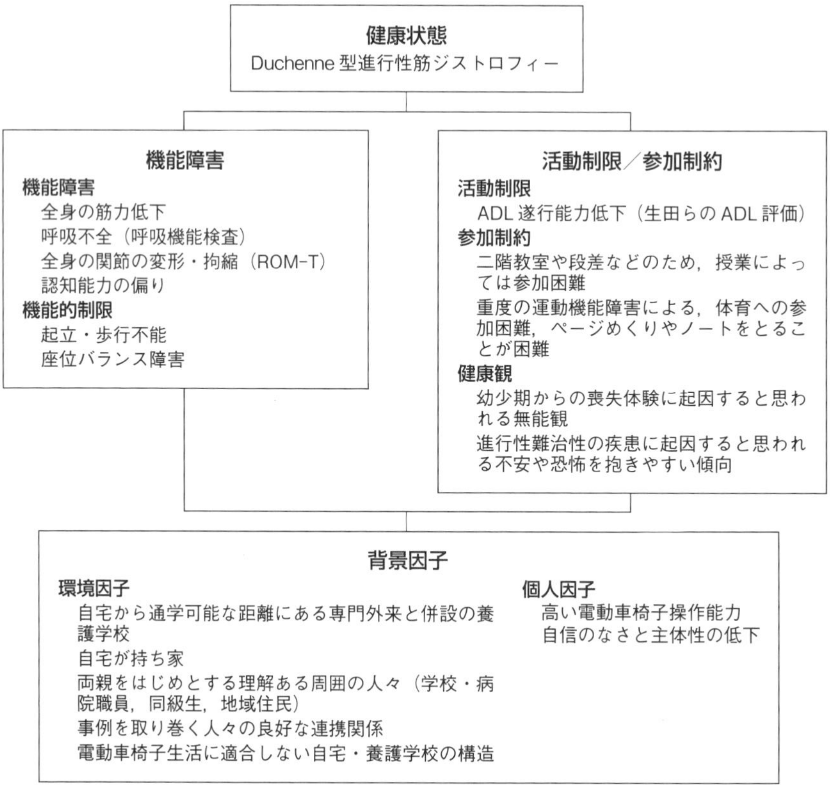

健康状態
Duchenne型進行性筋ジストロフィー

機能障害
機能障害
　全身の筋力低下
　呼吸不全（呼吸機能検査）
　全身の関節の変形・拘縮（ROM-T）
　認知能力の偏り
機能的制限
　起立・歩行不能
　座位バランス障害

活動制限／参加制約
活動制限
　ADL遂行能力低下（生田らのADL評価）
参加制約
　二階教室や段差などのため，授業によっては参加困難
　重度の運動機能障害による，体育への参加困難，ページめくりやノートをとることが困難
健康観
　幼少期からの喪失体験に起因すると思われる無能観
　進行性難治性の疾患に起因すると思われる不安や恐怖を抱きやすい傾向

背景因子
環境因子
　自宅から通学可能な距離にある専門外来と併設の養護学校
　自宅が持ち家
　両親をはじめとする理解ある周囲の人々（学校・病院職員，同級生，地域住民）
　事例を取り巻く人々の良好な連携関係
　電動車椅子生活に適合しない自宅・養護学校の構造
個人因子
　高い電動車椅子操作能力
　自信のなさと主体性の低下

図1　ICFからみた臨床判断のポイント

4-19 Duchenne型進行性筋ジストロフィーで自宅近隣の養護学校高等部へ通学している事例

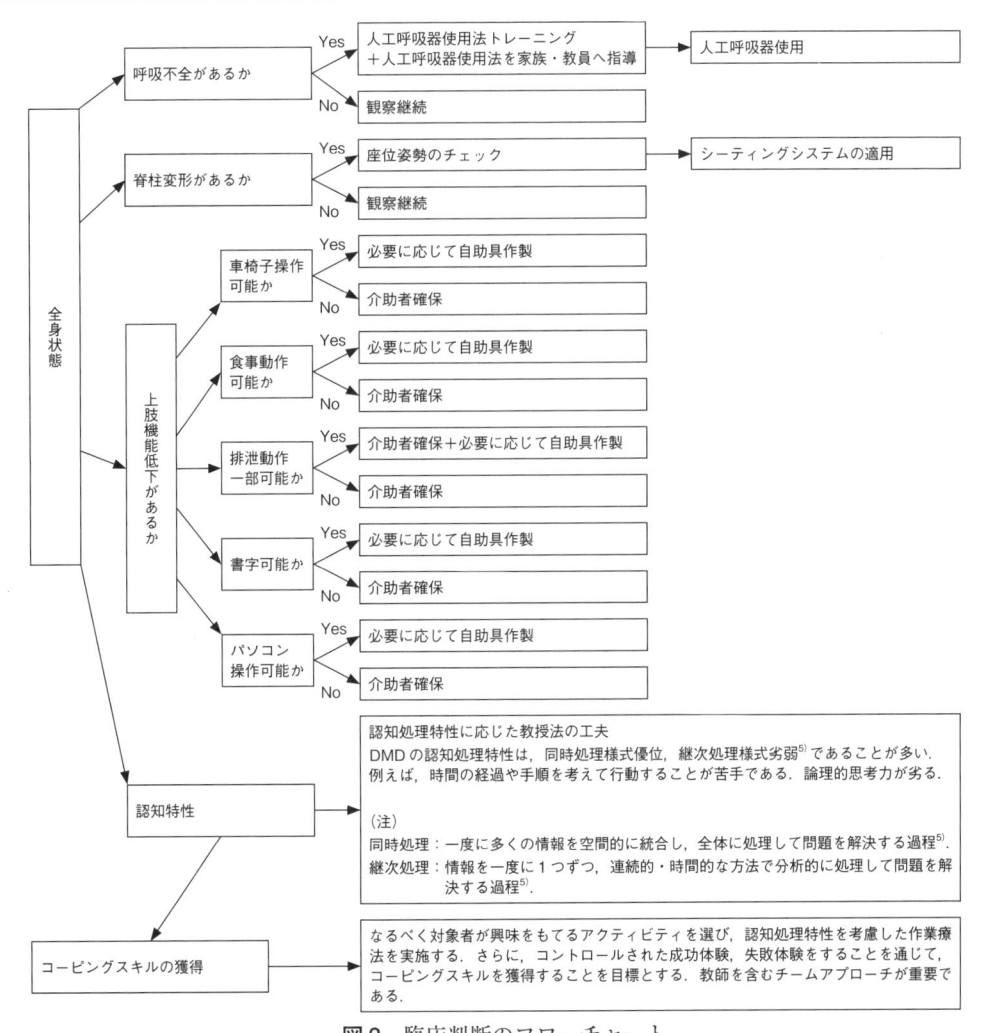

```
全身状態
├─ 呼吸不全があるか
│    ├─ Yes → 人工呼吸器使用法トレーニング＋人工呼吸器使用法を家族・教員へ指導 → 人工呼吸器使用
│    └─ No → 観察継続
├─ 脊柱変形があるか
│    ├─ Yes → 座位姿勢のチェック → シーティングシステムの適用
│    └─ No → 観察継続
├─ 上肢機能低下があるか
│    ├─ 車椅子操作可能か
│    │    ├─ Yes → 必要に応じて自助具作製
│    │    └─ No → 介助者確保
│    ├─ 食事動作可能か
│    │    ├─ Yes → 必要に応じて自助具作製
│    │    └─ No → 介助者確保
│    ├─ 排泄動作一部可能か
│    │    ├─ Yes → 介助者確保＋必要に応じて自助具作製
│    │    └─ No → 介助者確保
│    ├─ 書字可能か
│    │    ├─ Yes → 必要に応じて自助具作製
│    │    └─ No → 介助者確保
│    └─ パソコン操作可能か
│         ├─ Yes → 必要に応じて自助具作製
│         └─ No → 介助者確保
├─ 認知特性 → 認知処理特性に応じた教授法の工夫
│    DMDの認知処理特性は，同時処理様式優位，継次処理様式劣弱[5]であることが多い．
│    例えば，時間の経過や手順を考えて行動することが苦手である．論理的思考力が劣る．
│    
│    （注）
│    同時処理：一度に多くの情報を空間的に統合し，全体に処理して問題を解決する過程[5]．
│    継次処理：情報を一度に1つずつ，連続的・時間的な方法で分析的に処理して問題を解決する過程[5]．
└─ コーピングスキルの獲得 → なるべく対象者が興味をもてるアクティビティを選び，認知処理特性を考慮した作業療法を実施する．さらに，コントロールされた成功体験，失敗体験をすることを通じて，コーピングスキルを獲得することを目標とする．教師を含むチームアプローチが重要である．
```

図2 臨床判断のフローチャート

表1 本例に関わるリハビリテーション専門職の役割

1. 医師：神経内科医，小児神経科医，呼吸器科医，循環器科医，リハビリテーション科医，その他
   予後予測，呼吸・循環をはじめとする全身管理，本例と家族および周囲の人々への医学教育，リハビリテーション処方，将来構想の検討（全職種で必要）
2. 作業療法士，理学療法士
   コーピング・スキルの発達促進を目的とした作業療法，ADLの評価と介入，変形・拘縮の可能な限りの防止と呼吸機能の維持を目的とした理学療法
3. 児童指導員，保育士，看護師
   日常の生活指導，日常の健康管理指導
4. 教師
   学校生活全般に及ぶ管理運営，認知特性に基づく教授法の開発・実践・効果判定に関する研究
5. 地域住民
   通学時の見守り（要監視）

1. 疾病・障害の特性と理解

遺伝子の異常により進行性の筋力低下を示す筋の変性疾患である．8〜12歳で歩行不能となり、16〜19歳前後で呼吸不全などにより死亡する．平均知能指数は健常者を100とした場合86程度とされているが，すべてがそうであるとはいえず，国立大学の大学院で研究者を目指す者，起業や芸術活動を行うケースも現われるようになってきた．根本的治療はいまだ確立されていないが，最近では一般的健康管理の進歩と人工呼吸器治療とにより，30歳代まで延命する患者も増えている．そのことに呼応するかのように，多くが施設で一生涯を送るかつてのありようから，在宅生活や自立生活（IL：Independent Living）[1]，自らが主体者であることを病院生活の中で実現することを志向する者など[2]，将来の生活や人生を視野にいれた選択枝も登場するようになってきた[3,4]．

表2　ニューヨーク大学式障害段階分類（Swinyard Stage）

障害度1度：腰椎前弯があって，歩行はやや動揺性であるが，一人で階段を上がることができる
障害度2度：腰椎前弯があって，歩行はかなり動揺性で階段を上がるのに介助を必要とする
障害度3度：腰椎前弯高度，歩行は非常に動揺性で，もはや階段を上がることはできない．だが，椅子から立ち上がることができる
障害度4度：腰椎前弯が極めて高度，歩行も極めて動揺性で，もはや椅子から立ち上がることができない
障害度5度：車椅子上では，姿勢よく座っていることができるし，運転，日常生活動作に支障をきたさない，歩行は不能
障害度6度：車椅子を動かすことはできるが，日常生活動作に介助を必要とする
障害度7度：車椅子を動かすことはできるが，姿勢が悪く，背もたれを必要とする
障害度8度：寝たきりで，全介助を要する
---

2. 臨床判断のポイント

障害が不断に進行するという病気の現実，そして生徒の人生や生き方に対する希望や姿勢などの将来構想とを，主体者としていかに満足できる内容にすることができるかという，総合的な調整が臨床判断の最大のポイントである．本事例の場合，転校して間もないため，まず，呼吸障害の有無（有る場合はその程度）をはじめとする全身状態の確認，一年を通しての通学方法，養護学校生活の状況の確認が必要となる．具体的には，人工呼吸器やドレーンの扱い方，排泄や食事の介助方法，学校内の段差・教室間の移動方法，介助者・ボランティアの安定的確保などについて検討されなければならない．次に必要なことは，ノートをとることができるか，ページをめくることができるかなどの，学習方法の確認と必要な自助具の検討である．これらのことに配慮が及ばなければ，進学に必要な学力と学習技能を身につけることが望めなくなるからである．このような学校生活を維持するための基本的な方策の検討後に，将来構想としての具体的進路を検討する（図1）．具体的な進路としては，生産や事務など一般企業への就労は困難な場合が多い．筆者らの経験では，理解ある雇用主の下でコンビニエンスストアーのレジ係として採用された一ケースがあるのみである．在宅から文系大学や福祉系専門学校への進学は，比較的現実性のある進路として選択されているようである．その他に，在宅生活，自立生活などが選択枝として挙げ

られる．進行性で難治性の疾患であるという現状のため，一般的健康管理と合併症の防止に努めながらQOL（quality of life）の高い生活を目指すことが，基本的な姿勢となる．筋力低下，関節の変形・拘縮，呼吸不全は残念ながら避けることはできないが，末期に至るまでQOLを維持するためには，脊柱の変形に最も注意を注ぐことが大切であり，脊柱変形の少ない患者は呼吸や消化機能の維持にも役立ち，また，介助も行いやすい．特に座位姿勢には注意し，変形を増悪することのないように努めるべきである．

DMD患者の多くは，進行性の筋力低下が原因で歩行困難となるなど，徐々にすべての日常生活活動（ADL：activities of daily living）が制限される連続的な喪失体験により，無気力や自己表出の少なさが目立つ．将来に対して積極的な構想をもつことができず，主体的な行動や選択ができないことが多い．コントロールされた成功体験（あるいは失敗体験）を積むことが何よりも薬になる[2-4]．

3. 臨床判断の流れ

死因の多くが呼吸不全であることより，まず，呼吸をはじめとする全身状態の確認が大前提となる．呼吸不全の程度は活動と安静時間の指標となるため，バイタルサインのみならず授業計画の立案に際しても重要な情報である．この基礎情報の上に通学方法，養護学校生活，介助力，コーピング・スキルの発達程度などの確認が必要となる．そして，これらの要素の兼ね合いを基に，毎日の養護学校生活や将来構想が検討されることになる．臨床判断のための確認すべき項目とその内容を図2にした．

DMD患者が人生に対して消極的適応をしやすいことはすでに述べたが，患者を取り巻く人々も患者の将来を構想しようとせず，援助に積極的でないことが多い．DMDは難病であり，将来構想など気の毒で望むべくもない，という固定概念を打破することがリハビリテーション・スタッフの最初の仕事であろう．大学進学や自立生活への参加が可能となる環境が生まれつつあるという現状を理解し，結果よりプロセスを重視する姿勢が望まれる．

引用文献

1) 谷中　誠：自立生活の援助（大竹　進・編「筋ジストロフィーのリハビリテーション」）．p267，医歯薬出版，2002．
2) 佐藤智恵子，他：Duchenne型進行性筋ジストロフィー患者の自己実現に向けたアプローチ（日本作業療法士協会学術部・編「作業療法事例集」）．p170，社団法人日本作業療法士協会，1998．
3) 風間忠道，他：障害・疾患特性からみたテクニカルエイドのプランニング　神経筋疾患－デュシェンヌ型進行性筋ジストロフィー，福山型先天性筋ジストロフィー，ウェルドニッヒ・ホフマン病を中心に－（作業療法ジャーナル編集委員会・編「最新版　テクニカルエイド」）．p280，三輪書店，2003．
4) 風間忠道，他：疾患・障害別にみた治療的レクリエーション活動　デュシェンヌ型進行性筋ジストロフィー（寺山久美子・監修「レクリエーション　改訂第2版　社会参加を促す治療的レクリエーション」）．p142，三輪書店，2004．
5) 小野純平：Duchenne型筋ジストロフィーの認知特性．pp176-184，多賀出版，1997．

（風間忠道・谷中　誠）

4-20 外来通院中の脊髄小脳変性症の事例

事例

58歳の男性．会社に勤務し，事務と営業の仕事に従事している．

半年前から，階段を降りる際に不安定感を自覚し，電話対応中に呂律が回りにくくなり来院．神経内科で精査の結果，脊髄小脳変性症（多系統萎縮症の疑い）との診断を受け，外来通院中．

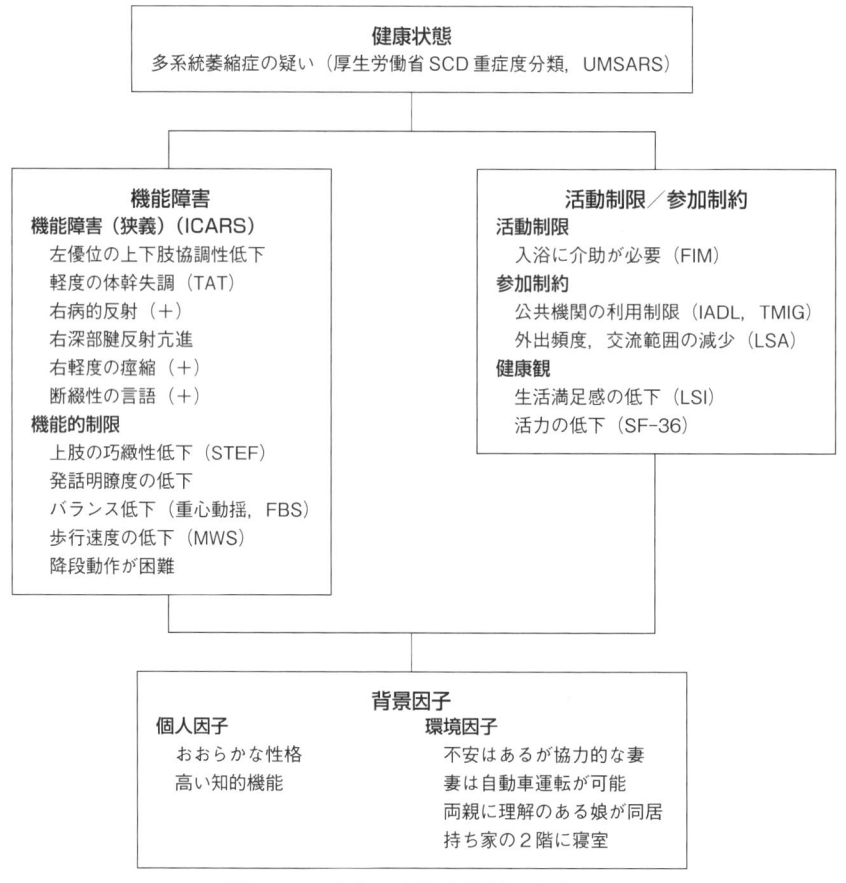

```
                    健康状態
         多系統萎縮症の疑い（厚生労働省 SCD 重症度分類, UMSARS）

        機能障害                          活動制限／参加制約
   機能障害（狭義）(ICARS)              活動制限
     左優位の上下肢協調性低下              入浴に介助が必要（FIM）
     軽度の体幹失調（TAT）              参加制約
     右病的反射（+）                    公共機関の利用制限（IADL, TMIG）
     右深部腱反射亢進                   外出頻度，交流範囲の減少（LSA）
     右軽度の痙縮（+）                 健康観
     断綴性の言語（+）                   生活満足感の低下（LSI）
   機能的制限                           活力の低下（SF-36）
     上肢の巧緻性低下（STEF）
     発話明瞭度の低下
     バランス低下（重心動揺，FBS）
     歩行速度の低下（MWS）
     降段動作が困難

                    背景因子
         個人因子              環境因子
          おおらかな性格       不安はあるが協力的な妻
          高い知的機能         妻は自動車運転が可能
                              両親に理解のある娘が同居
                              持ち家の2階に寝室
```

図1 ICFからみた臨床判断のポイント

4-20 外来通院中の脊髄小脳変性症の事例

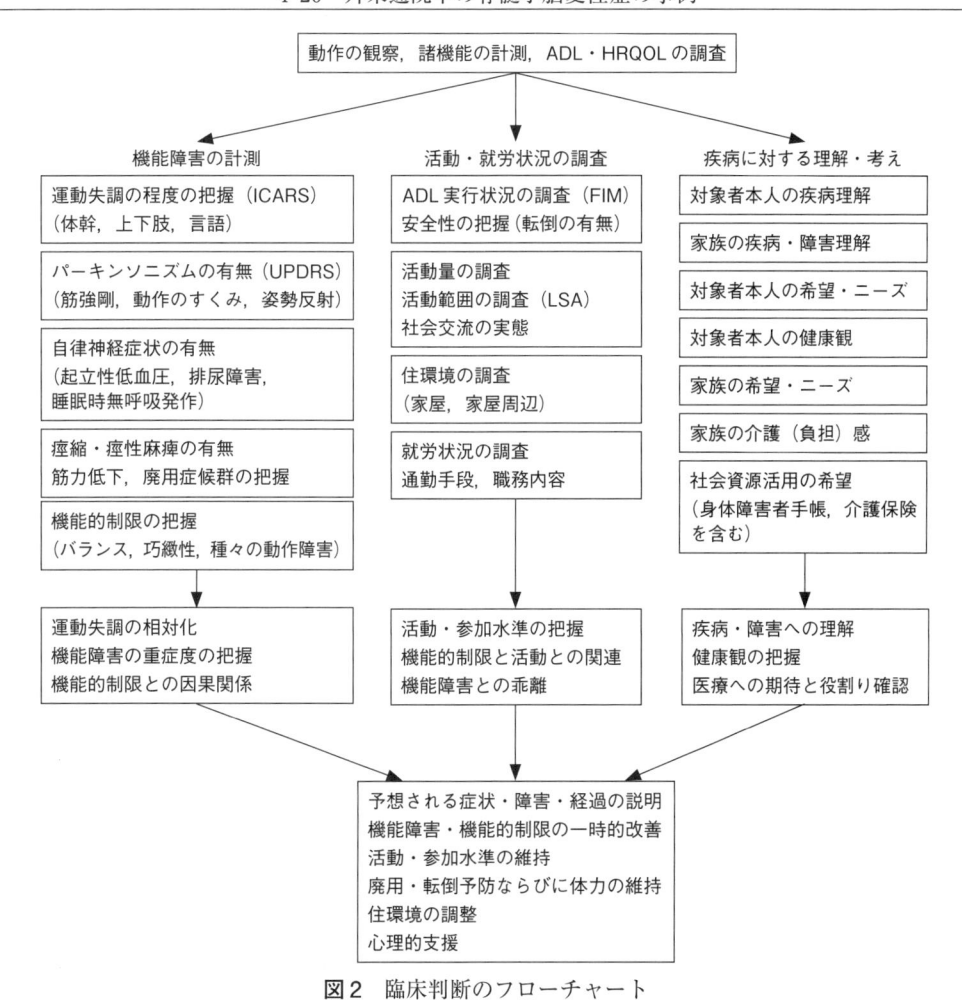

```
                    ┌──────────────────────────────────┐
                    │ 動作の観察，諸機能の計測，ADL・HRQOL の調査 │
                    └──────────────────────────────────┘
                              ↙        ↓        ↘
              機能障害の計測      活動・就労状況の調査    疾病に対する理解・考え
```

機能障害の計測	活動・就労状況の調査	疾病に対する理解・考え
運動失調の程度の把握（ICARS）（体幹，上下肢，言語）	ADL 実行状況の調査（FIM）安全性の把握（転倒の有無）	対象者本人の疾病理解
パーキンソニズムの有無（UPDRS）（筋強剛，動作のすくみ，姿勢反射）	活動量の調査 活動範囲の調査（LSA）社会交流の実態	家族の疾病・障害理解
自律神経症状の有無（起立性低血圧，排尿障害，睡眠時無呼吸発作）	住環境の調査（家屋，家屋周辺）	対象者本人の希望・ニーズ 対象者本人の健康観
痙縮・痙性麻痺の有無 筋力低下，廃用症候群の把握	就労状況の調査 通勤手段，職務内容	家族の希望・ニーズ 家族の介護（負担）感
機能的制限の把握（バランス，巧緻性，種々の動作障害）		社会資源活用の希望（身体障害者手帳，介護保険を含む）
運動失調の相対化 機能障害の重症度の把握 機能的制限との因果関係	活動・参加水準の把握 機能的制限と活動との関連 機能障害との乖離	疾病・障害への理解 健康観の把握 医療への期待と役割り確認

予想される症状・障害・経過の説明
機能障害・機能的制限の一時的改善
活動・参加水準の維持
廃用・転倒予防ならびに体力の維持
住環境の調整
心理的支援

図2 臨床判断のフローチャート

表1 本例に関わるリハビリテーション専門職の役割

---
1. 医師：神経内科医，泌尿器科医，眼科医，呼吸器科医，リハビリテーション科医，他
   →確定診断，全身管理，薬物療法，コンサルテーション
   SCD に対する主な薬物療法｛酒石酸プロチレリン（ヒルトニン[R]）の筋注，タルチレリン水和物（セレジスト[R]）の経口投与｝
2. 理学療法士，作業療法士，言語聴覚士
   →治療的・練習的・指導的介入
3. 保健師，看護師
   →地域での難病相談，受診時の外来相談，訪問看護（身体的，心理的支援）
4. 医療ソーシャルワーカー
   →社会資源の説明と活用支援
---

1. 疾病・障害の特性と理解

脊髄小脳変性症（Spinocerebellar Degeneration：SCD）は，中年以降に発症する遺伝性および孤発性の症候群で小脳およびその伝導路に変性が生じ，人口10万人あたり2～5人に発生する．慢性・進行性の経過をたどり，厚生労働省特定疾患（いわゆる神経難病）に指定され，わが国では孤発性の比率が60％以上と高い[1]．SCDと一括りにされるが，疾患によって主たる症状や経過が異なるので病型を含めた確定診断が重要である．

本項でとりあげた事例（図1）は，リハビリテーション開始当初は，運動失調と軽度の痙縮が主症状でADLはおおむね自立していたが，経過とともにパーキンソニズムと自律神経症状など多系統萎縮症（Multiple System Atrophy：MSA）の多彩な神経症状が出現した[2]．

2. 臨床判断のポイント

図2に示したとおり，上下肢の協調運動障害の程度とともに，パーキンソニズム，自律神経症状の有無を判断する．厚生省特定疾患運動失調症調査研究班（当時）が作成したSCDの重症度分類[付録]1，運動失調はICARS[付録]2，パーキンソニズムはUPDRS[付録]3，自律神経症状は，UMSARS[付録]4のパート3や膀胱直腸障害・陰萎の有無，起立性低血圧，心電図のR波変動係数（CV-RR），睡眠時無呼吸発作などの情報を得る．個々の症状はバランス障害に結びつきやすいので，機能的制限の程度を客観的にとらえてパフォーマンスの機能性とともに安全性に対する評価・介入が重要となる[3]．また，表2に掲げたとおり，進行疾患であるが，介入開始時にはADLはおおむね自立し就労している場合も多いので社会参加に目を向けた対応が不可欠である．主治医から一通りの説明がなされていても，対象者や家族は，①疾病に対する理解，②症状と障害の結びつき，③今後の生活の想定，について十分なイメージももてずに不安や戸惑いがある可能性を念頭におく．外来での介入が中心となるので，繰り返しの説明によって理解と選択のうえで同意を得て，自宅での療養生活を支援する介入を実践していくことが不可欠である．なお，薬物療法の効果が限定されていることから，理学療法では治療的側面に期待がもたれることを自覚し，期間を限定した場合には一時的なパフォーマンスレベルの維持・向上を目標とした積極的な治療的介入が望まれる．

表2 SCDに対する臨床判断を行ううえでのポイント

1. 進行疾患であること
2. 介入開始時にはADLはおおむね自立し職業に就いていることが多いこと
3. 外来での介入を中心にしながら，療養生活を支援すること
4. 初期の段階から障害構造での乖離が生じやすいこと
5. 薬物療法の効果が限定されることから，理学・作業療法では治療的介入に期待がもたれやすいこと
6. その他

3. 臨床判断の流れ

　機能障害と活動制限／参加制約の程度から障害構造と乖離を把握する．運動失調が前景となる初期，進行期においては，図3に示すように機能障害の程度に比較して活動制限／参加制約が顕著になることがある．また，対象者および家族の疾病に対する理解や考えに基づき，予想される経過の説明とともに社会資源の有効活用や環境調整を行い，対象者の意思決定と心理的支援を行っていく．同時に，活動状況の調査に基づき，転倒予防の方策を講じながら体力の維持に努めた生活環境の調整を行う．なお，ADLの自立度からみた病期に応じた主な介入内容は表3に示したとおりである[4]．

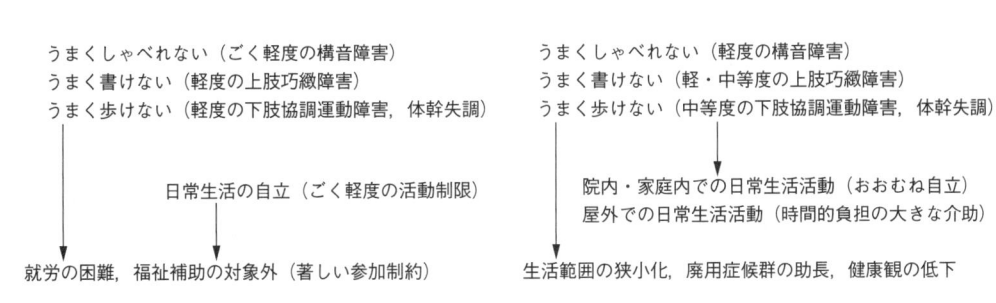

うまくしゃべれない（ごく軽度の構音障害）
うまく書けない（軽度の上肢巧緻障害）
うまく歩けない（軽度の下肢協調運動障害，体幹失調）

日常生活の自立（ごく軽度の活動制限）

就労の困難，福祉補助の対象外（著しい参加制約）

a）機能障害が軽度の場合
　ADLがおおむね自立している段階

うまくしゃべれない（軽度の構音障害）
うまく書けない（軽・中等度の上肢巧緻障害）
うまく歩けない（中等度の下肢協調運動障害，体幹失調）

院内・家庭内での日常生活活動（おおむね自立）
屋外での日常生活活動（時間的負担の大きな介助）

生活範囲の狭小化，廃用症候群の助長，健康観の低下

b）機能障害が中等度の場合
　環境によりADLがおおむね自立している段階
　（杖歩行は困難だが伝い歩きは実用的）

図3　障害構造における乖離

表3　病期に応じた主な介入内容

Ⅰ：ADLが自立している時期（独力での歩行は可，細かな動作は拙劣で時に補助が必要） 　　疾病・障害への理解を深める，外来介入の目標の共有，運動失調への治療的介入， 　　活動範囲・交流範囲の確保，体力の維持・増進
Ⅱ：ADLに一部の介助を要する時期（常時補助や介助が必要で，伝い歩きか車椅子での移 　　動となり，会話は聞き取りにくく食事などにも工夫が必要） 　　環境調整，座位での機能的制限の軽減・活動の維持，立位・歩行の機会をもつこと 　　での廃用症候群の防止，胸郭拡張運動，拘縮の予防，心理的支援
Ⅲ：全介助を要する時期（介助立位が困難で臥床状態） 　　排痰，呼吸介助，全身管理，心理的支援

引用文献

1) 糸山泰人，他：新しいSCDの臨床．新興医学出版社，1996．
2) 岡本幸市・編著：図解神経内科学テキスト．中外医学社，2003．
3) 内山　靖，臼田　滋，潮見泰蔵：神経系理学療法実践マニュアル．文光堂，2003．
4) 厚生省特定疾患難病のケア・システム調査研究班（村上慶郎・監修）：神経難病の在宅リハビリテーション．1995．

〈付録〉

1. SCDの重症度分類

下肢機能障害，上肢機能障害，会話障害がそれぞれⅠ～Ⅴの5段階に分類され，ADL重症度はⅠ～Ⅲの3段階に分類されている．いずれも数値が大きいほど重度であることを示す．

表4 SCDの重症度分類

ADL重症度		下肢機能障害		上肢機能障害		会話障害
Ⅰ 自力で行える時期	Ⅰ	「独立歩行」独り歩きは可能 補助具や他人の介助を必要としない	Ⅰ	発病前（健常時）に比べれば異常であるが，ごく軽い障害	Ⅰ	発病前（健常時）に比べれば異常であるが，軽い障害
	Ⅱ	「随時補助・介助歩行」独り歩きはできるが，立ち上がり，方向転換，階段の昇降などの要所要所で，壁や手すりなどの支持補助具，または他人の介助を必要とする	Ⅱ	細かい動作は下手であるが食事にスプーンなどの補助具は必要としない．書字も可能であるが，明らかに下手である	Ⅱ	軽く障害されるが，十分に聞きとれる
Ⅱ 一部介助を要する時期	Ⅲ	「常時補助・介助歩行―伝い歩行」歩行できるが，ほとんど常に杖や歩行器などの補助具，または他人の介助」を必要とし，それらのないときは伝い歩きが主体をなす	Ⅲ	手先の動作は全般に拙劣で，スプーンなどの補助具を必要とする．書字はできるが読みにくい	Ⅲ	障害は軽いが少し聞きとりにくい
	Ⅳ	「歩行不能―車椅子移動」起立していられるが，他人に介助されてもほとんど歩行できない．移動は車椅子によるか，四つ這い，またはいざりで行う	Ⅳ	手先の動作は拙劣で，他人の介助を必要とする．書字は不能である	Ⅳ	かなり障害され聞きとりにくい
Ⅲ 全介助を要する時期	Ⅴ	「臥床状態」支えられても起立不能で，臥床したままの状態であり，日常生活動作はすべて他人に依存する	Ⅴ	手先のみならず上肢全体の動作が拙劣で，他人の介助を必要とする	Ⅴ	高度に障害され，ほとんど聞きとれない

2. ICARS：International Cooperative Ataxia Rating Scale の略.

姿勢および歩行障害（7項目34点満点），動的機能（上下肢の左右それぞれ7項目52点満点），発話の障害（2項目8点満点），眼球運動異常（3項目6点満点）．100点満点で点数が高いほど重度であることを示す．

表5　評価項目と配点

姿勢および歩行障害（静的機能）（34点）
1. 歩行能力（0点：正常～8点：介助にても歩けない）
2. 歩行速度（0点：正常～4点：壁・手すり・杖など介助なければ歩けない）
3. 開眼時の立位（0点：正常～6点：2上肢を強く支えてもまったく立っていられない）
4. 開眼時立位時の開脚（0点：正常（10 cm 未満）～4点：支持なければ立っていられない）
5. 開眼，開脚時の身体動揺（0点：正常～4点：すぐに転倒）
6. 閉眼時，閉脚時の身体動揺（0点：正常～4点：すぐに転倒）
7. 座位の状態（0点：正常～4点：座位不能）

動的機能（52点）
8. 膝―脛テスト　9. 踵―膝テスト　10. 指―鼻テスト（運動分解と測定異常）
11. 指―鼻テスト（企図振戦）　12. 指―指テスト　13. 回内―回外変換運動
14. アルキメデス螺旋の描画
　　いずれも0点：正常～4点：著しい障害（個々の検査で具体的な基準あり）

発話の障害（8点）
15. 構音障害（流暢度）　16. 構音障害（明瞭度）
　　いずれも0点：正常～4点：著しい障害（個々の検査で具体的な基準あり）

眼球運動異常（6点）
17. 注視誘発性眼振（0～3点）　18. 追視運動の異常（0～2点）　19. サッケードでの測定異常（0～1点）

3. UPDRS：Unified Parkinson's Disease Rating Scale の略.

精神機能・行動および気分，日常生活活動（on/off 時に分けて調査），運動機能（on 時），治療の合併症に関する42項目について，基本的に0～4の5段階で評価し，点数が高いほど重度であることを示す．

4. UMSARS パート3：Unified Multiple System Atrophy Rating Scale の略.

病歴（12項目48点），運動機能（14項目56点），自律神経機能（4項目），全体的な機能障害からなる．点数が高いほど重度であることを示す．

FIM：機能的自立度尺度法．詳細は『評価指標』pp271-278 を参照．
TMIG：老研式活動能力指標．詳細は『評価指標』pp279-284 を参照．
IADL：手段的日常生活活動．詳細は『評価指標』pp285-291 を参照．
LSA：Life Space Activity の略．
SF-36：MOS Short-Form 36-Item Health Survey の略称．詳細は『評価指標』pp305-312 を参照．
LSI：生活満足度尺度．詳細は『評価指標』pp313-320 を参照．

（内山　靖）

4-21 外来通院中の関節リウマチの事例

事例

55歳, 女性. 15年来の関節リウマチ (Stage Ⅳ, Class Ⅱ). 両手関節の腫脹と疼痛を認め, 現在, CRP 1.56 mg/dl, ESR 47 mm/h と炎症所見を認める. 両側のⅡ~Ⅳ指に尺側偏位を認め, 右のⅢ指はスワンネック変形を認める. さらに右Ⅰ指は, IP関節過伸展とMCP関節の屈曲を認める. 足趾は両側で外反母趾を認め, 左は足底には胼胝 (べんち) があり, 歩行時に疼痛がある.

```
                    健康状態
              関節リウマチ (Stage Ⅳ, Class Ⅱ)
         ┌──────────────┴──────────────┐
         │                              │
      機能障害                    活動制限/参加制約
 機能障害                      活動制限 (mHAQ, AIMS2, Steinbrocker機
   多関節痛 (VAS, Face Scale)    能障害分類)
   手指・足趾関節変形 (X線)       ビンのふたが開けられない
   握力低下                      立ち上がり時に膝痛
   四肢筋力低下 (MMT)          参加制約 (mHAQ, AIMS2)
   肩・肘関節拘縮 (ROM test)     電車の駅の階段の昇降が困難
   手関節強直 (X線)              主婦業の制約
 疾患活動性                      手指変形などコスメティックな心理的ストレス
   疼痛関節数, 腫脹関節数, CRP, ESR など  健康観 (mHAQ, AIMS2, VAS, SF-36)
   総合評価 (ACRコアセット, DAS28)
   変形 (Stage分類, Lasen分類)
   疼痛などによるうつ傾向
 機能的制限
   握力低下 (握力計側)
   歩行能力低下
   歩行速度の低下 (10m歩行時間計測)
         └──────────────┬──────────────┘
                    背景因子
    環境因子                     個人因子
     家屋構造の不適合 (段差・手すり)   薬の副作用に対する恐怖感
     最寄りの駅などがバリアフリーで     家族への負い目
     はない
     疾患に対する家族の理解不足
```

図1 ICFからみた臨床判断のポイント

4-21 外来通院中の関節リウマチの事例

図2 臨床判断のフローチャート

薬物療法
- 疼痛軽減
- 炎症低減
- 関節破壊抑制
- 合併症コントロール

疾患活動性
- 関節腫脹・疼痛
- 炎症度
- 朝のこわばり

手術
- 疼痛軽減
- 滑膜切除
- 機能再建
- ADL拡大

機能障害
- 疼痛
- 関節破壊・変形
- 筋力
- 関節可動域

装具
- 指装具，スプリント
- 足底板

自助具

理学療法
- 関節保護指導
- ROM拡大運動
- 筋力増強練習
- 物理療法

屋外移動
- 地域活動
- 余暇活動

屋内移動
- 身辺処理
- 家事

指導的介入
- 疾患活動時の安静・休息
- 家族の協力
- 家屋構造の変更
- 生活様式の洋式への変更

作業療法
- 関節保護指導
- 巧緻性練習

健康観

合併症

関係各科との連携
- 皮膚科
- 眼科
- 内科（呼吸器・腎など）
- 免疫吸着・白血球除去など

RAの関節外症状
- 上強膜炎，皮膚潰瘍
- 胸膜炎，多発単神経炎
- 間質性肺炎／肺線維症
- アミロイドーシス

栄養指導

骨粗しょう症
- 椎体圧迫骨折

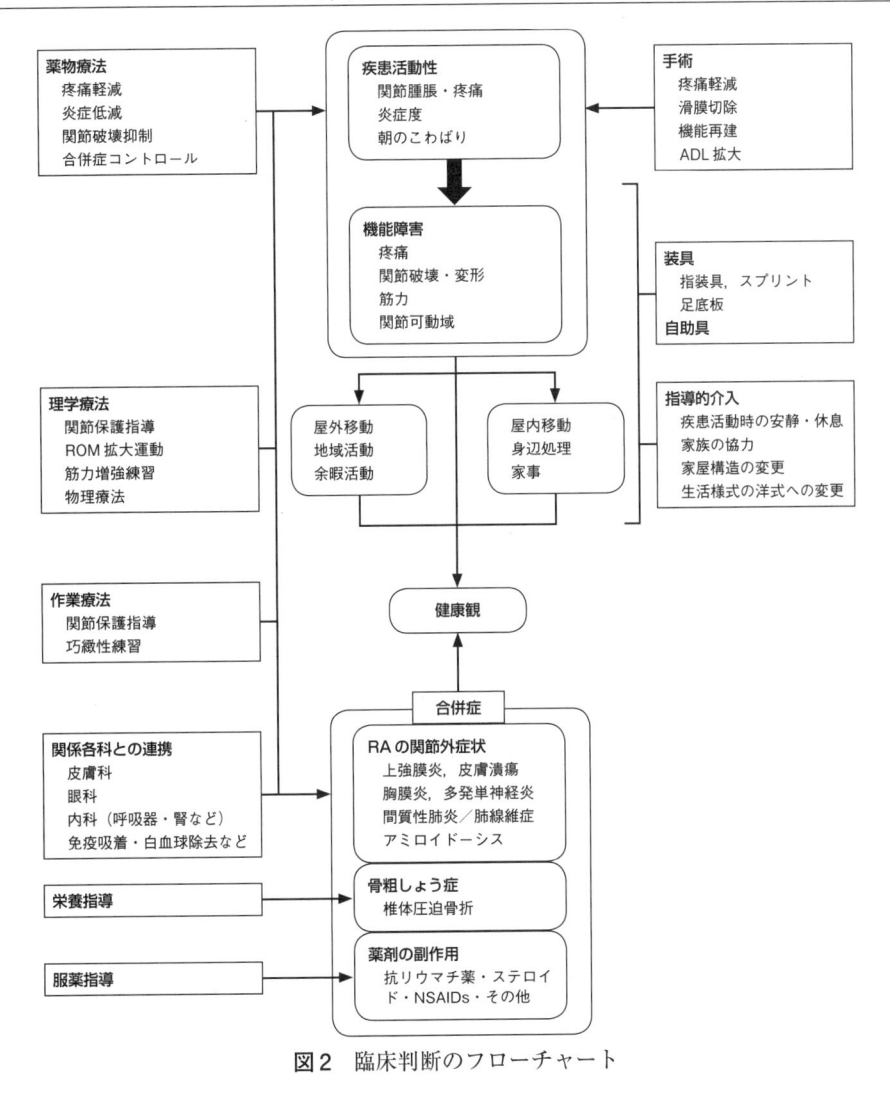

服薬指導

薬剤の副作用
- 抗リウマチ薬・ステロイド・NSAIDs・その他

表1 本例に関わるリハビリテーション専門職の役割

1. 医師：リウマチ科医，整形外科医，リハビリテーション科医，皮膚科医，眼科医，内科医
 確定診断，薬物による疾患活動性のコントロール，合併症コントロール，関節保護指導，リハビリテーション処方，手術ならびに術後管理，説明と同意
2. 理学療法士，作業療法士
 関節保護指導，運動療法，ADL練習，生活指導，ホームエクササイズ指導，家屋改造指導，装具・自助具作製，術前・術後リハビリテーション
3. 薬剤師
 服薬指導，薬剤情報提供
4. 看護師，ケアマネージャー
 日常生活のコンサルテーション
5. 栄養士
 骨粗しょう予防などの栄養指導

1. 疾患・障害の特性と理解

　関節リウマチは非特異的な関節の炎症を主体とした疾患で，関節および関節周囲の構造を進行性に破壊する可能性がある．発症は40歳代がピークで，女性に多い（女性：男性＝4：1）．易疲労性や微熱などの全身症状伴うことも多く，さらに皮膚潰瘍，上強膜炎，胸膜炎，間質性肺炎，アミロイドーシス，多発単神経炎などの関節外症状を伴うこともある．疼痛や変形のためにADLやQOLの障害が著しい．緩徐進行性であるが，最近の研究で，骨破壊は発症から2年の間に急速に進行することがわかってきた．診断から3カ月以内の抗リウマチ薬の開始が強く勧められる．さらに発症早期から関節保護を中心とした指導・教育が重要であることが考えられる．

　進行した症例では，関節障害の種類や程度・ADL障害の種類・程度によって対処を要する．人工関節など機能再建術が行われることがある．

2. 臨床判断のポイント

　関節リウマチでは疼痛・疾患活動性・合併症・機能障害・日常生活の5つの側面をそれぞれ評価し対処しなければならない．これら5つは互いにリンクしていることも多い（図1）．

　疼痛の慢性化によりうつ傾向になることが知られている．運動時に痛みを生じるので，防御反応で体を動かさなくなり廃用性の筋力低下を起こしやすい．しかし一方で進行性破壊性の傾向をもつため，炎症活動期に負荷をかけすぎると関節破壊を助長する．よって筋力訓練と同時に関節保護指導が非常に重要である．疼痛の評価は，疼痛VASが使用される．

　疾患活動性は予後を左右する因子のひとつである．朝のこわばりの持続時間，疼痛関節数，腫脹関節数，CRP，赤沈値，MMP-3などで評価される．疾患活動性のコントロールの中心は薬物療法である．日常生活では疾患活動性が高い時，すなわち関節の炎症が強い時は安静とこまめな休息を指導する．

　合併症は「RAの関節外症状」と「薬剤の副作用」の2つに分けられる．前述したように，関節外症状は多岐に及ぶため，皮膚科・眼科など関係各科との連携が重要である．また薬剤の服用が多種（抗リウマチ薬，副腎皮質ステロイド薬，非ステロイド系抗炎症薬）にわたり，長期間服用することが多い．そのうえ年齢的に生活習慣病の合併も増えてくるため服薬量が多くなる傾向がある．よって服薬指導をしっかり行い，副作用に対しての対策を整える必要がある．合併症の中でも骨粗しょう症はステロイド服用やRA自身でも起き，進行すると椎体圧迫骨折を生じ，ADL，QOLを著しく損なう．骨粗しょう症のチェックや栄養指導が重要である．

　機能障害については，疼痛のための関節可動性制限や筋力低下などの機能的な機能障害と，関節や関節周囲の構造破壊などによる器質的な機能障害がある．筋力は握力やMMTがよく使われる．関節可動域テストも行われる．

　関節の変化は関節リウマチの進行の度合いを反映し，画像で評価される．通常単純レントゲンが用いられるが，初期の病変の検出にはMRIが優れている．また滑膜の肥厚はMRIのほか，超音波検査にて検出することができる．レントゲン評価は，従来Steinbrockerのステージ分類やLarsenのX線グレード分類が用いられてきた．また，より詳細な評価が可能なSharp法は薬効

検定などに用いられている．

日常生活機能評価としては，Steinbrockerの機能障害度の分類基準はおおまかなものではあるが広く使われている．

QOLはフェイススケール（表情尺度），HAQ, mHAQ, SF-36, AIMS 2が用いられることが多い．

また治療効果の判定基準としては疾患活動性やQOLなどを同時に含んだ総合評価であるACRコアセット，DAS 28が用いられる．

3. 臨床判断の流れ（図2，表1）

発症早期は関節変化が少ないが炎症が強い時期である．合併症の有無などの検索後，できるだけ早く抗リウマチ薬を開始する．抗リウマチ薬の選択は，疾患活動性，合併症の種類や程度，年齢などによって決定される．炎症の強い時期では，安静と関節保護を指導する．これは医師・理学療法士・作業療法士と共同で行うことが望ましい．治療効果を適宜評価する．

事例は進行した関節リウマチの事例である．関節破壊や変形のためADLに支障が出る．手指の機能的な動作遂行能力は必ずしも変形の程度に相関しない．しかし外観の変化は美容的な意味でも，また将来への不安などの点においても精神的なストレスが大きいので対処が必要である．スプリントや指装具が有効なことがある．保存的にはコントロール困難な疼痛や，機能の著しい低下，特に拇指IPの不安定性や変形については手術が検討される．足趾の変形の場合，胼胝などのため歩行時に痛みが生じている時は足底板などの装具を作製する．それでも歩行時の痛みの改善がない時は足趾形成術を検討する．

肩・肘・指・股・膝の障害に関しては，保存的にコントロール困難な疼痛や機能障害が著しい症例で人工関節の適応が考慮される．

筋力低下に対しては筋力増強訓練が行われる．関節への負担を考慮しプール療法も薦められる．

関節リウマチは若年者から高齢者まで幅広く罹患するため，仕事，家事，出産，子育てなど人生全般にわたる配慮が必要である．

引用文献

1) Pincus T et al：Assessment of patient satisfaction in activities of daily living using a modified Stanford Health Assessment Questionnaire. Arthritis Rheum 26：1346-1353, 1983.
2) 川合眞一：慢性関節リウマチとQuality of Life. リウマチ 35：609-620, 1995.
3) 佐藤元，他：AIMS 2日本語版の作成と慢性関節リウマチ患者における信頼性および妥当性の検討．リウマチ 35：566-574, 1995.
4) Felson DT et al：The American College of Rheumatology preliminary core set of disease activity measures for rheumatoid arthritis clinical trials. The Committee on Outcome Measures in Rheumatoid Arthritis Clinical Trials. Arthritis Rheum 36：729-740, 1993.
5) van der Heidje, DMFM et al：Judging disease activity in clinical practice in rheumatoid arthritis：First step in the development of a disease activity score. Ann Rheum Dis 49：916-920, 1990.

〈付録〉

1. Steinbrocker stage 分類
関節リウマチの単純X線画像評価法．Stage I～IVに分類される．最も進行した関節で評価する．

2. Larsen 法
X線画像による関節リウマチの関節病変の評価法のひとつで，手足の関節，肩，肘，股，膝，足関節の各関節をスタンダードフィルムと比較し6段階（grade 0～5）に分類するもの．病変の定量的変化と記録が可能．

3. Sharp 法
X線画像による関節リウマチの関節病変の評価法のひとつである．骨びらんと関節裂隙狭小化を詳細に評価しスコア化する．現在臨床試験などにおいてよく使用されている．

4. Steinbrocker の機能障害度の分類基準
関節リウマチ診療に最も広く用いられている身体機能障害の分類である．Class I から Class IVの4つに分類される．Class IIの患者が多くを占め，患者の問題点が抽出しにくいという欠点がある．

5. HAQ（Health Assessment Questionnaire）
慢性疾患患者の身体機能障害度を測定しQOLを評価する．衣類着脱，起床，食事，歩行，衛生，伸展，握力，活動の各カテゴリー中の設問（合計20問）をスコア化する．

6. mHAQ（modified Health Assessment Questionnaire）
mHAQはHAQを縮小し簡便にしたものである．

7. SF-36
詳細は『評価指標』p305を参照．

8. AIMS 2（Arthritis Impact Measurement Scales, version2）（日本語版）
関節リウマチ患者のQOL測定を目的とする．移動能，歩行能，手指機能，上肢機能，身辺機能，家事遂行能，社交，社会的支援，痛み，仕事遂行能，緊張，および不安，の全部で12の尺度からなり，さらに，健康に対する満足度，障害の疾患起因度，および障害の改善優先度を測定するものである．質問項目は成書参照．

9. ACRコアセット

関節リウマチの活動性を評価する．(1) 圧痛関節数（68関節），(2) 腫脹関節数（66関節），(3) 患者による疾患の評価（VASによる），(4) 患者による疾患活動性の全般的評価（VASによる），(5) 医師による疾患活動性の全般的評価（VASによる），(6) 患者による身体機能評価（HAQ，mHAQなどによる），(7) 急性期反応物質（ESRあるいはCRP），(8) X線評価，の8つの評価項目により構成されている．薬剤の有効性評価などにはACR20，50，70が用いられる．たとえば，ACR20とは，ACRコアセットの (1) と (2) が20％以上の改善でかつ (3)〜(7) の項目のうち3項目が20％以上の場合をいう．同様に50％改善したものをACR50，70％改善したのもACR70という．

10. DAS28（Disease Activity Score）

関節リウマチの活動性を評価する．またDAS28を用いた改善基準は，薬効など治療評価に用いられる．

DAS28は以下の計算式より算出される．

$$DAS28 = 0.56 \times \sqrt{T28} + 0.28 \times \sqrt{S28} + 0.70 \times \ln(ESR) + 0.014 \times GH$$

T28：圧痛関節数
S28：腫脹関節数
ESR：赤沈値（mm/h）
GH：全般的健康状態（100mmのVAS）

（杉井章二）

4-22 職場復帰に必要な運転が鍵となる外来通院の脳血管障害の事例

事例

52歳,右利き,男性.会社回り主とした営業を行い商品の受注を行っていた.

3ヵ月前に右中大脳動脈領域の脳梗塞になり,発症当初は左片麻痺が重度に存在したが,現在,軽度の麻痺に状態になっている.今回,手足の麻痺も軽く,自動車の運転もできそうであると本人が思い,仕事にもどるに際し自動車の運転をしてもよいかを相談に外来受診した.

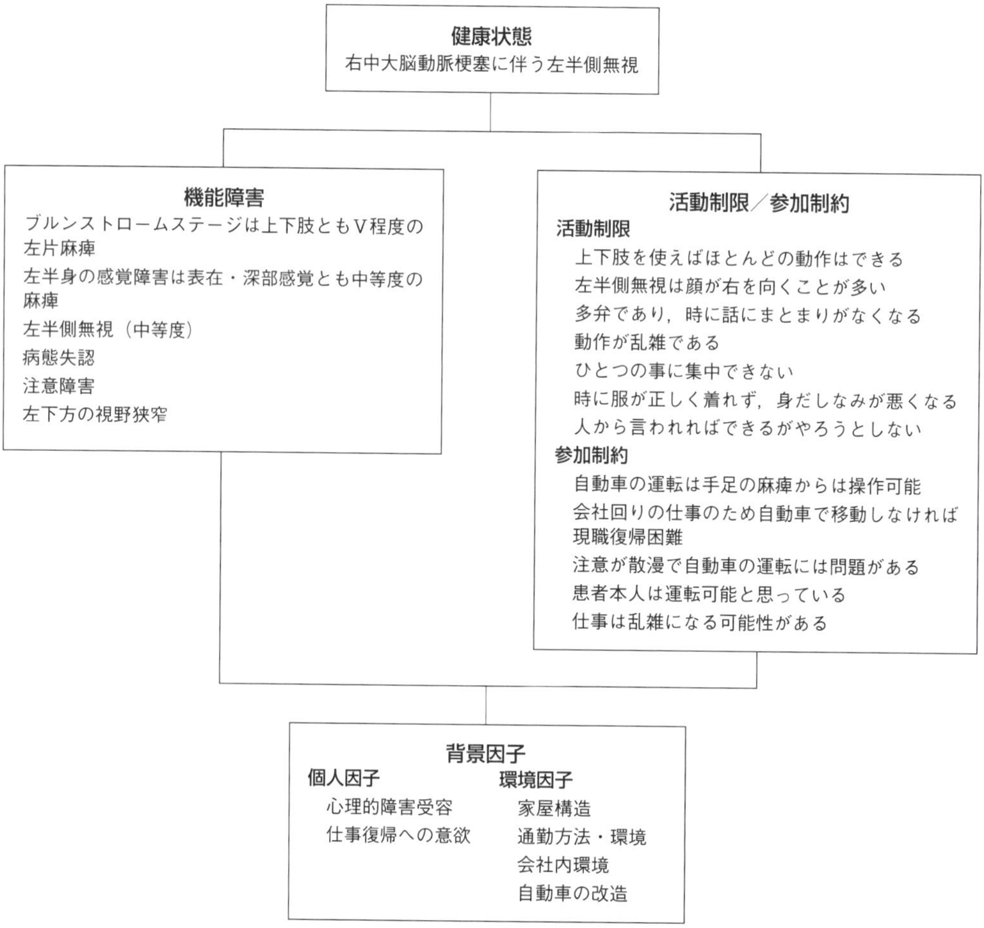

健康状態
右中大脳動脈梗塞に伴う左半側無視

機能障害
- ブルンストロームステージは上下肢ともV程度の左片麻痺
- 左半身の感覚障害は表在・深部感覚とも中等度の麻痺
- 左半側無視(中等度)
- 病態失認
- 注意障害
- 左下方の視野狭窄

活動制限／参加制約

活動制限
- 上下肢を使えばほとんどの動作はできる
- 左半側無視は顔が右を向くことが多い
- 多弁であり,時に話にまとまりがなくなる
- 動作が乱雑である
- ひとつの事に集中できない
- 時に服が正しく着れず,身だしなみが悪くなる
- 人から言われればできるがやろうとしない

参加制約
- 自動車の運転は手足の麻痺からは操作可能
- 会社回りの仕事のため自動車で移動しなければ現職復帰困難
- 注意が散漫で自動車の運転には問題がある
- 患者本人は運転可能と思っている
- 仕事は乱雑になる可能性がある

背景因子

個人因子
- 心理的障害受容
- 仕事復帰への意欲

環境因子
- 家屋構造
- 通勤方法・環境
- 会社内環境
- 自動車の改造

図1 ICFからみた臨床判断のポイント(障害構造と主な評価指標)

4-22 職場復帰に必要な運転が鍵となる外来通院の脳血管障害の事例

```
身体的診察
手足の麻痺：手足の動きの観察，腱反射，簡易的な感覚検査などの神経学的評価
（視野：対座法を含む），頭部画像所見の評価
半側無視・注意障害の評価
日常生活の観察，顔の向き，食事などの観察
```

半側無視なし ↓ / 半側無視疑い ↓

```
時計描画テスト（Clock Drawing Test：CDT）（評価指標-p195）
絵画模写テスト
行動性無視検査（Behavioural Inattention Test：BIT）（評価指標-p203）
更衣検査
```

半側無視なし or ごく軽度 / 明確に存在

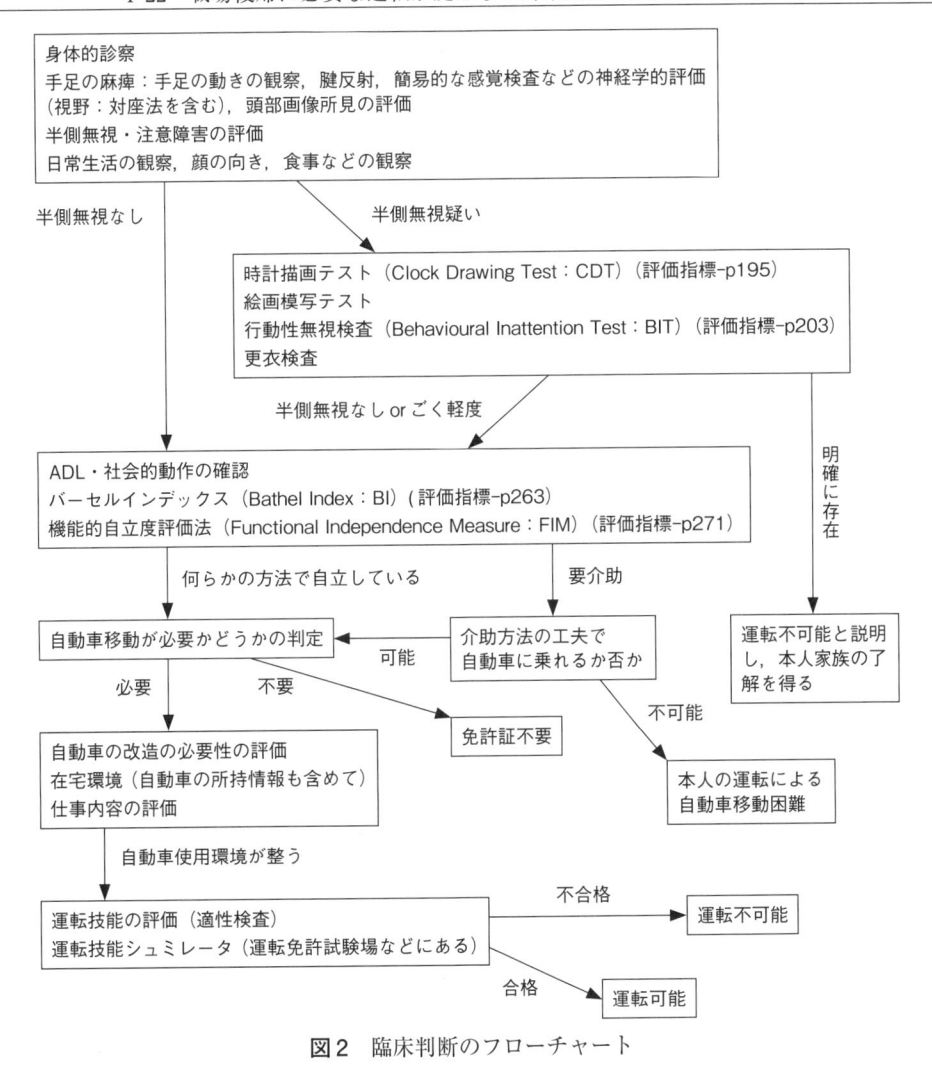

```
ADL・社会的動作の確認
バーセルインデックス（Bathel Index：BI）（評価指標-p263）
機能的自立度評価法（Functional Independence Measure：FIM）（評価指標-p271）
```

何らかの方法で自立している / 要介助

- 自動車移動が必要かどうかの判定 ← 可能 ― 介助方法の工夫で自動車に乗れるか否か
  - 必要 / 不要（免許証不要）
  - 不可能 → 本人の運転による自動車移動困難

明確に存在 → 運転不可能と説明し，本人家族の了解を得る

```
自動車の改造の必要性の評価
在宅環境（自動車の所持情報も含めて）
仕事内容の評価
```

自動車使用環境が整う ↓

```
運転技能の評価（適性検査）
運転技能シュミレータ（運転免許試験場などにある）
```

不合格 → 運転不可能
合格 → 運転可能

図2 臨床判断のフローチャート

表1 本例に関わるリハビリテーション専門職の役割

1. 医師：リハビリテーション科医，神経内科医，他
   診断，予後予測，種々の知的機能評価の必要性の判断，本人・家族への病状の説明
2. 理学療法士，作業療法士，臨床心理士
   高次脳機能障害（半側無視・病態失認など）の評価，
   運転技能のための運動機能の評価・実践的練習，自動車改造の紹介・指導
3. 看護師，保健師
   日常生活動作における高次脳機能障害の評価
4. ソーシャルワーカー
   会社との仕事調整，障害年金など他の収入源の検討
5. その他
   警察，陸運局，運転免許試験場の各担当者
   運転技能の適正な判断と疾患・障害の把握

1. 疾病・障害の特性と理解

本例の脳梗塞の責任病巣である中大脳動脈の末梢皮質枝は頭頂葉などを栄養しており，その部位の梗塞は頭頂葉の症状を呈する．そのため，左半球損傷では失語症[1]，観念運動失行や観念失行，Gerstmann症候群[2]，右半球損傷では左半側無視[3]，病態失認，着衣失行などをきたすことがある．

2. 臨床判断のポイント

自動車の運転においては，左半球損傷でも右半球損傷でも，自動車の運転に際しては，大きな問題となることも多い．障害者を扱う立場からは行動範囲が自動車の運転によって格段に拡大され，可能であれば運転してほしいと思うものである．しかし，自動車の運転は社会的には「業務」となり，責任を常に負わなければならず，便利である反面，事故などの重大な問題も生じやすいことを念頭において，観点を変えて医療者はより慎重に判断しなければならない．

3. 臨床判断の流れ

外傷や疾病罹患後に運転免許の更新をする際は，運転に差支えがないか否かを調べる必要がある．各住居地の運転免許試験場では，身体障害者に対して適性検査が行われている．

しかし，運転免許試験場で行われる検査内容は，視野の検査であったり，ハンドルが回旋できるかブレーキが踏めるかなど身体的な運転技能であることが多い．そのため，失語症や半側無視など単なる運動感覚障害にとどまらない障害には十分対応していない現状があるので，医療者は十分配慮して判断する必要がある．

来院する対象者は障害発症前から自動車免許を持っているので，臨時適性検査を受けることになる．

混雑した道路，閑散とした農道など，運転する環境によって異なると思われるが，原則として，運転免許はどこでも運転できることが前提となるので，厳重なる判断を行う．

主な高次脳機能障害と自動車運転との関係を表にした．

これらの詳細な評価を行い，自動車の運転という社会的責任が負えるかどうかを判定していく．やみくもに許可したり，逆に禁止することは，本人の行動範囲とQOLを制限することにつながると思われる[4]．

自動車の運転を医療者側から禁止しても，法的拘束力はない．あくまでも本人の自己責任の範囲で運転するかどうかは決定される[5]．

運転免許試験場でも運転技能に問題がなければ，高次脳機能障害などの正確な判断はできないので，検査さえ通過してしまえば運転免許は許可される．しかし，この対象者は運転に支障があると判断した場合は，医療者はカルテなどに禁止した旨を記載するとともに，リハチームで統一して対応することも重要なことである．黙認は許可と同意義であるので注意が必要である．

したがって，本例の場合は仕事復帰に必要不可欠とはいえ業務として自動車の運転をすることは事故などにも直結することなどをよく説明する．その上で，会社側と話を進め，自動車を使わ

表2 高次脳機能障害と自動車運転時の問題点

高次脳機能障害	運転時の問題
失語症	Broca（ブローカ）失語：理解度は高く見えるが，言語理解は低下しており，運転時のスピードで標識や看板などの理解ができるかどうかは疑問． 失名詞失語：ブローカ失語同様，理解度は比較的高く，自動車のスピードと安全性との兼ね合いで考える． Wernicke（ウェルニッケ）失語：見た目にはとりつくろうように思われるが，言語処理能力は低く，自動車の運転は問題． 全失語：社会的な責任も負えず無理．
観念運動失行 観念失行	自動車運転装置の操作に間違いが生じることがありうる． 疲労時とか緊張時にはさらに出現しやすくなる．
Gerstmann（ゲルストマン）症候群	デジタル化されたメータや標識，自動車のナンバーなどの見間違いなどが生じ，運転に支障が生じる．
半側無視	机上検査では出現しなくても，動的な状態であるとか，疲労時や緊張時には出現することも多く，検査で少なくとも認められれば困難．ただ，病識もなく勝手に自動車を運転することがあるので注意が必要である．さらに，粗雑な面や多弁なところもあり，集中力の低下などが出現しやすくトラブルを起こすことも多い．自動車を業務として用いる職業は困難．
前頭葉障害	意欲の低下が伴うと集中力，耐久性に欠け，自動車を用いるような仕事は困難．感情の起伏も大きく興奮しやすさもあることがあるので注意が必要．

なくてもできる仕事内容に配置転換を進めるのが良いと思われる．

引用文献

1) 岡本五十雄，他：失語症患者の車の運転 Wernicke失語例の検討を含めて．総合リハ 19；823-828，1991．
2) 村山幸照，他：Gerstmann症候群に対するリハビリテーションの試み．認知リハビリテーション 2003；83-89，2003．．
3) 岡崎哲也，他：半側空間無視症例に対する自動車運転適正評価．臨床リハ別冊　高次脳機能障害のリハビリテーション Ver.2；299-301，2004．
4) 長谷川純，他：運転免許更新適性検査で適性判断不能とされた失語症の1症例への援助．聴能言語学研究：19；187，2002．
5) 橋本圭司，他：脳血管障害者の自動車運転　医学的問題点と運転許可の指標．OTジャーナル 36；8-14，2002．

（前田眞治）

4-23 外来でフォロー中のスポーツ傷害の事例

事例

22歳男性，社会人実業団硬式野球部に所属する右投げの主力投手．約10カ月前より投球時に右肩痛出現，鎮痛薬服用しながら試合にも参加するが，疼痛増強し野球を中断，右投球障害肩の診断にて理学療法開始．約4週間の理学療法で疼痛改善し，練習開始さらに4週後に試合にて投

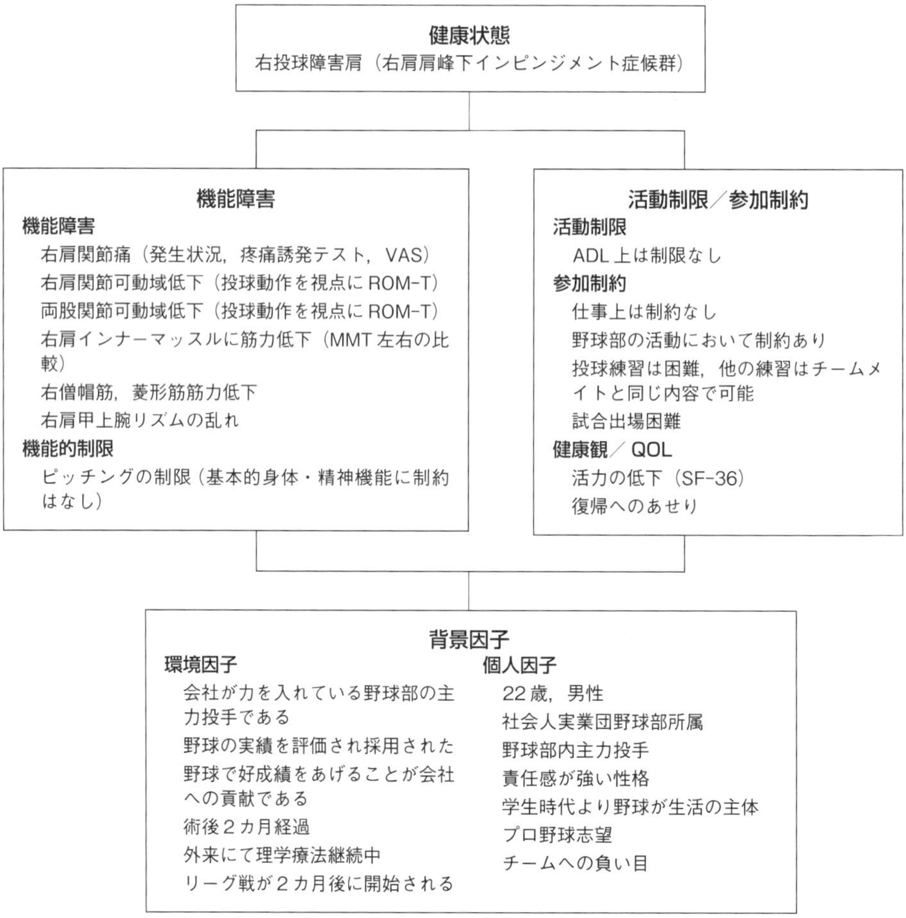

```
                    健康状態
        右投球障害肩（右肩肩峰下インピンジメント症候群）
```

機能障害
- 機能障害
  - 右肩関節痛（発生状況，疼痛誘発テスト，VAS）
  - 右肩関節可動域低下（投球動作を視点に ROM-T）
  - 両股関節可動域低下（投球動作を視点に ROM-T）
  - 右肩インナーマッスルに筋力低下（MMT 左右の比較）
  - 右僧帽筋，菱形筋筋力低下
  - 右肩甲上腕リズムの乱れ
- 機能的制限
  - ピッチングの制限（基本的身体・精神機能に制約はなし）

活動制限／参加制約
- 活動制限
  - ADL 上は制限なし
- 参加制約
  - 仕事上は制約なし
  - 野球部の活動において制約あり
  - 投球練習は困難，他の練習はチームメイトと同じ内容で可能
  - 試合出場困難
- 健康観／QOL
  - 活力の低下（SF-36）
  - 復帰へのあせり

背景因子
- 環境因子
  - 会社が力を入れている野球部の主力投手である
  - 野球の実績を評価され採用された
  - 野球で好成績をあげることが会社への貢献である
  - 術後2カ月経過
  - 外来にて理学療法継続中
  - リーグ戦が2カ月後に開始される
- 個人因子
  - 22歳，男性
  - 社会人実業団野球部所属
  - 野球部内主力投手
  - 責任感が強い性格
  - 学生時代より野球が生活の主体
  - プロ野球志望
  - チームへの負い目

図1 ICF からみた臨床判断のポイント

4-23 外来でフォロー中のスポーツ傷害の事例

球するが,その後に右肩痛再発.MRI,ブロックテストの結果から右肩肩峰下インピンジメント症候群の診断にて鏡視下での肩峰下除圧術施行,現在術後約2カ月経過,キャッチボール開始し外来にて理学療法継続中.

図2 臨床判断のフローチャート

評価
- 疼痛(VAS)
  - 他動運動時に終末感を伴わない強い疼痛 → 安静・物理療法で経過観察後再評価
- 疼痛誘発テスト
  - impingement sign(+)
  - 筋抵抗テストでの疼痛
  - relocation test(+)
- 肩甲上腕関節不安定性
  - 下方・前方・後方
- 関節可動域(ROM-T)
  - 肩甲上腕関節制限
  - 下肢・体幹柔軟性低下
- 筋力(MMT,ダイナモメータ)
  - 腱板筋筋力低下
  - 肩甲骨周囲筋力低下
- 視診
  - 肩甲上腕リズムの乱れ
  - 筋萎縮

主体となる理学療法
- 肩甲上腕関節のストレッチ
- カフトレーニング
- 問題部位のストレッチ
- 問題筋の強化

投球動作の評価
- 投球フォームのチェック
  - 前腕回内チェック:下手投げ
  - 肩甲骨面のチェック:真横投げ
  - 体幹回旋のチェック:座位投げ
  - 体重移動のチェック:逆足投げ
- キャッチボール
- 遠投
- 投球

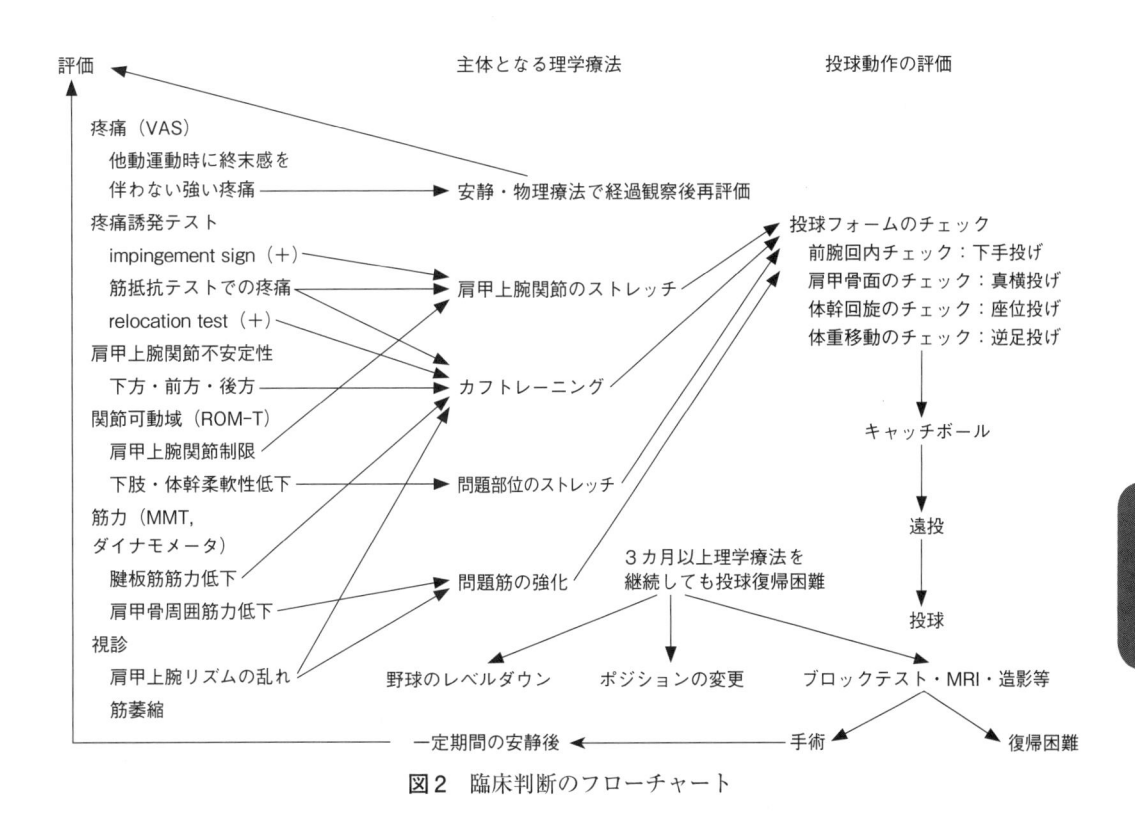

3カ月以上理学療法を継続しても投球復帰困難
- 野球のレベルダウン
- ポジションの変更
- ブロックテスト・MRI・造影等 → 手術 → 一定期間の安静後 → 評価
- 復帰困難

表1 本例に関わるリハビリテーション専門職の役割

1. 医師:整形外科医,スポーツドクター,(リハビリテーション科医)
   確定診断,説明と同意,予後予測,リハビリテーション処方,薬物療法,手術,術後管理
2. 理学療法士
   機能評価,運動療法,物理療法,投球フォームのチェック,投球指導
3. トレーナー,コーチ,監督
   現場での運動療法の継続,復帰に必要なトレーニング,状態を配慮した起用,コンディショニング

1. 疾病・障害の特性と理解

投球障害肩とは投球動作時に痛みや違和感を伴い思うようにボールが投げられない状態，つまり投球を障害する病変をもった肩の総称である．その病変は肩峰下滑液包炎，腱板炎，腱板損傷などによる肩峰下インピンジメント症候群，関節不安定症，関節内インピンジメント，関節唇損傷など多彩でありそれらが単独でまた複数で存在する．このように，投球障害肩はその原因が多様で複雑なため，その障害を定量的に評価する臨床指標は見当たらない．

2. 臨床判断のポイント

投球障害肩は肩の「使い過ぎ（over use）」だけでなく，フォームの破綻や技術不足によって肩に大きな負担をかけてしまう「誤使用（mal use）」も発生要因と考えられる．このことより，投球障害肩の理学療法評価では肩関節に負担のかからない投球フォームという視点から投球動作を評価する必要がある．また，投球動作は全身運動であるため，運動連鎖を乱し結果的に肩関節に負担をかけている要因が他の部位にないかをチェックすることも重要となる．投球障害肩に限らず競技レベルのスポーツ傷害の評価ではゴールをADLに設定する場合と違い，参加している競技種目に必要とされる筋力・関節可動域などを考慮し評価・判断を進めなければならない．

3. 臨床判断の流れ

①肩関節の問題：

肩ROMの測定時は肩甲骨を固定して肩甲上腕関節の可動性を主体にみる．健常野球選手では投球側の外旋可動域が増大し，内旋可動域が減少しており，これを考慮し外旋は通常のROM参考角度で判断せずに非投球側と比較する．内旋の減少は肩外旋筋や後下方関節包の伸張性低下に由来し，上方関節唇損傷，潜在的前方不安定性，二次性肩峰下インピンジメントの要因となると考えられているので，野球選手の特性であると片付けてはいけない．投球動作を念頭にROMに問題がある場合はストレッチによりその改善を図る．ROM測定時はその可動域だけでなく終末域での抵抗感と疼痛も重要な指標となる．終末感が無く強い疼痛が再現される場合は運動療法よりは安静が優先される．

肩の理学的テストは数多く，病態診断は医師の領域であるが，理学療法士もいくつかの理学的テストから原因部位を推定する必要はある．impingement signや腱板筋の抵抗テストの陽性は肩峰下関節や腱板での病変が疑われ，前・後・下方への不安定性テストの陽性は関節包，靭帯，腱板の機能不全を疑う．また，relocation testの陽性はinternal impingementを示唆する．肩の不安定症やinternal impingemntに対してはカフトレーニングなどで肩甲上腕関節を安定化させるべきである．

筋力は腱板筋と肩甲骨周囲筋を中心にMMTで評価するが，通常4以上なのでハンドヘルドダイナモメータを使用することでより客観性が得られる．また，上肢挙上時の肩甲上腕リズムの乱れに注意する．これらの問題に対しては肩甲骨周囲筋・インナーマッスル（inner muscle：腱板の筋）・アウターマッスル（outer muscle：肩甲上腕関節の運動に関わる腱板以外の筋）の協調

性に留意しながら筋力強化を行う．

②肩関節以外の問題：

投球障害肩を有する者の身体的特性として，肩関節以外の関節の運動制限，特に投球側の前腕回内制限，非投球側の股関節内転・内旋制限が指摘されており，下肢特に股関節のROMの評価も必要である．患部の安静期間でもこれらの問題に対しては対応可能であり，早期にストレッチなどを開始する．

③投球動作の問題：

ROM，筋力などが改善し，各種の理学的テストで疼痛の緩和が認められれば，投球動作の評価と指導を行う．われわれは以下のように4つの投げ方を行わせることで投球動作の問題点を抽出し，さらに投球指導にもその投げ方を利用している．

下手での投球：フォロースルーで前腕がきちんと回内しているかをチェックする．

真横への投球：肩甲骨が内転し上肢が肩甲骨面で振れているかをチェックする．

座位での投球：十分な体幹の回旋が行われているかをチェックする．

逆足での投球：投球側の足を前に出し，体重移動が非投球側の足（後足）に乗って投げているかをチェックする．次に足を左右に開き非投球側へ体重移動を行い投球し，上手く出来るようになったらキャッチボールを開始する．

投球障害肩の治療は一般的に保存療法（理学療法）が選択されるが，治療効果が得られない場合，ポジションの変更や参加レベルを下げることで野球が継続できるならばそれも一つの選択肢である．それらが困難な場合はMRI，関節造影，ブロックテストなどで責任病巣を明確にして可能であれば手術を行う．手術後はその方法により一定の安静期間の後，再度理学療法を再開する．

引用文献

1) 鈴木克憲：投球障害肩にみられる主な病態．関節外科 22：68-72，2003．
2) 岩堀裕介：診断のための理学所見のとり方－野球選手の肩のスポーツ障害を中心に－．関節外科 22：26-40，2003．
3) 山口光圀：運動機能からみた保存療法の選択とそのポイント．関節外科 22：83-89，2003．
4) 渡辺幹彦，他：投球障害肩における野球選手の身体特性．日本体育協会スポーツ医・科学研究報告 21：312-314，1997．
5) 川島敏生，他：肩・肘関節傷害に対するスポーツ理学療法．PTジャーナル 38：53-61，2004．

（川島敏生）

4-24 家事復帰を目標とした高次脳機能障害の事例

事例

発症から8カ月経過した，くも膜下出血後左片麻痺と右半球損傷に伴う高次脳機能障害を呈した30歳代の女性．左片麻痺は重度であるが，T字杖とAFO使用により実用歩行レベルであり，室内で狭い範囲であるならば，杖なしでの歩行も可能である．左手は廃用手であるがADLは片手動作にて自立している．高次脳機能障害としては軽度の左半側無視，汎性注意障害，構成障害，pacingの障害があり，IADLに影響を及ぼしている．

```
            ┌─────────────────────┐
            │       健康状態        │
            │     くも膜下出血       │
            │       高血圧         │
            │      高脂血症        │
            │        肥満         │
            └─────────────────────┘
                     │
      ┌──────────────┴──────────────┐
      │                             │
┌─────────────────────┐   ┌─────────────────────────┐
│     機能障害         │   │   活動制限／参加制約      │
│  機能障害            │   │  活動制限                │
│   左片麻痺（Brunnstrom stage）│   │   ADL遂行の制限（FIM）    │
│   左半身の感覚障害（SIASの感覚検査）│   │   家事技能の障害（家事動作評価・観察）│
│   高次脳機能障害（MMSE）│   │    整理整頓が難しい        │
│    左側不注意（BIT）   │   │    家事の計画・実行が難しい │
│    汎性注意障害（trail making test）│   │    調理が雑である         │
│    構成障害（Kohs立方体組合せテスト）│   │    一人での買い物が困難である│
│    Pacingの障害      │   │  参加の制約              │
│  機能的制限          │   │   公共交通機関の利用制限   │
│   左上肢廃用手（MFT）  │   │   外出の頻度・範囲の減少（IADL）│
└─────────────────────┘   └─────────────────────────┘
             │                       │
             └───────────┬───────────┘
                         │
            ┌─────────────────────┐
            │      背景因子        │
            │  個人因子            │
            │   家屋構造の不適応    │
            │   調理器具の不適応    │
            │   病状理解されている  │
            │   夫の協力が得られる  │
            │  個人因子            │
            │   外交的で前向きな性格│
            └─────────────────────┘
```

図1　ICFからみた臨床判断のポイント

4-24 家事復帰を目標とした高次脳機能障害の事例

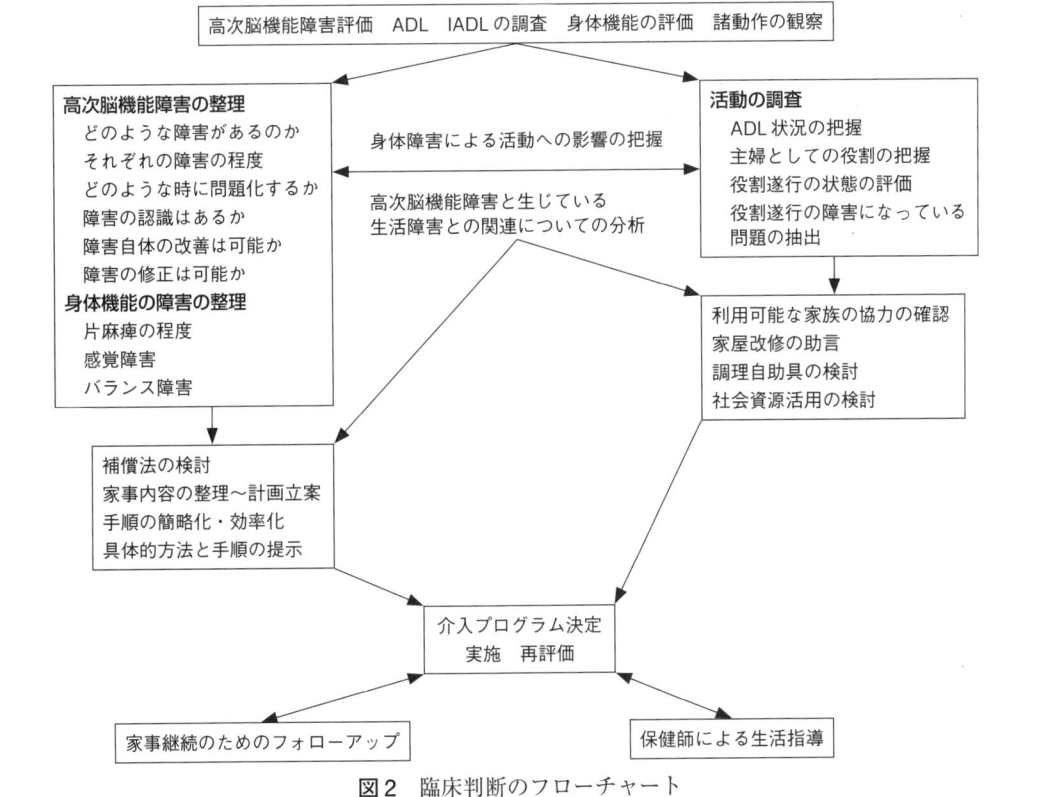

```
         高次脳機能障害評価  ADL IADLの調査  身体機能の評価  諸動作の観察
```

高次脳機能障害の整理
- どのような障害があるのか
- それぞれの障害の程度
- どのような時に問題化するか
- 障害の認識はあるか
- 障害自体の改善は可能か
- 障害の修正は可能か

身体機能の障害の整理
- 片麻痺の程度
- 感覚障害
- バランス障害

身体障害による活動への影響の把握

高次脳機能障害と生じている生活障害との関連についての分析

活動の調査
- ADL状況の把握
- 主婦としての役割の把握
- 役割遂行の状態の評価
- 役割遂行の障害になっている問題の抽出

- 利用可能な家族の協力の確認
- 家屋改修の助言
- 調理自助具の検討
- 社会資源活用の検討

補償法の検討
- 家事内容の整理〜計画立案
- 手順の簡略化・効率化
- 具体的方法と手順の提示

介入プログラム決定　実施　再評価

- 家事継続のためのフォローアップ
- 保健師による生活指導

図2　臨床判断のフローチャート

表1　本例に関わるリハビリテーション専門職の役割

1. 医師：神経内科医，リハビリテーション科医
   診断，高血圧，高脂血症の管理，全身管理，予後予測
   本人・家族への病状の説明
2. 理学療法士，作業療法士
   運動療法，高次脳機能障害の評価，家事動作練習，自助具の考案
   家屋改造指導，家族指導
3. 看護師，保健師
   栄養指導や健康管理へのアドバイス，家事遂行や生活上の問題の評価

1. 疾病・障害の特性と理解

　高次脳機能障害は，損傷された半球や部位によって症状が異なり，多種の症状が錯綜して障害として現れることが多い[1]．本事例は，くも膜下出血により左片麻痺を呈した症例であり，右半球損傷にみられる高次脳機能障害のうち汎性注意障害（選択性，集中性，転換性），軽度の左半側無視，構成障害，pacingが認められた．右半球の障害ではこの他にも運動維持困難（motor impersistence），病態失認などがみられることもある．左半球の損傷では失語，観念運動失行や観念失行などの高次脳機能障害が日常生活を妨げる要因となることがある．

2. 臨床判断のポイント

　「家事とは世帯を維持するためにされる仕事」といわれ，その内容としては炊事（調理），掃除，洗濯，縫い物・編み物，買い物，子どもの世話，家庭雑事など幅広い内容が含まれている[2]．そのため家事をこなすためには，このような活動を一日の中で効率よく順序だてて実施することが要求される．高次脳機能障害をもつケースの家事復帰を目指す場合，まずどのような高次脳機能障害が存在するのかを把握し，次にその障害の特性を理解し，障害が種々の家事動作自体に問題を起こしているのか，家事の計画・実行の部分に問題を起こしているのかを見極める必要がある．そして介入することによってそれらの家事が生活の一部として使えるようになる可能性があるかどうかを判断しなければならない．さらに家事を継続して行っていくためには，家族に本人のもっている障害について理解してもらい，失敗の許容，家事の分担をするなどの協力が不可欠であるため，家族や周囲の協力がどの程度得られるのかということも確認しておくことが大事である．

3. 臨床判断の流れ

　家事復帰を目指す場合，ADLは自立しているのか，家事を行うための移動の方法は確保できるのかなどが前提条件になってくる．家事においては洗濯物や，炊事の道具などを持って移動する必要があるため，杖を使わずに移動することができるくらいの歩行能力があることが望ましい．また上肢についても，主として使用する手が利き手なのか非利き手なのか，用具を使いこなせる技能はあるのか，または片手で操作するための技能や環境が獲得できているのかも確認し，家事遂行に問題がないか把握しておかなければならない．

　高次脳機能障害が重度であれば危険な失敗，事故の発生の可能性が大きいため家事動作練習の対象にはなりにくい[3]．したがって家事復帰の対象となるのは，自分の障害について認識することができ，ある程度技能があり，家事に伴う危険を察知してなんらかの対応を自らとれる認知能力があることが条件になる．

　左半球損傷による観念失行例の場合，系列的な手順が多くあり手順を追って道具を適切に使用しなければならない調理がもっともストレスを生じやすい家事であるといわれている[4]．このようなケースの調理技能を評価する場合，まず，卵を割ったり，野菜を切ったりなどのひとつひとつの動作ができるかを確認し，手順が簡単な単品料理から始め，徐々に手順の多いものを試み，

実行可能な調理技能の程度を判断する．

　右半球損傷による高次脳機能障害で左半側無視がある場合には左側にあるものに気づきにくかったり，同時に2つのことを行っているときに一方への注意がおろそかになったりするようなことが観察される．汎性注意の障害があると仕上がりが雑になったり，完成が不十分であったり，複数のことを並行して行うときに均等な注意の配分が難しくなったりする．構成障害がある場合，家屋内の整理整頓や料理の盛りつけなどが難しくなる．またpacingの障害があると，決められた時間を見越して活動にかける時間を配分し，計画をたてることが困難になり，一日の流れの中で効率的にひとつひとつの家事をきちんと仕上げることが難しくなる．右半球損傷の高次脳機能障害は障害の存在や程度をとらえることが難しいため，実際の日常生活や家事動作練習場面をよく観察することが大事で，どのような家事をどの程度任せられるのかを評価し目標設定をすることが必要である．

　家事動作は上述のように幅広い内容が含まれているため，高次脳機能障害をもっている本人にすべての家事を任せるのは不可能であることがほとんどである．したがって介入の方法を考える場合には，本人の家事練習だけでなく家族の協力，社会資源の活用を含めての家事のあり方を設定し対応していく必要がある．

引用文献

1) 清水　一：第3章　評価・治療・援助の実践過程（日本作業療法士協会・編「高次神経障害（作業療法学全書改訂第2版第8巻）」）．pp29-46，協同医書出版社，1999.
2) 寺山久美子：家事技能の自立に向けて．OTジャーナル26：730-736，1992.
3) 花岡寿満子：家事技能障害の障害別訓練法—女性脳卒中の場合．OTジャーナル26：861-867，1992.
4) 種村留美：援助法とその実際—脳血管障害（日本作業療法士協会・編「日常生活活動（作業療法学全書改訂第2版第10巻）」）．pp180-205，協同医書出版社，1999.

（首藤和弘）

4-25 外来通院中のパーキンソン病の事例

事例

7年前から歩行障害を伴った81歳無職の男性である．現在 Yahr 2〜3 で外来通院している．投薬は1日4回，午前2回夕方2回で調整している．歩行機能は10m歩行で13.33秒，片脚立位保持は左右ともに2秒であった．日常生活活動として，屋外歩行は独歩にて自立，階段昇降は手すり使用にて可能，起居動作は自立であるが，立位保持に不安を訴えていた．

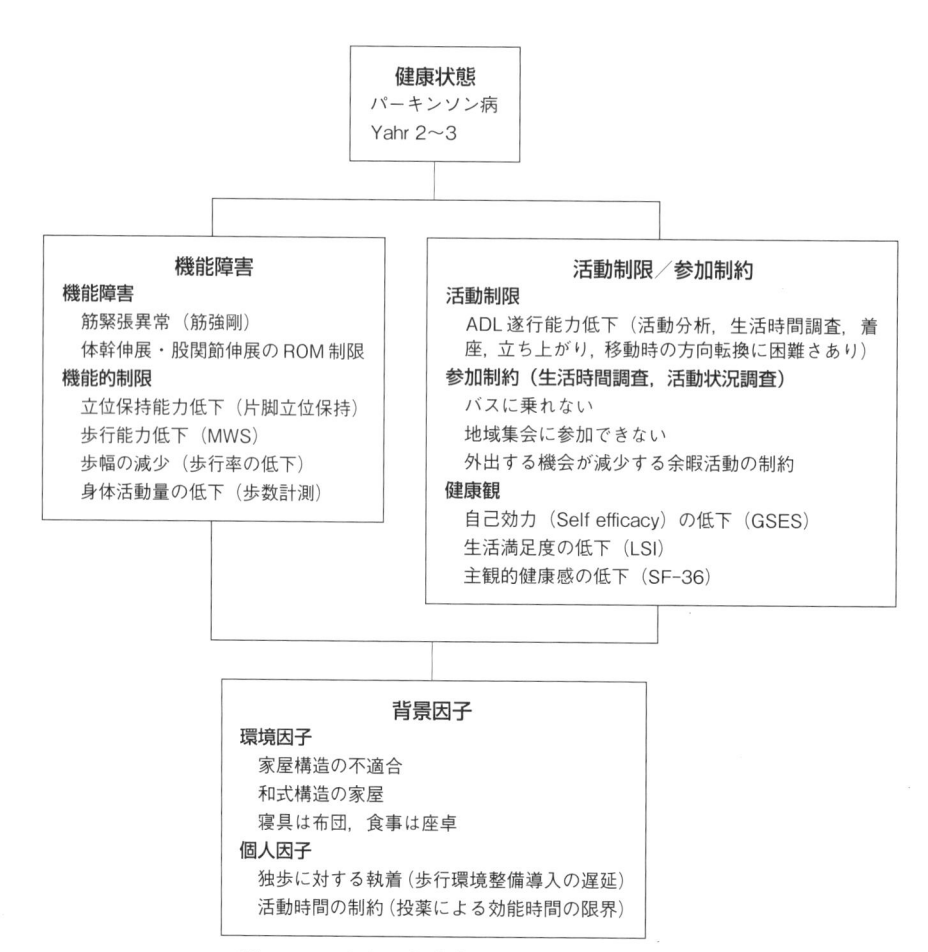

```
                    健康状態
                  パーキンソン病
                    Yahr 2〜3
              ┌────────┴────────┐
        機能障害                   活動制限／参加制約
   機能障害                    活動制限
     筋緊張異常（筋強剛）          ADL遂行能力低下（活動分析，生活時間調査，着
     体幹伸展・股関節伸展のROM制限    座，立ち上がり，移動時の方向転換に困難さあり）
   機能的制限                   参加制約（生活時間調査，活動状況調査）
     立位保持能力低下（片脚立位保持）   バスに乗れない
     歩行能力低下（MWS）          地域集会に参加できない
     歩幅の減少（歩行率の低下）       外出する機会が減少する余暇活動の制約
     身体活動量の低下（歩数計測）    健康観
                                自己効力（Self efficacy）の低下（GSES）
                                生活満足度の低下（LSI）
                                主観的健康感の低下（SF-36）
              └────────┬────────┘
                    背景因子
              環境因子
                家屋構造の不適合
                和式構造の家屋
                寝具は布団，食事は座卓
              個人因子
                独歩に対する執着（歩行環境整備導入の遅延）
                活動時間の制約（投薬による効能時間の限界）
```

図1 ICFからみた臨床判断のポイント

4-25 外来通院中のパーキンソン病の事例

介入
Yahr分類にそった介入と活動時間に即した介入計画を立案・実行する

検査・投薬状況・活動時間によって機能的状態を把握する

薬物療法
・被動性維持
・活動量の維持

被動性
関節可動域
筋力

活動量

栄養指導
摂食嚥下指導
コミュニケーション指導

理学療法による治療的介入
・関節可動域及び柔軟性の維持
・動作練習
　（特に着座，移動時の方向転換）
・バランス練習
　（特に立位時の重心移動）
・歩行練習
・フィットネストレーニング
呼吸機能の維持（胸郭拡張性の維持）

屋内移動
身辺処理

屋外活動
余暇活動

代償的介入
歩行補助具の使用

健康感

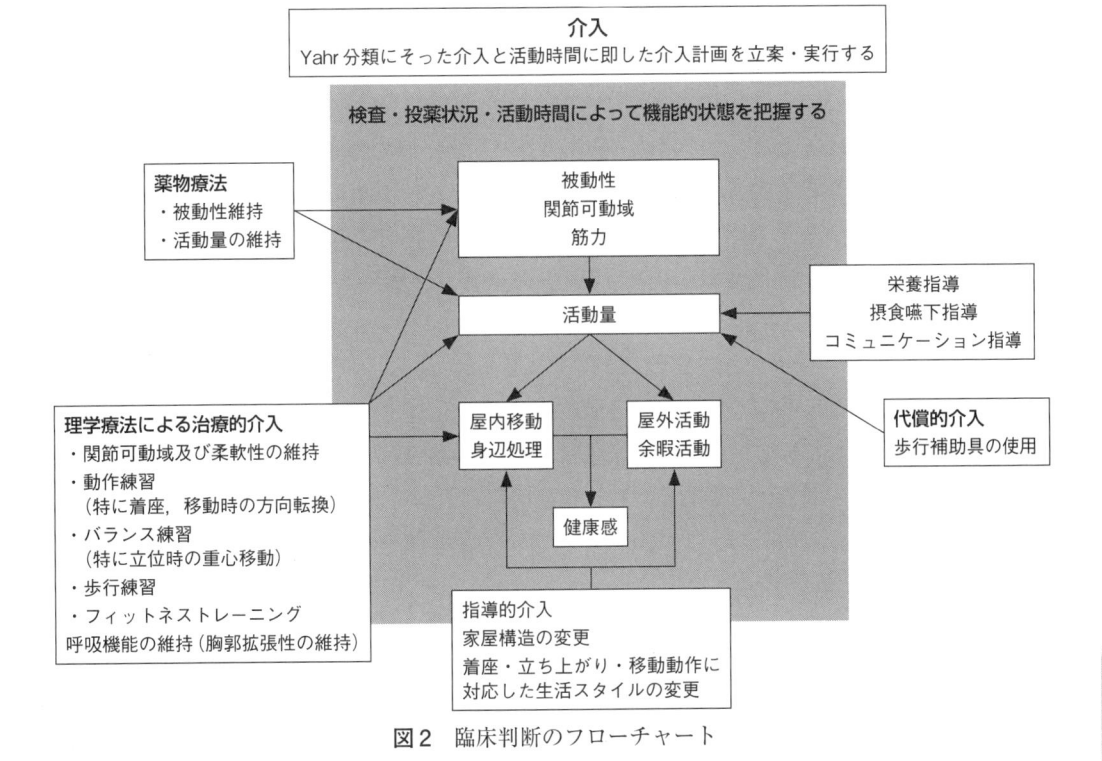

指導的介入
家屋構造の変更
着座・立ち上がり・移動動作に
対応した生活スタイルの変更

図2　臨床判断のフローチャート

表1　本例に関わるリハビリテーション専門職の役割

---

1. 医師：神経内科医，リハビリテーション科医，その他
   臨床診断，投薬コントロール，説明と同意（予後予測を含め），リハビリテーション処方，合併症の処置
2. 理学療法士，作業療法士，言語聴覚士
   運動療法，ADL練習，生活指導，家屋改造指導，コミュニケーション指導，ホームエクササイズの指導
3. 保健師，看護師，栄養士，社会福祉士
   在宅生活に関するケアおよび住宅改修に関するコンサルタント

外来

1. 疾病障害の理解

パーキンソン病は進行性であり，活動時間の狭小化と筋緊張異常を主体とする疾患である．ADLへの影響では，発症初期から変換運動障害による関節運動が制限され，次第に体幹回旋を伴う起居動作を中心に活動制限を受ける．特に寝返り，歩行時の方向転換，着座動作を中心に制限される．わが国における発症率は，人口10万人あたり50～100人の有病率となっている．発症時期は，50～60歳代がもっとも多く，いずれの年齢でも発症する．治療方法は，薬物療法とリハビリテーションが中心に進められるものの，リハビリテーションの開始時期は，Yahr 3から開始される場合が多い．

2. 臨床診断のポイント

外来中の症例に対して検査・測定・情報収集によって障害構造を明視化する．検査はADL状況を把握し，被動性の評価へと進める．特に投薬前後の活動時間別に動作分析を進めるとADL状況が把握しやすい．たとえば，トイレ動作について分析を進めると投薬前後で介助量が異なり，介助量の格差を把握することができる．

被動性の評価では四肢とADL状況を関連づけて進めると把握しやすい．上肢では大胸筋や上腕二頭筋を中心に評価し，着衣動作への影響を確認する．下肢では腸腰筋やハムストリングス，腓腹筋を中心に評価し，立位保持や歩行動作への影響を確認する．たとえば，腸腰筋の短縮および被動性の低下が生じていれば立ち上がり動作時の座面から足底への重心移動が不十分になることが多いので，被動性と重心移動に着目しながら評価を進める必要がある．体幹においては内腹斜筋や腹直筋を中心に評価し，立位と座位の姿勢観察と関連づけながら進める．立位時においては円背などの姿勢異常，座位姿勢においては仙骨支持による座位基底面への影響について確認する．著しく被動性が低下している場合，特に頸部硬直の状態では背臥位の姿勢観察が評価対象となる．体幹の被動性とともに胸郭の可動性も評価する．被動性低下に伴い胸郭の可動性も低下することが多く，パーキンソン病による筋緊張異常により拘束性呼吸器疾患を合併しやすい．したがって，胸郭の拡張性も評価し，早期に呼吸機能の維持改善に努める必要がある．このように上肢，下肢，体幹，胸郭に対する筋緊張異常について，動作および姿勢観察と関連づけて評価を進めることが重要である．

次に活動時間に関してのADLと関連づけて情報収集へと移行する．事例ではYahr 2～3の活動状況であり，bedridden（寝たきり）を予防するかが重要である．この病期の対象者に標準的ADL遂行に伴うON-OFF現象別のADL状況を評価する．また，生活の質と量の評価には生活時間調査や活動状況調査，歩数計測を行う．主観的健康感は包括的健康関連QOL（quality of life）尺度であるSF-36（medical outcome study 36-item shrt-form health survey）を利用する．薬物投与と活動時間の関係を把握する事により，薬物投与後にどの程度の時間で効果が出現し，持続的な効果が維持できるかを把握できる．

3. 臨床判断の流れ

　Yahr の分類を中心に活動別に判断するのが望ましい．Yahr 1〜2 であれば移動動作やトイレでの立ち上がり着座動作時の転倒予防に対して，バランス練習や柔軟性の向上による立ち直り反応などの姿勢制御維持が重要である．

　Yahr 3〜5 については，活動時間の維持と廃用の予防が重要である．介入のアプローチとして起居動作の障害と活動制限の程度から障害構造と乖離を把握する（図2）．特に，立ち上がり動作や歩行動作よりも早期に寝返り動作に介助を要し，糖尿病などの合併症によっては仙骨部周囲の褥瘡の治療が開始される場合もあるので注意したい．事例では初期進行期のバランス障害が前景となる時期であり，片脚立位時間の低下が顕著である．したがって，立位時の動的バランスの維持を目標に進める．特に着座動作や歩行時の方向転換に必要な重心移動は頸部と体幹の立ち直りが重要である（図1）．姿勢調節機構が低下する時期でもあり，頸部や体幹の可動域を確保することによる柔軟性の維持に注意する必要がある．緩解期で活動時間の狭小化が顕著に出現している時期には，胸郭および肩甲帯，骨盤周囲の可動性維持を中心に進める．特に胸郭と肩甲帯の可動制限は円背を助長するだけでなく，拘束性の換気機能障害を悪化させる危険がある．したがって，大胸筋や肋間筋の柔軟性に対して注意を払う必要がある．

引用文献

1) 東　利雄，木原　薫，他：パーキンソン病患者の体力特性とその測定方法．理学療法 22：173-185，2005．
2) 三上真弘・編：リハビリテーション医学テキスト．pp188-194，南江堂，2005．
3) 鈴木修一，中島雪彦，他：パーキンソン病の地域支援について．OT ジャーナル 39：137-143，2005．

〈付録〉

　セルフ・エフィカシー：ある行動を起こす前に個人が感じている「自己遂行可能感」．「自分にはこのようなことがここまではできる」という考えを示す．

　GSES の目的は，個人が一般的にセルフ・エフィカシーをどの程度認知する傾向にあるかという，一般的なセルフ・エフィカシーの強さを測定するもので，16項目の行動特徴に関する質問項目で構成されている（例：「何か仕事をするときは，自信をもってやるほうである」「過去に犯した失敗やいやな経験を思い出して，暗い気持ちになることがよくある」「友人よりすぐれた能力がある」「仕事を終えた後，失敗したと感じることのほうが多い」「人と比べて心配性なほうである」など）．質問には「Yes」または「No」の2件法で回答を行い，得点範囲は0〜16である．高得点者ほどセルフ・エフィカシーが高いことになる．

　参考文献：坂野雄二，東條光彦：一般的セルフ・エフィカシー尺度作成の試み．行動療法研究，12：73-82，1986．

〔金子純一朗〕

4-26 自閉症ないしアスペルガー症候群の子どもへの支援の事例

事例

8歳のアスペルガー症候群児，特殊学級（情緒障害児学級）に在籍し，通常学級で部分的に授業を受けている．授業内容によって参加できないものがある．教師からは，学習の問題，対人関係の問題，情緒不安定，偏食などの問題が指摘されていた．

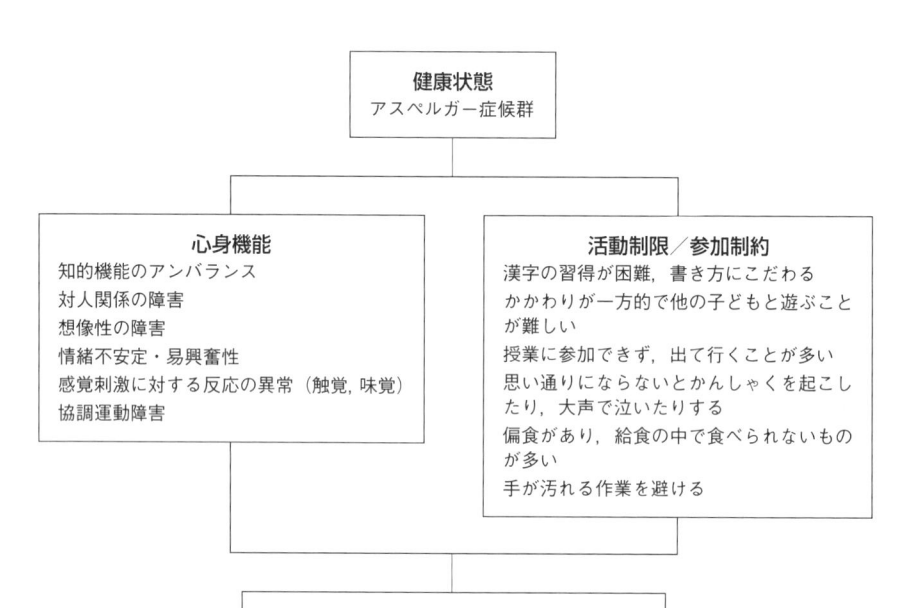

```
┌─────────────────────────┐
│      健康状態            │
│   アスペルガー症候群      │
└─────────────────────────┘
```

心身機能
- 知的機能のアンバランス
- 対人関係の障害
- 想像性の障害
- 情緒不安定・易興奮性
- 感覚刺激に対する反応の異常（触覚，味覚）
- 協調運動障害

活動制限／参加制約
- 漢字の習得が困難，書き方にこだわる
- かかわりが一方的で他の子どもと遊ぶことが難しい
- 授業に参加できず，出て行くことが多い
- 思い通りにならないとかんしゃくを起こしたり，大声で泣いたりする
- 偏食があり，給食の中で食べられないものが多い
- 手が汚れる作業を避ける

背景因子

環境因子
- 給食は本児の嫌いなものが多い
- 他の子どもは本児をいじめることはないが，協力的でもない
- 教師は個別に関わることができる
- 部分的に参加している通常学級は，騒々しい，授業は本児に合わせたものではない
- 今後，特別支援教育が導入される

個人因子
- 給食は食べないといけないことにこだわっている

図1　ICFからみた臨床判断のポイント

4-26 自閉症ないしアスペルガー症候群の子どもへの支援の事例

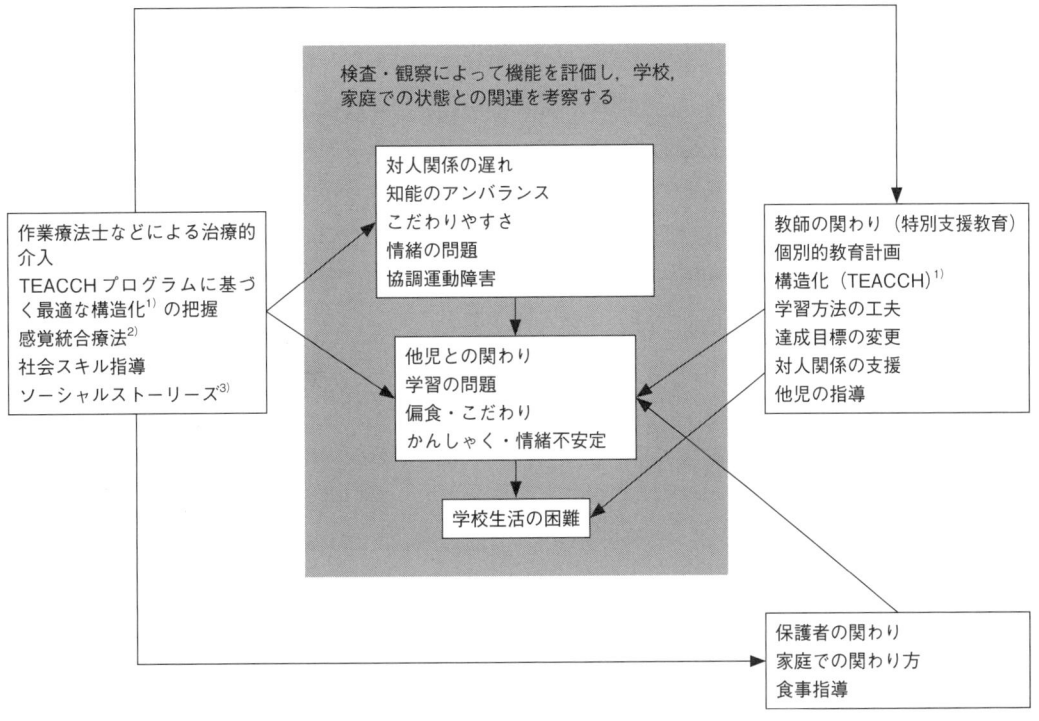

```
検査・観察によって機能を評価し,学校,
家庭での状態との関連を考察する

[対人関係の遅れ
 知能のアンバランス
 こだわりやすさ
 情緒の問題
 協調運動障害]

[他児との関わり
 学習の問題
 偏食・こだわり
 かんしゃく・情緒不安定]

→ 学校生活の困難

[作業療法士などによる治療的介入
 TEACCHプログラムに基づく最適な構造化[1]の把握
 感覚統合療法[2]
 社会スキル指導
 ソーシャルストーリーズ[3]]

[教師の関わり(特別支援教育)
 個別的教育計画
 構造化(TEACCH)[1]
 学習方法の工夫
 達成目標の変更
 対人関係の支援
 他児の指導]

[保護者の関わり
 家庭での関わり方
 食事指導]
```

図1 ICFからみた臨床判断のポイント

表1 本例に関わるリハビリテーション専門職の役割

---

1. 医師：小児科医,精神科医
   診断,予後予測,保護者へのカウンセリング,教師へのアドバイス
2. 作業療法士,言語聴覚士,臨床心理士
   感覚統合療法,学習のレディネスを育てる,適切な構造化[1]の把握,環境調整,保護者へのアドバイス,教師へのアドバイス
3. 教師
   子どもの障害に合わせた教育計画・学習方法の工夫,学校における構造化(TEACCH)[1]
   教育達成目標の変更,他児との対人関係の支援,他児への指導
4. 保健師
   早期発見と保護者指導,社会資源の紹介

地域・在宅

1. 疾病，障害の特性と理解

アスペルガー症候群は，脳の機能障害に基づく発達障害であり，自閉症と連続線上の障害であると考えられている．この障害は，知能や言語面の明らかな遅れはないのに，社会的相互作用の質的異常，限定的・反復的・固定的な行動・興味・活動のパターンを示すことが特徴である．外見上異常がみられないので，周囲の人から障害があることに気づかれず，行動や対人関係の問題が本人のわがまま，保護者の躾の問題と誤解されやすい．そのため，周囲から不用意に非難されたり，虐めを受けたりして二次障害が深刻化しやすい．知能が正常範囲であるにもかかわらず，社会性の障害のため，就労や自立生活が困難な例が多い．

2. 臨床判断のポイント

知能や言葉に明らかな遅れがないためにその障害の存在が気づかれにくい．家族など慣れ親しんだ人との対人関係では問題がみられないこともあるため，同年齢児の集団場面での情報が必要となる．そのため臨床判断には，教師や保育士の情報が有用である．その際，教師にアスペルガー症候群のスクリーニング質問票（ASSQ）[4]をつけてもらうと判断しやすくなる．さらに，集団場面を専門職が観察することが，精度の高い臨床判断につながる．

診察室においては，対人関係，コミュニケーション，行動・興味・活動を子どもとのやりとりの中で観察する．観察ポイントはDSM-Ⅳ（米国精神医学会）やICD-10（WHO）の診断基準にあげられている内容が基本となる．対人関係については，相互交流の中での質的異常をとらえる．関わりが一方的，感情表現が不適切，相手の気持ちをくみとることが苦手，場の空気が読めないなどの問題がないかみていく．コミュニケーションについては，イントネーションの異常や独特な声の調子，形式ばった言葉づかい，冗談・いやみなどが理解できない，話の内容が偏っているなどの言語面の質的な問題を評価する必要がある．そして，表情，身振り，視線など非言語コミュニケーションの理解・使用に異常がみられないか観察する．さらに興味の偏り，こだわり，多動，強迫的行動などがみられないか観察する．

アスペルガー症候群の子どもは他の人の気持ちをくみとることが苦手なことがあり，それが社会適応を阻害することもあるため「心の理論検査」を行う．著者は学齢児には『「心の理論」高次テスト（日本版）』[5-8]を使っている．

診断基準にはあげられていないが，運動面の不器用さ，感覚刺激への反応の異常なども多くのアスペルガー症候群児にみられる．感覚・運動機能について観察とともに日本版ミラー幼児発達スクリーニング検査（JMAP）[9]，南カリフォルニア感覚統合検査（SCSIT）[10]，日本感覚インベストリー（JSI-R：http://www.si-japan.net/jsi.html）を実施する．

知的機能にアンバランスがみられる子どもが多く，学習面に影響が出ていることが多いため，WISC-Ⅲ（臨床評価指標入門 pp167-171参照），K-ABC（心理・教育アセスメントバッテリー）などで認知機能を分析することも必要である．

なお，周囲の人の理解が重要であるため，親，教師，友人，その他，子どもをとりまく人が，障害についてどの程度理解しているか，どのような配慮をしているか確認する必要がある．

3. 臨床判断の流れ

最初の面接では，子どもの家庭，学校での様子を保護者から聴取する．そして，子どもと遊びを通して相互交流しながら評価を進める．この過程でアスペルガー症候群の特性が確認できることもあるが，軽度の障害である場合，1回の観察だけではわからないことがある．その場合，安易に問題なしとするのは危険である．学校での交友関係でもっとも問題が出やすいため，その状況を確認せずに判断することは避けなければならない．

面接の後，子どもが承諾すれば，面接・検査を行い，特性を把握していく．

子どもの特性が把握できたら，できるだけ早く保護者，教師にその情報を伝え，教師の関わり，他の子どもの関わりの変容を図ってもらう．ほとんどの場合，子どもは周囲の無理解と間違った対応により，問題が深刻化しているため，人的な環境調整が最優先課題となる．教師や子どもの対応を変えた後にどのように子どもが変容するかを確認して，再度教師に対応をお願いしていく．また，見通しが立たないことに不安がある子どもが多いためTEACCHプログラムの構造化を用いた支援[1] も教師に紹介する．このように学校の教師との連携が非常に重要なのがアスペルガー症候群児の支援の特徴である．

専門機関では，子どもの特性に応じて個別活動または小集団活動を実施し，社会スキルを育てる課題をとりいれたり，ソーシャルストーリーズ[3] などを用いて社会的意味理解を支援したりする．感覚・運動の問題が認められる子どもには感覚統合療法[2] を行う．

引用文献

1) 佐々木正美・監修：自閉症児のための絵で見る構造化．学研，2004．
2) Bundy et al：Sensory Integration Theory and Practice Second edition. FA Davis, 2002.
3) Gray C・編著（服巻智子・訳）：ソーシャルストーリーズ．クリエイツかもがわ，2005．
4) Gillberg（田中康雄・監修）：アスペルガー症候群がわかる本．明石書店，2003．
5) Itoh M et al：Development and sex differences in social communication from primary school to adolescence: Formulation of an advanced test of theory of mind, Japanese version. Bulletin of Health Sciences Kobe 19：63-79, 2003.
6) 伊藤斉子，他：学齢期の健常児と高機能広汎性発達障害児における心の理論の高次テスト（日本版）における比較．脳と発達36（総会号）：S203，2004．
7) 伊藤斉子，他：「心の理論」高次テスト（日本版）における健常児と高機能広汎性発達障害児との比較．脳と発達（印刷中），2006．
8) 伊藤斉子，他：「心の理論」高次テスト（日本版）のコンピューター・ソフト開発―健常者を対象とした検査の妥当性に関する研究―．作業療法24（特別号）105，2005．
9) 土田玲子，他：日本版ミラー幼児発達スクリーニング検査とJMAP簡易版．パシフィックサプライ，2003．
10) Ayres AJ：Southern California Sensory Integration Tests. Western Psychological Services, 1972.

〈付録〉

1. 高機能自閉症スペクトラム・スクリーニング質問紙（ASSQ）

ASSQ は Ehlers & Gillberg（1993），Ehlers, Gillberg, & Wing（1999）によって作成・研究された高機能自閉症やアスペルガー症候群のスクリーニング質問紙である．親または教師が評定するための高機能自閉症やアスペルガー症候群の子どもにみられることの多い特性に関する27項目（例：共感性に欠ける，親友がいない）によって構成されている．対象年齢は7～16歳である．ASSQ の日本語訳版[4]が紹介されている．

評価では，質問項目に親または教師に，はい（2点），多少（1点），いいえ（0点）の3段階で回答してもらう．その合計得点で，自閉症スペクトラムの可能性を判定する．

2.「心の理論」高次テスト（日本版）（伊藤ら）[5-8]

伊藤ら[5]が，子どもが相手の気持ちを推察する能力を評価するために作成したワークブック形式のテストである．小学1年生から中学3年生の健常児1,204名を対象に標準化し，本テストの妥当性が確認されている．本テストは高次の「心の理論」機能のうち，10課題（嘘，直喩，ふり，反対の感情，見かけと現実，隠喩，罪のない嘘，冗談，説得，皮肉）の言外の意味の理解能力について評価できる内容となっている．所要時間は20分程度．長所は，回答の質的側面についても検討できる点である．高機能広汎性発達障害の補助診断法として有用であることも確認されている[6,7]．さらに，伊藤ら[8]は，臨床場面で容易に実施できるコンピューターソフト版を開発中であり，市販化に向けてデータを収集している．

検査では，まず，図のような「心の理論」を必要とするやりとりを描いた2コマ漫画とその説明文を被検児に読ませる．次に子どもにそのストーリーの内容について質問し，記述または口頭で自由に答えさせる．下位課題「罪のない嘘」（図）では，「どうしてミツオ君はおじいちゃんに"おとうとはびょうきでこられなくなったの"と言ったのですか？」という質問に対する回答について，登場人物の心の状態を推測した回答か即物的な回答か，課題の作成意図である「罪のない嘘」に適合する回答か否かを検討する．これによって「心の理論」機能について質的に評定

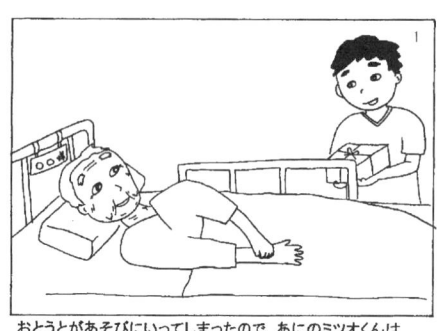

おとうとがあそびにいってしまったので，あにのミツオくんはひとりで おじいちゃんのおみまいにいきました．

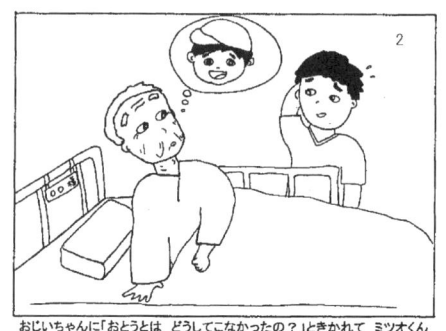

おじいちゃんに「おとうとは どうしてこなかったの？」ときかれて ミツオくんは「おとうとは びょうきで こられなくなったの」と こたえました．

し，回答の正誤を採点する．

（「心の理論」高次テスト（日本版）入手先：〒530-0043 大阪市北区天満 1-17-3 大阪リハビリテーション専門学校 伊藤斉子 FAX 06-6354-8887 / E-mail：m.nature@nifty.com）

3. 日本版ミラー幼児発達スクリーニング検査（JMAP）[9]

日本版ミラー幼児発達スクリーニング検査（Japanese version of Miller Assessment for Preschoolers：JMAP）は，Miller Assessment for Preschoolers（MAP）の日本での再標準化版である．2歳9カ月から6歳2カ月が対象で，従来の発達検査で見逃されてきた中～軽度の発達の遅れを拾い出せるように配慮されている．この検査は認知・言語検査のみでなく，写真1や写真2のような感覚－運動検査が含まれている点が特徴であり，これらが従来の発達検査で見逃されていた軽度の発達の遅れを発見することにつながっている．26の下位項目によって構成され，そのスコアを基に総合点と5つの指標すなわち，基礎能力指標，協応性指標，言語指標，非言語指標，複合能力指標のスコアが算出される．5パーセンタイルおよび25パーセンタイルの2つのカットオフポイントを用いて，子どもが発達上のリスクをもつのか，注意を要する状態か，標準域かを判断する．実施には30～40分を要する．

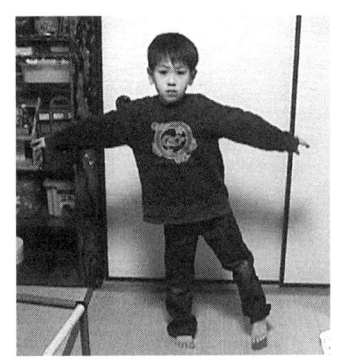

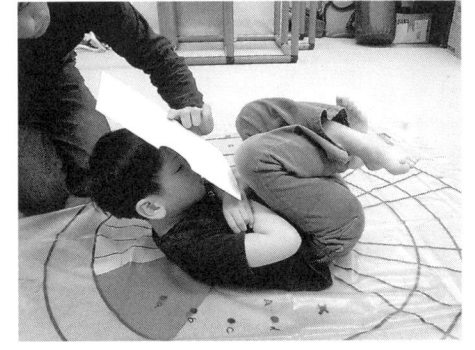

写真1）　片足立ち　　　　　　**写真2）　背臥位屈曲**

検査の実施に際しては，感覚統合学会が主催するJMAP講習会において実施方法を習得することが望ましい．

4. 南カリフォルニア感覚統合検査（Southern California Sensory Integration Tests：SCSIT）[10]

SCSITは，学習障害児などの感覚統合機能を評定するための検査である．対象は4～8歳の子どもで，日本での再標準化はなされておらず，米国の標準値を用いて評定する．視知覚，触覚などの体性感覚識別，平衡機能，運動機能などの検査項目がある．検査の結果は，子どもの感覚運動機能の問題を明らかにすることに役立つ．

検査の実施・採点・解釈には，感覚統合学会の主催する認定講習会に参加して検査技術，採点・解釈法を習得する必要がある．

（岩永竜一郎・伊藤斉子）

4-27 在宅療養中の筋萎縮性側索硬化症(ALS)者への訪問支援の事例

事例

53歳の男性,3年前に構音障害より発症し,両上肢筋力低下・嚥下障害が急速に進行し,1年後にALSと診断される.呼吸障害も出現しフェイスマスクによる非侵襲的換気が施行される.その後も進行し,1年前に気管切開による人工呼吸療法と胃瘻造設による経管栄養が施行され在宅療養に移行した.

```
健康状態
  筋萎縮性側索硬化症
  (厚生労働省特定疾患神経変性疾患調査研究班による重症度分類)
```

```
機能障害
  機能障害(狭義)
    肩・手指・足部のROM制限(ROM-T)
    全身の筋力低下(MMT)
    下肢伸筋の痙性(modified Ashworth scale)
    呼吸障害(自発呼吸時間,酸素飽和度,肺胞音,排痰状況)
    嚥下障害,発語障害(構音・発声障害)
  機能的制限
    ALS機能評価(ALSFRS-R)
      声以外の伝達方法(指文字,ジェスチャー,意思伝達装置使用)
      起き上がり・坐位保持困難,起立・歩行不可能
```

```
活動制限/参加制約
  活動制限
    ADL遂行能力低下(FIM,生活時間調査)
    ポータブルトイレや車いすへの移乗介助
    食事(経管食)や身の回り動作介助
    入浴全介助(訪問入浴を利用)
  参加制約
    外出困難(IADL)
      リクライニング車いすに人工呼吸器と吸引器やバッテリー等を携帯する
      最低2人以上の人手が必要
    仕事不可能(建築関係)・交流範囲の減少
    子供の行事に参加困難・余暇活動の制約
  健康観
    主観的健康観の低下(SF-36,ALSAQ-40)
    生活満足度の低下(LSI)
```

```
背景因子
  環境因子
    家屋構造の不適合
      借家・狭い室内や玄関
    介護者が少ない
      妻はパートの仕事をしているが介護には積極的・外出時は車の運転
    幼い2人の子供
      子供の育児
      経済的な負担
  個人因子
    近所の目を気にする
    パソコンでインターネット楽しむ
    子供の教育
```

図1 ICFからみた臨床判断のポイント

4-27 在宅療養中の筋萎縮性側索硬化症（ALS）者への訪問支援の事例

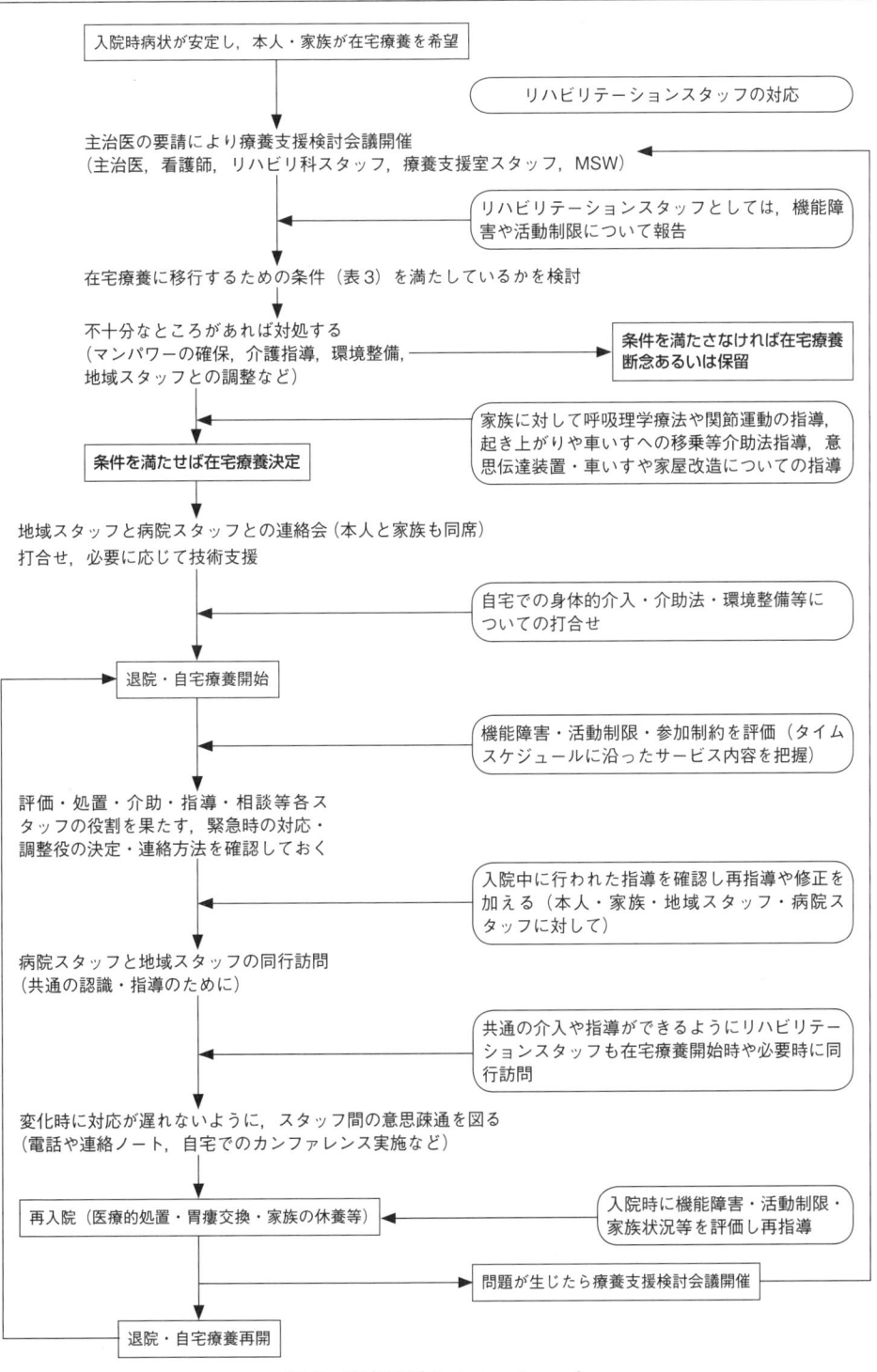

```
入院時病状が安定し，本人・家族が在宅療養を希望
            │
            ▼                        ┌─────────────────────────┐
主治医の要請により療養支援検討会議開催  │ リハビリテーションスタッフの対応 │
(主治医，看護師，リハビリ科スタッフ，    └─────────────────────────┘
 療養支援室スタッフ，MSW)
            │          ◄──── リハビリテーションスタッフとしては，機能障
            ▼                 害や活動制限について報告
在宅療養に移行するための条件（表3）を満たしているかを検討
            │
            ▼
不十分なところがあれば対処する                  ┌──────────────────┐
(マンパワーの確保，介護指導，環境整備，────────► │条件を満たさなければ在宅療養│
 地域スタッフとの調整など)                       │断念あるいは保留           │
            │                                 └──────────────────┘
            │          ◄──── 家族に対して呼吸理学療法や関節運動の指導，
            ▼                 起き上がりや車いすへの移乗等介助法指導，意
     ┌──────────────┐          思伝達装置・車いすや家屋改造についての指導
     │条件を満たせば在宅療養決定│
     └──────────────┘
            │
            ▼
地域スタッフと病院スタッフとの連絡会（本人と家族も同席）
打合せ，必要に応じて技術支援
            │          ◄──── 自宅での身体的介入・介助法・環境整備等に
            ▼                 ついての打合せ
     ┌──────────────┐
     │退院・自宅療養開始       │
     └──────────────┘
            │          ◄──── 機能障害・活動制限・参加制約を評価（タイム
            ▼                 スケジュールに沿ったサービス内容を把握）
評価・処置・介助・指導・相談等各ス
タッフの役割を果たす，緊急時の対応・
調整役の決定・連絡方法を確認しておく
            │          ◄──── 入院中に行われた指導を確認し再指導や修正を
            ▼                 加える（本人・家族・地域スタッフ・病院ス
病院スタッフと地域スタッフの同行訪問     タッフに対して）
(共通の認識・指導のために)
            │          ◄──── 共通の介入や指導ができるようにリハビリテー
            ▼                 ションスタッフも在宅療養開始時や必要時に同
変化時に対応が遅れないように，スタッフ間の意思疎通を図る   行訪問
(電話や連絡ノート，自宅でのカンファレンス実施など)
            │
            ▼          ◄──── 入院時に機能障害・活動制限・
     ┌──────────────────┐      家族状況等を評価し再指導
     │再入院（医療的処置・胃瘻交換・家族の休養等）│
     └──────────────────┘
            │          ────► 問題が生じたら療養支援検討会議開催
            ▼
     ┌──────────────┐
     │退院・自宅療養再開      │
     └──────────────┘
```

図2 臨床判断のフローチャート

第4章 事例にみる臨床判断過程

表1 本例に関わるリハビリテーション専門職の役割

	専門職	役割	訪問頻度
【病院スタッフ】	専門病院 神経内科医	人工呼吸器管理,胃瘻カテーテルの交換（半年に1回,入院にて）,全身管理,緊急時対応,コンサルテーション	月1回
	専門病院 保健師・看護師	全身管理,人工呼吸器回路交換,呼吸理学療法,スタッフの調整,コンサルテーション,家族の相談	週1回
	専門病院MSW	社会資源の説明と活用支援,家族の相談	適宜
	専門病院 リハビリテーション科医 理学療法士 作業療法士	身体機能やADLの評価,関節可動性・筋力・活動性維持のための練習や指導,呼吸理学療法,家屋改造や意思伝達装置・車いすなどの調整や指導,家族の相談,コンサルテーション	適宜,数カ月に1回
【地域スタッフ】	地域主治医（家庭医）	薬などの処方,気管カニューレ交換,全身管理,緊急時対応	週1回
	訪問看護ステーション 看護師（2カ所）	全身管理,ガーゼ交換,トイレ・入浴などADL介助,呼吸理学療法,家族の相談	週2回×2
	保健所看護師	全身管理,ガーゼ交換,洗髪,呼吸理学療法,家族の相談	週1回
	訪問看護ステーション 理学療法士 作業療法士	身体機能やADLの評価,関節可動性・筋力・活動性維持のための練習や指導,呼吸理学療法,家族の相談	月1〜2回
	介護福祉士	家事援助,身体介護（トイレ,入浴,吸引：専門病院での技術指導終了者のみ,マッサージなど）	毎日 5〜8時間
	マッサージ師	マッサージ	週2回
	訪問入浴業者	訪問入浴	週1回
	ケアマネージャー	社会資源の説明と活用支援,家族の相談,スタッフの調整	適宜
	保健所保健師	社会資源の説明と活用支援,家族の相談,スタッフの調整	適宜
	市障害福祉担当者	社会資源の説明と活用支援,家族の相談	適宜
	機器の業者	人工呼吸器,意思伝達装置,車いすなどの点検,修理など	適宜

1. 疾病・障害の特性と理解[1]

筋萎縮性側索硬化症（Amyotrophic Lateral Sclerosis：ALS）は，脊髄に主座をもつ神経変性疾患の一つであり，大脳皮質運動野から脊髄側索錐体路を下行する上位運動神経と脊髄前角や脳幹運動核から骨格筋へ向かう下位運動神経の両方が選択的かつ慢性進行性に変性脱落する運動神経疾患の一つである．原因は不明であり有効な治療法は確立されていない．

有病率は人口10万人当たり2〜7人で人種にかかわらずほぼ同程度である．男女比は約2：1でやや男性に多い，50〜60歳代の初発が大部分だが約10％は40歳以下で発病する．

初発部位は，上肢が50〜60％と多く，口腔内と下肢がそれぞれ20〜25％で次ぐ．まれに呼吸不全から発症することもある．症状は通常一側から始まり両側性になりやがて全身に及ぶ．2〜4年で呼吸不全が進行し，呼吸補助無しでは肺炎や窒息で生存困難となることが多い．

2. 臨床判断のポイント

ALSは全身の随意筋が進行性に筋力低下を起こす疾患であるが，機能低下の速度が非常に早い場合も多く，臨床判断を行ううえで注意しなければならないことがある（表2）．

全身の筋力低下を主体とした機能障害について評価し，それに伴う機能的制限を把握することが重要である．ALSFRS-Rは日本語版も大橋ら[3]により報告されているので活用できる．

訪問支援のためには，実際に生活する場面での評価が重要であり，入院中であっても，なるべくなら自宅を訪問しADL遂行能力や生活環境を調査する．また訪問支援には多くのスタッフが関わっているので各方面からの情報収集が必要である．

常に変化に敏感になり，見逃さないようにする．得られた情報は，調整役に連絡しスタッフ間で共通の認識をもち対策を検討することが大切である．

表2 ALSに対する臨床判断を行う上での留意点[4]

1. 全身性・進行性（全身の筋力低下の進行が速い）
2. 心理的側面に細心の注意をはらう（現実を生きる苦難と死を前にする苦難）
3. 疾患についての理解度（本人・家族がどのような説明を受けどのように理解しているか）
4. 会話が困難となり意思の疎通が不十分で精神的に追い込まれる
5. 疲労し易い（局所性・全身性）
6. 呼吸障害や嚥下障害により急変することがある

3. 臨床判断の流れ

在宅療養のための訪問支援は，在宅療養開始前の入院生活中に始まる．在宅療養成功の鍵は，どれだけ用意周到に準備できたかにかかっている．リハビリテーションスタッフは，支援スタッフの一員としての役割を担っている．患者本人の機能障害を分析し，活動制限や社会制約を軽減するための方策を立てる．患者・家族をはじめ多くの関わるスタッフからの情報を集めまた必要に応じて家庭訪問などで調査する必要がある．

入院中にできうる限り準備するが，過度に家族の負担を増やすことのないように，本人・家族の生活全体を見渡して適宜指導していく．

スタッフ間の意思疎通は非常に重要であり，中心となる調整役を決めておく必要がある．本事例の場合は，保健所保健師・専門病院療養支援室保健師・ケアマネージャーが常に連絡をとりあい調整役となっている．リハビリテーションスタッフは院内はもとより，地域リハスタッフとも連携を密にすることが大切である．なるべくなら同行訪問でお互いに面識ができると信頼関係が築ける．

在宅療養開始前には不安そうな家族も，生活が軌道にのるとやがて自信に満ちてくる様子を多く経験する．

表3 在宅療養に移行するための条件[2]

(1) 対象者・家族・介護者などの条件
　ア　病状が安定していること．
　イ　対象者・家族が在宅療養を希望していること．
　ウ　介護のマンパワーが確保できること．
　エ　家族らが基本的ケア能力を有していること．
　オ　自宅療養環境が整えられていること．
(2) 地域での受け入れの条件
　ア　専門医とかかりつけ医，訪問看護スタッフを確保し，医療提供体制がとれること．
　イ　地域での訪問看護，保健，福祉，介護保険などの支援体制が整備でき，連携できること（支援チームが組めること）．
　ウ　緊急時の体制が整備され，入院用病床が確保できること．

引用文献

1) 笠原良雄：筋萎縮性側索硬化症（丸山仁司・編「神経障害系理学療法学」）．医歯薬出版，p63，2005．
2) 東京都健康局：ALS患者在宅療養支援の手引き．2004．
3) 大橋靖雄，他：筋萎縮性側索硬化症（ALS）患者の日常活動における機能評価尺度，日本版改訂ALS Functional Rating Scale の検討．脳神経53：346-355，2001．
4) 加藤修一：筋萎縮性側索硬化症（東京都立神経病院・編「神経疾患エキスパート看護師マニュアル」）．ヴァンメディカル．p152，2002．
5) 山口拓洋，他：ALS特異的QOL尺度ALSAQ-40日本語版．脳神経56：483-494，2004．

〈付録〉

1. ALSの重症度分類

全身を6部位に分けた運動障害とADLの自立度から評価している．1〜5の6段階で，数値の大きいほど重症であることを示す．

表4　ALS重症度分類（厚生労働省特定疾患神経変性疾患調査研究班）

1：1つの体肢の運動障害，または球麻痺による構音障害がみられるが，日常生活，就労に支障はない
2：各体肢の筋肉（4）・体幹の筋肉（1）・舌・顔面・口蓋・咽頭部（1）の6部位の筋肉のいずれか1つまたは2つの部位の明らかな運動障害のため，生活上の不自由があるが，日常生活，就労は独力で可能
3：上記6部位の筋肉のうち3以上の部位の筋力低下のために，家事や就労などの社会的生活を継続できず日常生活に介助を要する
4：呼吸，嚥下，または座位保持のうちいずれかが不能となり，日常生活すべての面で常に介助を必要とする
5：寝たきりで，全面的に生命維持装置が必要である

2. ALSFRS-R（Japanese version）

ALSの機能評価尺度の日本版であるが，機能障害を上肢下肢機能・球機能・呼吸機能に分けて評価する．0〜4の5段階であるが，いずれも数値が小さい方が重度であることを示す．

3. ALSAQ-40（日本語版）[5]

ALSに特異的なQOL尺度として開発され，日本語版が作成された．
移動・ADL・嚥下・会話・情緒について40の質問に1〜5の5段階で答える．
数値の大きい方が重度であることを示す．

ROM：関節可動域（詳細は『評価指標』p31を参照）
MMT：徒手筋力検査（詳細は『評価指標』p47を参照）
modified Ashworth scale（詳細は『評価指標』p61を参照）
FIM：機能的自立度評価法（詳細は『評価指標』p271を参照）
IADL：手段的日常生活活動（詳細は『評価指標』p285を参照）
SF-36（詳細は『評価指標』p305を参照）
LSI：生活満足度尺度（詳細は『評価指標』p313を参照）

（笠原良雄）

4-28 コントロール不良の糖尿病者の在宅支援の事例

事例

　発症後15年のインスリン非依存性糖尿病をもつ65歳の男性．身長は160 cm，体重は60 kg．身体機能は本人の自覚を伴う筋力低下がある．糖尿病性網膜症はscott Ⅰレベル．腎機能障害，末梢神経障害ともに認めない．体幹屈筋群筋力はMMT3，股関節屈筋群筋力は4レベル．関節可動域に当該年齢比較上，制限を認めない．現在無職．身体活動量は低水準にあり，自宅ではほとんど背もたれ座位でテレビを見て過ごしている．アルコール飲酒は20歳から続いている．3カ月ごとに受診している病院での早朝空腹時血糖値は，ここ一年間で160 mg/dlを切ったことがない．最近，早朝空腹時血糖が，200 mg/dlを示した．HbA1cは8.2%であった．教育入院をせず自宅で血糖コントロールを希望し，インスリン注射への移行に強い抵抗を訴えている．SF-36では特にSFが低得点であった．

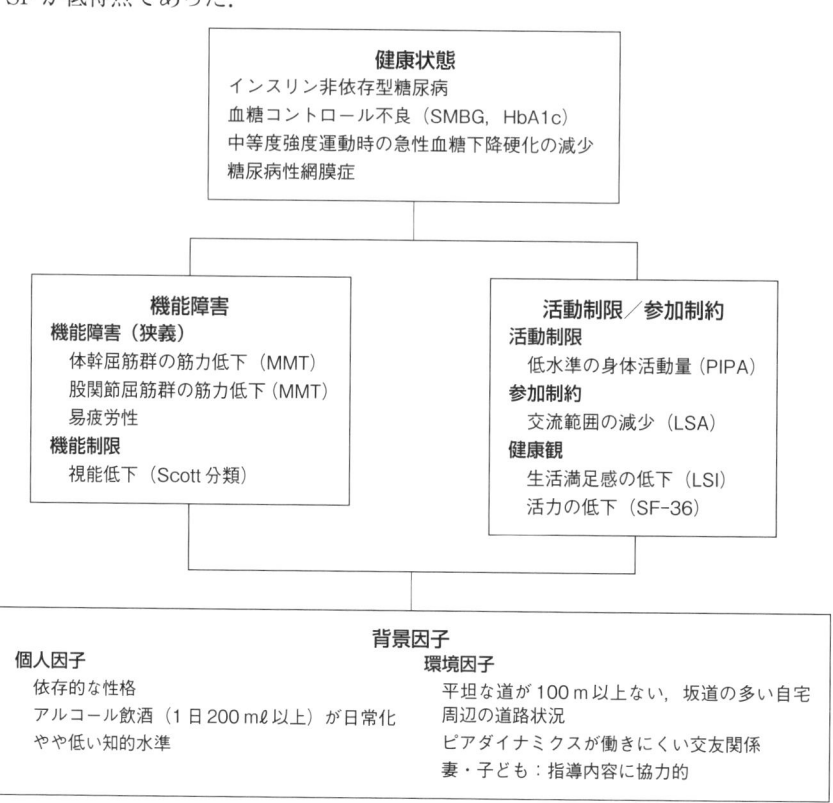

```
健康状態
  インスリン非依存型糖尿病
  血糖コントロール不良（SMBG，HbA1c）
  中等度強度運動時の急性血糖下降硬化の減少
  糖尿病性網膜症

機能障害
  機能障害（狭義）
    体幹屈筋群の筋力低下（MMT）
    股関節屈筋群の筋力低下（MMT）
    易疲労性
  機能制限
    視能低下（Scott分類）

活動制限／参加制約
  活動制限
    低水準の身体活動量（PIPA）
  参加制約
    交流範囲の減少（LSA）
  健康観
    生活満足感の低下（LSI）
    活力の低下（SF-36）

背景因子
  個人因子
    依存的な性格
    アルコール飲酒（1日200 mℓ以上）が日常化
    やや低い知的水準
  環境因子
    平坦な道が100 m以上ない，坂道の多い自宅周辺の道路状況
    ピアダイナミクスが働きにくい交友関係
    妻・子ども：指導内容に協力的
```

図1　ICFからみた臨床判断のポイント

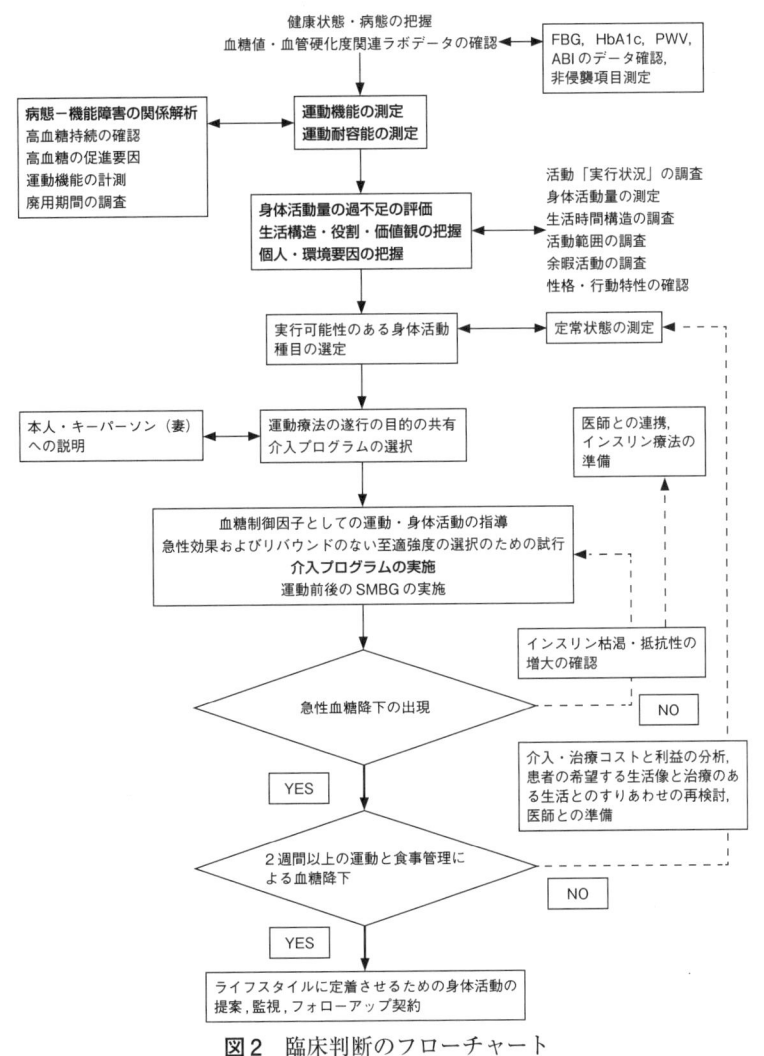

4-28 コントロール不良の糖尿病者の在宅支援の事例

図2 臨床判断のフローチャート

表1 本例に関わるリハビリテーション専門職の役割

1. 医師：内科専門医，眼科医，リハビリテーション科医，他
   確定診断，全身管理，薬物療法，臨床検査，食事療法処方，運動療法処方
   インスリン抵抗性，膵β細胞機能検査，治療指針の決定
2. 理学療法士
   運動機能，身体活動量測定（含む，運動負荷試験），運動療法指導，ADL指導，運動療法相談
3. 管理栄養士
   栄養調査，食事指導
4. 薬剤師
   薬剤指導，インスリン療法管理指導
5. 看護師：糖尿病専門看護師
   生活指導全般
6. その他

地域・在宅

1. 疾病・障害の特性と理解

糖尿病はインスリンによる細胞内での糖の利用が阻害されて血糖が正常値を越えて高くなり，血管障害が生じやすくなる疾患である．膵臓でインスリンが産生されなくなり，生体外からインスリンを注入（注射）しないと血糖が下がらないインスリン依存型と，インスリンは産生されているが細胞のインスリン受容体や細胞内の信号伝達過程の能力低下によりインスリンの利きが低下している非インスリン依存型の病態に分けられる．日本における発症分布は前者が10％以下に対し，後者が90％になっている．臨床症状は咽喉の渇き，易疲労などであるが，無自覚無症状であることも多い．糖尿病があると脳血管障害発症リスクは増加するといわれている．基本は食事療法と運動療法である．それらが無効なとき薬物療法，インスリン療法が採用される．

2. 臨床判断のポイント

治療計画の前に全体的な検査・測定・情報収集によって障害構造を明視化する（図1）．

計画は日常生活の中に運動療法が習慣化することを目的に立てる．ポイントは身体活動低下に関与する機能障害を明らかにし，改善の見込みを判断することと，病態改善を保障する運動生理学的メカニズムの発現を確認し，血糖降下の持続効果が得られる運動強度が保てる身体活動を決定することにある．

本症例では，生活時間構造の中で患者の社会的役割や自己実現において最も価値の高い活動として遠方の旧友訪問，母親の墓参りに焦点が絞られ，身体活動量としては1日2,100 kcalが必要と推定された．現在1,650 kcalの生活であり，これを埋めるためにも漸増的に運動と活動を行うことが必要という自覚を持たせることを目標とした．

また，食事療法（摂取カロリーの管理）が良好にもかかわらず，SMBG（Self Monitaring Blood Glucose）による運動前後の血糖下降効果がみられない場合には速やかな医師および関連職種との連携をとることにした（図2）．この場合に，主な要因には頻度の高いものから順に，インスリン抵抗性の増大，運動強度が強すぎる，運動療法持続時間が短すぎる（身体活動量が少ない），インスリン非依存型からインスリン依存型への移行（インスリンの枯渇状態）などが考えられた．理学療法指導の立場からは，まず設定運動強度と実行運動強度の誤りの有無を確認しながら，差が無い場合には，一度強度を下げて運動療法を実施しSMBGの測定を行わせた．この場合，Scott Iであったことから，低強度運動を行わせた．

病態の情報としてSMBGによる血糖値，HbA1c，総コレステロール値，中性脂肪値，HDLコレステロールを確認し悪化を認めなかった．血管病態の情報として脈波伝播速度（PWV），ABIを経時的に把握した．これらは特に問題なかった．

筋力低下，関節可動域は歩行能力を規定する因子として，また介入対象として重要である．さらに運動耐容能，体格指数（BMI）の算出，ウェストヒップ比は体重のコントロールに必須の情報である．本症例において目立った変化はなかった．

身体活動量は廃用症候群のリスクの有無を知ることができるので，運動耐容能の判定と併せて重要な情報である．

実際，在宅における運動耐容能の評価には3METs程度の活動種目を負荷に用い，運動前後の心拍数と血圧の変化から評価した．行動記録を基に姿勢と作業強度から身体活動量を推定する肢位強度法を用いた．身体活動量の水準は患者の平日の生活行動パターンが一定であったので，一日の身体活動量から判定した．血糖コントロールに必要な運動量は一日の身体活動量の10％を3等分したうえで朝昼晩の3回にわたり，毎食後30分時点で運動を行うように指導した．この時の運動強度はリズムに乗って繰り返し可能な全身運動による低強度定常状態運動（VO_2max 20～39％以下に該当）を行った．当該動作を2分間行わせ，定常状態が得られるか否かを判定する．安静時のパラメータの変動値の2倍以内の変動幅を基準に心拍数もしくは動作のリズムの定常化が得られたと判定した．本患者の場合，廃用に伴う筋力低下があり，自宅の周辺が坂道の多い環境であって自転車は使用できず，歩行も定常状態が得られるものの強度が高く中等度以上に該当することが多いため，低強度長時間運動としてハーフスクワットを指導した．
　また，すぐ横になって休まないように椅子を部屋の中に配置し，椅子に座る生活を勧めた．

3. 臨床判断の流れ

　指導後は運動療法が実施された場合，筋活動量の増加によってインスリン抵抗性が改善するのに伴って，易疲労感の軽減と運動耐容能の増加，筋力増強が得られる．その中で，本症例では前述した方法を可及的早期から用いて介入後の機能的状態の経時的変化を把握した結果，および早期から生活習慣の中で運動習慣が根づくように一日の身体活動量のシミュレーションによる遂行後の予測値を基に，身体活動量の増減を微調整していくことに成功したと思われる．身体活動量の低下が疑われ，血糖コントロール不良な状況では運動負荷後の血糖急上昇（リバウンド）現象を防ぐために低強度運動を行わせ，本人および家族のライフスタイルの中に椅子に座るライフスタイルと運動療法をとりいれた指導介入を行うことが必要である．

引用文献

1) 木村　朗：姿勢，作業強度，時間の組み合わせに基づき一日の身体活動量を推定する方法の開発と青年集団における妥当性．理学療法学31：147-154，2004.

〈付録〉

　PIPA（Position and Intensity Physical Activity）は，人の身体活動におけるエネルギー消費量を簡便に推定・計算した身体活動量である．身体活動を姿勢と作業（運動）強度，継続時間の組み合わせで表すことによって，当該身体活動のエネルギー消費量（Kcal）が算出される．この組み合わせは3姿勢と3強度，つまり3×3＝9通りの行列からなり，被験者の行動記録から（行動後）エネルギー消費量を求めることも可能であるし，行動前にセラピストが考えた動作のエネルギー消費量を推定することが可能（つまり可逆的なエネルギー消費量の推定量を計算）である．

（木村　朗）

4-29 脳血管障害者の在宅支援の事例

事例

脳出血を発病した62歳の男性．右片麻痺，失語症にて発病し，大学病院，リハビリテーション専門病院に入院（理学療法，作業療法，言語聴覚療法）し，半年後に退院．翌月から訪問開始．

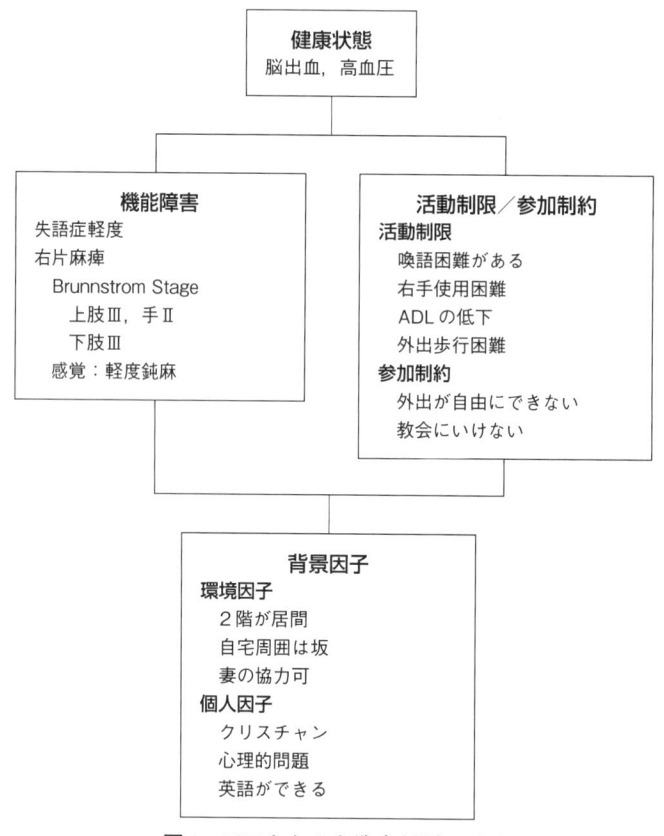

```
                    健康状態
                   脳出血，高血圧
                        |
        ┌───────────────┴───────────────┐
     機能障害                    活動制限／参加制約
    失語症軽度                     活動制限
    右片麻痺                        喚語困難がある
    Brunnstrom Stage                右手使用困難
      上肢Ⅲ，手Ⅱ                    ADLの低下
      下肢Ⅲ                         外出歩行困難
    感覚：軽度鈍麻                  参加制約
                                    外出が自由にできない
                                    教会にいけない
        └───────────────┬───────────────┘
                     背景因子
                    環境因子
                     2階が居間
                     自宅周囲は坂
                     妻の協力可
                    個人因子
                     クリスチャン
                     心理的問題
                     英語ができる
```

図1　ICFからみた臨床判断のポイント

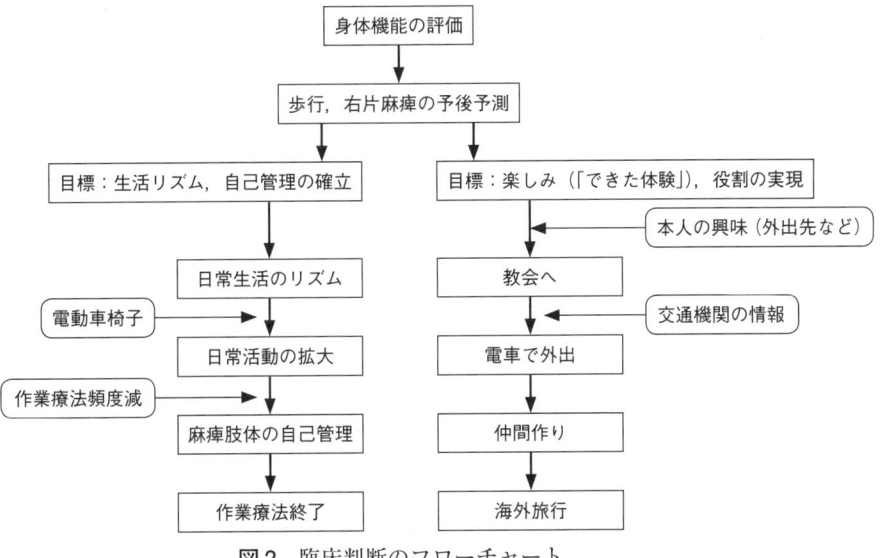

```
                身体機能の評価
                      ↓
           歩行，右片麻痺の予後予測
           ↓                    ↓
目標：生活リズム，自己管理の確立   目標：楽しみ（「できた体験」），役割の実現
           ↓                    ↓ ← 本人の興味（外出先など）
        日常生活のリズム            教会へ
電動車椅子 → ↓                    ↓ ← 交通機関の情報
        日常活動の拡大            電車で外出
作業療法頻度減 → ↓                 ↓
        麻痺肢体の自己管理          仲間作り
           ↓                    ↓
        作業療法終了              海外旅行
```

図2 臨床判断のフローチャート

表1 本例に関わるリハビリテーション専門職の役割

1. 医師：神経内科医，リハビリテーション科医
   全身管理，健康相談，社会参加の働きかけ，服薬管理
2. 理学療法士，作業療法士，保健師，社会福祉士
   上肢機能の改善，麻痺下肢の支持性向上，自主トレの確認・助言，麻痺肢体の自己管理，利き手交換の実践，外出方法の実践

地域・在宅

1. 疾病・障害の特性と理解

脳の機能は大きく高次脳機能と要素的機能に分けられる．高次脳機能は左右の役割が違い，代表的な機能として右利きでは左脳に言語中枢，右脳に身体・空間の認識中枢がある．要素的機能には運動機能と感覚機能などがあり，延髄で神経が左右交叉するため，脳の病巣部位と身体の部位は左右が逆である．

脳卒中の症状は病巣の部位，大きさにより失語症，左半側空間無視などの高次脳機能障害と片麻痺，構音障害などの要素的機能障害が出現する．予後に関しては，片麻痺は発病後数カ月～半年までの回復は著しいが，それ以降は一般的に鈍くなる．高次脳機能障害は半年～年単位で改善がみられることが多く，1年，3年，5年，7～8年，10年を考える．ただし，単に時間の経過ではなく，生活が充実し主体的な活動になっていることが重要である．

また，脳卒中は突然起きる病気でしかもさまざまな高次脳機能障害や要素的機能障害が持続し，生活の大変更を余儀なくされる．そのため，「治りたい」との思いから，病前の「健常時」を基準にして現在を比較していつまでも「よくならない」とうつ傾向になりやすい．それに対して，医療者は発病時を基準にして現在を比較して「よくなっている」という言葉を発しやすいが，言葉の使い方には慎重を要する．また，「こんな体になって惨め」と他人と会いたくなく閉じこもる傾向になる．家族は「健常者」で自分だけが「障害者」と思い孤独感を味わうときがある．このような複雑な心理状態で全体として「きわめて自信がない」状態が続き，主体的に行動することが困難であり，周囲からさまざまな提案をしても一歩がなかなか踏み出せないため，周囲も根気が求められる．われわれは第3者の立場で冷静に専門的に判断し「できる」と考えても，本人は初めての体験でかつ自信がない状態なので「できない」と思っていることが多い．そのため，実行に移す際，不安な内容の対策をたて，なかなか決断できない場合でも考える「間（ま）」をとり，結果としてだめでも再度時間をおいて提案する必要がある．提案内容は本人の趣味や興味を引き出しながらするが，「できない」と思っている本人は話さないことが多いから，自宅の様子や「できないと思っているような夢は何か」との問いをして引き出す．

ある程度気持ちが落ち着くのに3～5年かかるのは珍しいことではないと考える．

2. 臨床判断のポイント

失語症は喚語困難が軽度で日常生活には困らない程度であるが，本人は思ったように言葉が出ないときがあるという不自由さを実感している思いがいつもあることを周囲は念頭に置く．

右片麻痺は発病後半年経過してBrunstrom St. Ⅱ～Ⅲであるため，その後質的な改善（箸を持つ，装具が不要になるなど）は困難であり，上肢は利き手交換の実践，下肢は装具装着しての歩行の安定と歩行距離の延長を図る．感覚障害が軽度なため，外出歩行は練習すれば十分可能性がある．

本例の当面の目標は個人の因子から「教会に行く」「旅行がしたい」「英語を子どもに教えたい」などがある．環境因子として2階が居間であり，手すりなど検討を要する．

そして，「治りたい」という希望に関しては時間をかけラポールをとるのに並行して，外出を

実践し麻痺がある状態でもいろいろなことができるということを積み重ねるなかから「麻痺の改善には限界がある」ことを理解してもらう．

3．臨床判断の流れ

　自信がない状態で生活が始まり，自宅での生活リズムの確立が当初の関わりである．当ケースは手すりなどの改修は退院前に施行され，階段，室内歩行は可能のレベルであった．外出方法は坂があるため歩行では困難であり，電動車椅子を利用した．

　次に，日常生活に関して入浴以外は自力で可能であり，本人の療法に対する要望として右手の機能改善と療法をしないことによる「悪化の不安」が混在していたが，訪問作業療法の内容は上肢機能改善，麻痺下肢の支持性向上，自主トレの確認・助言などを通じて不安の軽減に努めた．

　外出先として教会へ行くことを目標にし，最初はなじみの教会より車椅子トイレがあり，段差が少ない教会を探して実行した．それをきっかけに少し自信がついたのか，近くの町へ電動車椅子で出かけた．その後弾みがつき，電車を利用して電動車椅子に乗ってさまざまな場所に出かけた．在宅生活10カ月後からはレストラン入り口などの手すりがない段差，小階段を想定して昇降動作を練習した．

　在宅生活1年後，作業療法を週1回から隔週の提案をするが，沈黙し，回答しなかった．そこで，「役割」をもって自分の存在意義を再確認してもらう目的で障害者・家族が自ら企画・運営をしているグループへ見学に行ってしばらくしてからグループの連絡係りを提案し，内諾を得た．この間月1回以上，近隣市街への外出を重ね，「トイレが気にならなくなる」との感想も聞かれた．また，クリスマスイブの礼拝にも行った．こうして生活圏が拡大した．

　そこで，在宅生活2年後に再び作業療法訪問の頻度を週1回から隔週に減らすことを提案して了承が得られ，その3カ月後には月1回の提案を了承された．それと同時に障害者・家族のグループ活動の開始に向けた活動を本格的に開始し，近所のレストランで準備会を開いた．そして，さらに5カ月後には東京の皇居まで4家族で出かけ，その後2～3カ月に1回出かけた．秋には，夫婦でフィジーまで別のグループで1週間出かけ，大きな自信になった．そして，在宅生活3年後には作業療法は終了にし，医師だけの訪問にした．

　作業療法訪問の頻度を減らし終了に至るまでには当事者の不安感が強く，われわれの予想より1年くらい長くかかった．

文献
1) 長谷川幹：地域リハビリテーション―あせらずあきらめず．岩波アクティブ新書，2002．
2) 内山　靖，小林　武，潮見泰蔵・編：臨床評価指標入門．協同医書出版社，2005．

（長谷川　幹）

4-30 HOT導入中の慢性閉塞性肺疾患者の在宅支援の事例

事例

慢性閉塞性肺疾患（chronic obstructive pulmonary disease：COPD）により在宅酸素療法（home oxygen therapy：HOT）を導入中の68歳の男性．3年前より労作時の呼吸困難を自覚し，精査によりCOPDの診断となる．低酸素血症の進行，呼吸困難の増強によって，1年前からHOT導入．在宅でのADLはほぼ自立しているが，呼吸困難が強く，洗髪などに一部介助を要する．

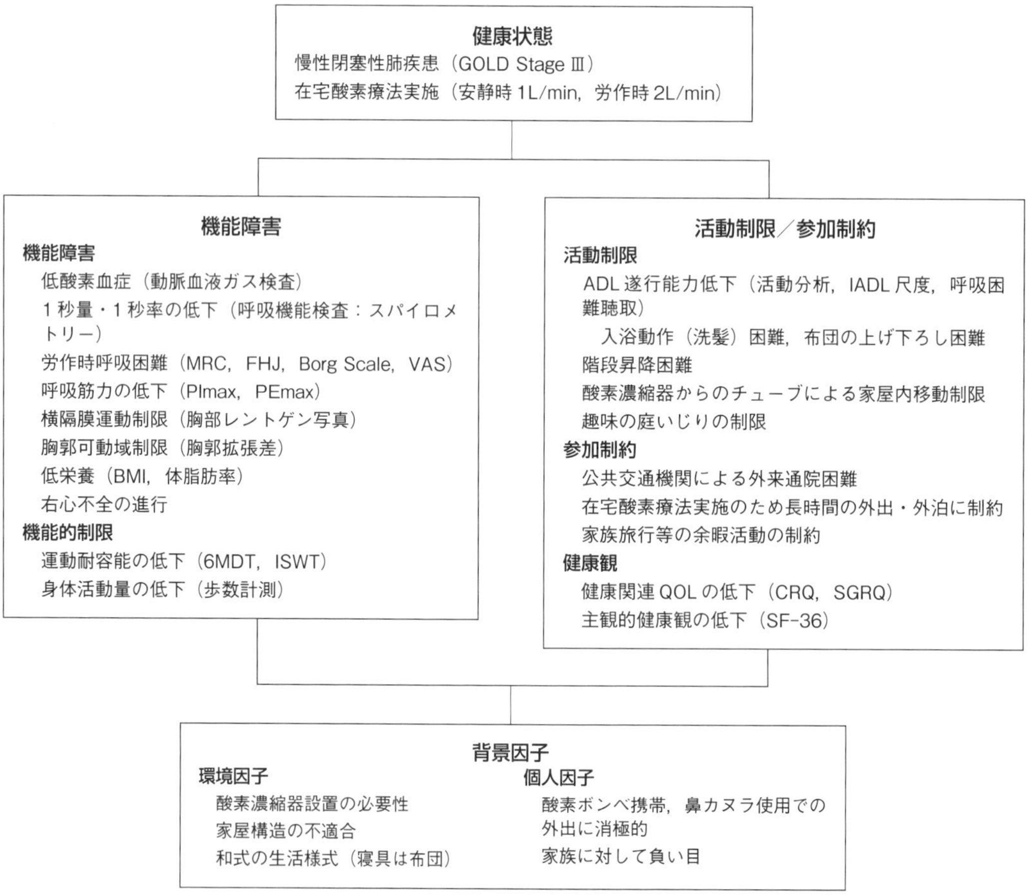

```
健康状態
  慢性閉塞性肺疾患（GOLD Stage Ⅲ）
  在宅酸素療法実施（安静時1L/min，労作時2L/min）
```

機能障害
- 機能障害
  - 低酸素血症（動脈血液ガス検査）
  - 1秒量・1秒率の低下（呼吸機能検査：スパイロメトリー）
  - 労作時呼吸困難（MRC，FHJ，Borg Scale，VAS）
  - 呼吸筋力の低下（PImax，PEmax）
  - 横隔膜運動制限（胸部レントゲン写真）
  - 胸郭可動域制限（胸郭拡張差）
  - 低栄養（BMI，体脂肪率）
  - 右心不全の進行
- 機能的制限
  - 運動耐容能の低下（6MDT，ISWT）
  - 身体活動量の低下（歩数計測）

活動制限／参加制約
- 活動制限
  - ADL遂行能力低下（活動分析，IADL尺度，呼吸困難聴取）
  - 入浴動作（洗髪）困難，布団の上げ下ろし困難
  - 階段昇降困難
  - 酸素濃縮器からのチューブによる家屋内移動制限
  - 趣味の庭いじりの制限
- 参加制約
  - 公共交通機関による外来通院困難
  - 在宅酸素療法実施のため長時間の外出・外泊に制約
  - 家族旅行等の余暇活動の制約
- 健康観
  - 健康関連QOLの低下（CRQ，SGRQ）
  - 主観的健康観の低下（SF-36）

背景因子
- 環境因子
  - 酸素濃縮器設置の必要性
  - 家屋構造の不適合
  - 和式の生活様式（寝具は布団）
- 個人因子
  - 酸素ボンベ携帯，鼻カヌラ使用での外出に消極的
  - 家族に対して負い目

図1 ICFからみた臨床判断のポイント

4-30 HOT導入中の慢性閉塞性肺疾患患者の在宅支援の事例

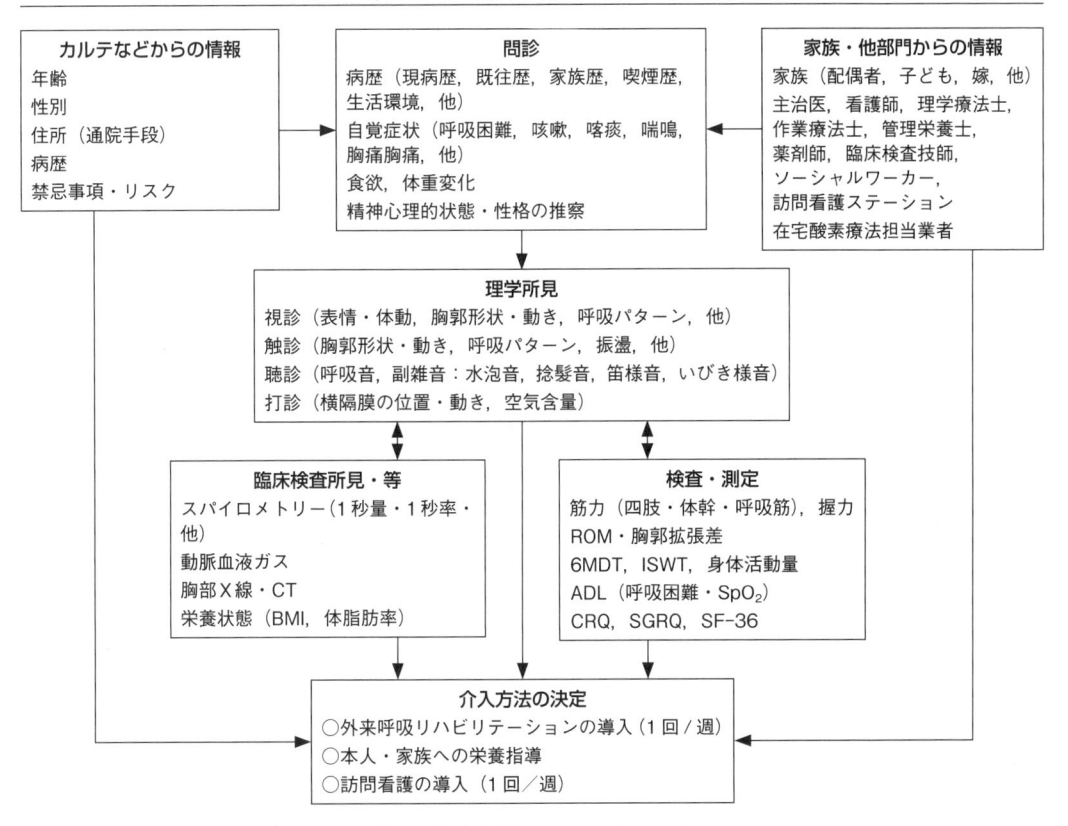

```
┌─────────────────────┐   ┌─────────────────────────┐   ┌─────────────────────────┐
│ カルテなどからの情報 │   │          問診            │   │ 家族・他部門からの情報  │
│ 年齢                 │   │ 病歴(現病歴,既往歴,     │   │ 家族(配偶者,子ども,嫁,他) │
│ 性別                 │──▶│ 家族歴,喫煙歴,生活環境,他)│◀──│ 主治医,看護師,理学療法士,│
│ 住所(通院手段)      │   │ 自覚症状(呼吸困難,咳嗽, │   │ 作業療法士,管理栄養士,   │
│ 病歴                 │   │ 喀痰,喘鳴,胸痛胸痛,他) │   │ 薬剤師,臨床検査技師,     │
│ 禁忌事項・リスク     │   │ 食欲,体重変化           │   │ ソーシャルワーカー,      │
│                      │   │ 精神心理的状態・性格の推察│  │ 訪問看護ステーション    │
│                      │   │                         │   │ 在宅酸素療法担当業者     │
└─────────────────────┘   └─────────────────────────┘   └─────────────────────────┘
                                       │
                                       ▼
                          ┌──────────────────────────┐
                          │         理学所見          │
                          │ 視診(表情・体動,胸郭形状・│
                          │ 動き,呼吸パターン,他)    │
                          │ 触診(胸郭形状・動き,     │
                          │ 呼吸パターン,振盪,他)   │
                          │ 聴診(呼吸音,副雑音:      │
                          │ 水泡音,捻髪音,笛様音,   │
                          │ いびき様音)              │
                          │ 打診(横隔膜の位置・動き,│
                          │ 空気含量)                │
                          └──────────────────────────┘
                               │             │
                               ▼             ▼
           ┌──────────────────────┐  ┌──────────────────────┐
           │   臨床検査所見・等    │  │      検査・測定       │
           │ スパイロメトリー      │  │ 筋力(四肢・体幹・    │
           │ (1秒量・1秒率・他)  │  │ 呼吸筋),握力        │
           │ 動脈血液ガス          │  │ ROM・胸郭拡張差       │
           │ 胸部X線・CT           │  │ 6MDT, ISWT, 身体活動量│
           │ 栄養状態(BMI,体脂肪率)│  │ ADL(呼吸困難・SpO₂) │
           │                       │  │ CRQ, SGRQ, SF-36      │
           └──────────────────────┘  └──────────────────────┘
                               │             │
                               ▼             ▼
                          ┌──────────────────────────┐
                          │      介入方法の決定       │
                          │ ○外来呼吸リハビリテーション│
                          │  の導入(1回/週)          │
                          │ ○本人・家族への栄養指導   │
                          │ ○訪問看護の導入(1回/週) │
                          └──────────────────────────┘
```

図2 臨床判断のフローチャート

表1 本例に関わるリハビリテーション専門職の役割

1. 医師:呼吸器科医,リハビリテーション科医
   診断,予後予測,リハビリテーション処方,薬物療法,本人・家族への説明と同意
2. 看護師(訪問看護師),保健師
   ADLの評価・指導,在宅呼吸リハビリテーションプログラムの実施確認・指導
3. 理学療法士,作業療法士
   コンディショニング・運動療法の実施・指導,ADLの評価・指導,家屋改造指導
4. 管理栄養士,薬剤師,臨床検査技師
   栄養評価・指導,薬物療法の説明・指導,臨床検査の説明
5. ソーシャルワーカー
   訪問看護ステーションとの調整,社会資源の説明・申請
6. 在宅酸素療法担当業者
   酸素濃縮器の設置・メンテナンス,酸素ボンベの充填

1. 疾患・障害の特性と理解

　COPDは不可逆性の気道閉塞・低酸素血症を特徴とする疾患であり，その臨床症状は労作時呼吸困難が主で，慢性の咳嗽，喀痰を伴うことが多い．進行すると右心不全の悪化がみられ，気道感染の合併によって急性増悪となりやすい．経過は長く予後不良で，慢性喫煙が最大の要因とされている．現時点では，完治させる治療法はなく，禁煙，薬物療法，酸素療法，運動療法を中心とした呼吸リハビリテーションなどにより症状の緩和や肺機能低下の進行抑制，健康関連QOLの向上を図る．このうち，低酸素血症に対する酸素療法を在宅に導入したのがHOTであり，その数は全国で約12～3万人に達する．HOTには，酸素濃縮器と携帯酸素ボンベが併用されることが多い．

　COPDに関するガイドラインは，1990年代から欧米の各国で作成され，2001年には米国国立心肺血液研究所（NHLBI）と世界保健機関（WHO）による世界的ガイドライン（Global Initiative for Chronic Obstructive Lung Disease：GOLD）[1]が公表され，2003，2004年に一部改訂された．その主な目的は，COPDの認識を高め，罹患率および死亡率を低下させることである．また，GOLDでは各Stageごとの治療法が示されており，StageⅡ以上では呼吸リハビリテーションが推奨されている．

　一方，日本におけるCOPDの現状把握のため，2000年から疫学調査NICE study（Nippon COPD Epidemiology Study）が実施された[2]．このNICE studyの結果から，日本人では40歳以上の有病率は8.5%であり，約530万人がCOPDに罹患していると推測されている．

2. 臨床判断のポイント

　COPDの主な機能障害としては，低酸素血症，1秒量・1秒率の低下，労作時呼吸困難，呼吸筋力の低下，低栄養などがあり，中でも特に重要なのが呼吸困難である．その理由は，COPDの活動制限や参加制約の因子が呼吸困難によることが多いためである．また，COPDのADL評価では，可能・不可能で判断すると可能な場合が多いが，それに費やす時間や伴う呼吸困難の程度，パルスオキシメーターによる酸素飽和度（SpO_2）について十分な確認が必要である．呼吸困難の定量的評価には，FHJ（Fletcher-Hugh-Jones）の分類が多く用いられてきたが，国際的にはMRC（Medical Research Council）の分類が標準的に使用されている．

　次に，COPDで多くみられる低栄養に関する評価も重要である．COPDで低栄養となりやすい理由は，健常者と比較し呼吸に費やす消費カロリーが多く，さらに摂取カロリーが少ないためによる．したがって，BMIや体脂肪率に加えて食事の状況を確認することも重要である．

　HOTが導入されているCOPDでは，HOT自体による活動制限や参加制約が生じる．酸素濃縮器の多くは設置型であり，酸素供給用の延長チューブにより家屋内移動が制限される．また，携帯酸素ボンベには容量に制限があるため使用時間が限られており，長時間の外出や外泊に制約が生まれやすい．

　COPDは長期にわたり呼吸困難があり，徐々にADLに制限が生じ，精神・心理状態がうつ傾向にある場合もある．また，人目が気になり，酸素ボンベを携帯し鼻カヌラ使用での外出に消極

的となりやすく，加えて長期間の喫煙による発症の場合には，家族に対して負い目を感じていることも多い．特に，COPDに対する健康関連QOLの評価には，Chronic respiratory disease questionnaire（CRQ）と St.George's respiratory questionnaire（SGRQ）が用いられるが，それぞれ著作権があり，使用願いの提出が必要である．

3. 臨床判断の流れ

　COPDにおける臨床判断の流れでは，カルテなどからの情報収集後，最初に実施することが問診である．病歴や呼吸困難などの自覚症状を確認し，精神心理的状態や性格も推察する．次に，検査者の五感を駆使した理学的所見の診察を行う．理学的所見の診察は，視診，触診，聴診，打診が中心であり，常にその所見を病態生理学的に解釈することを意識する．さらに，スパイロメトリーや動脈血ガスの臨床検査所見と，胸部X線写真所見などを確認し，理学的所見との適合性について判断する．加えて，呼吸筋力や運動負荷試験，ADLや健康関連QOLに関する検査・測定を行い，総合的に判断することが重要である[3]．一方，HOT導入例で在宅生活に関する情報を家族から得ることは不可欠であり，訪問看護師や在宅酸素療法担当業者からも適時情報を収集する．

　COPDは，呼吸困難によって活動量が減少しディコンディショニングとなり，さらに呼吸困難が増強する，息切れ・呼吸困難の悪循環となりやすい．また，不可逆性の疾患のため，呼吸法の修得や運動療法によって呼吸困難の軽減やADLの改善は期待できるが，1秒率や低酸素血症などの呼吸機能の改善は難しい．したがって本症例における介入は，呼吸困難やADL，低栄養の改善と呼吸機能の維持を目的とし，週1回の運動療法を中心とした外来呼吸リハビリテーションの導入，本人・家族への栄養指導，在宅でのADLと呼吸リハビリテーションプログラム指導のため週1回の訪問看護を導入することとした．

引用文献

1) NHLBI/WHO Workshop Report, Executive Summary, Global strategy for the diagnosis, management, and prevention of chronic obstructive pulmonary disease, Global initiative for chronic obstructive lung disease (GOLD), NlH Publication No 2701 A, 2001（福地義之助・監訳：慢性閉塞性肺疾患の診断，管理，予防のグローバルストラテジー．2001）
2) 日本呼吸器学会：COPD（慢性閉塞性肺疾患）診断と治療のためのガイドライン．メディカルレビュー，2004．
3) 石川　朗：呼吸器疾患・障害に対する評価の進め方（細田多穂，他編），理学療法ハンドブック（改訂第3版），理学療法の基礎と評価．pp823-853，協同医書出版社，2000．

〈付録〉

1. CRQ・SGRQ

→作成者&原本入手先

　　CRQ：Dr.Gordon Guyatt

　　Dept. of Clinical Epidemiology, McMaster University Medical Center, 1200 Main St., Hamilton, Ontario, Canada L8N 3Z5

　　SGRQ：Dr.Paul Jones

　　St. George Hospital Medical School, Dept. of physiological Medicine, Granmor Terrace, London SW17, UK

→日本語版使用に関する連絡先

　　西村浩一

　　京都桂病院呼吸器センター部長

　　〒615-8256　京都市西京区山田平尾町17

　　TEL（075）391-5811（代表）

　　FAX（075）381-0054（医局）

2. MRCの分類

Grade 0	息切れを感じない
Grade 1	強い労作で息切れを感じる
Grade 2	平地を急ぎ足で移動する，または緩やかな坂を歩いて登るときに息切れを感じる
Grade 3	平地歩行でも同年齢の人より歩くのが遅い，または自分のペースで平地歩行していても息継ぎのため休む
Grade 4	約100ヤード（91.4m）歩行したあと息継ぎのために休む，または数分間，平地歩行したあと息継ぎのために休む
Grade 5	息切れがひどくて外出ができない，または衣服の着脱でも息切れがする

3. 重症度によるCOPDの分類（GOLD）

Stage	特徴
0：リスクを有する状態	・スパイロメトリーは正常 ・慢性症状（咳，喀痰）
Ⅰ：軽症COPD	・$FEV_1/FVC<70\%$ ・$FEV_1 \geqq 80\%$ 予測値 ・慢性症状（咳，喀痰）を伴う，または伴わない
Ⅱ：中等症COPD	・$FEV_1/FVC<70\%$ ・$50\% \leqq FEV_1<80\%$ 予測値 ・慢性症状（咳，喀痰）を伴う，または伴わない
Ⅲ：重症COPD	・$FEV_1/FVC<70\%$ ・$30\% \leqq FEV_1<50\%$ 予測値 ・慢性症状（咳，喀痰）を伴う，または伴わない
Ⅳ：最重症COPD	・$FEV_1/FVC<70\%$ ・$FEV_1<30\%$ 予測値，または $FEV_1<50\%$ 予測値で慢性呼吸不全

FEV_1：forced expiratory volume in one second，1秒量
FVC：forced vital capacity，努力性肺活量
呼吸不全：海面レベルで呼吸する際に，動脈血酸素分圧（PaO_2）が8.0 kPa（60 mmHg）未満で，6.7 kPa（50 mmHg）を超える動脈血二酸化炭素分圧（$PaCO_2$）を伴う，または伴わない

（石川　朗）

4-31 通所中の虚弱高齢者への支援の事例

事例

78歳の在宅に居住する女性高齢者．単身生活で，山間部に暮らし，家族との交流はない．半年前に転倒により打撲をし，運動を目的に通所リハビリテーションを週に2回受けている．軽度の認知症と多発性脳梗塞（ラクナ梗塞）と診断されている．なお，ここでいう虚弱高齢者とは介護保険を利用する要支援，要介護高齢者を含むこととする．

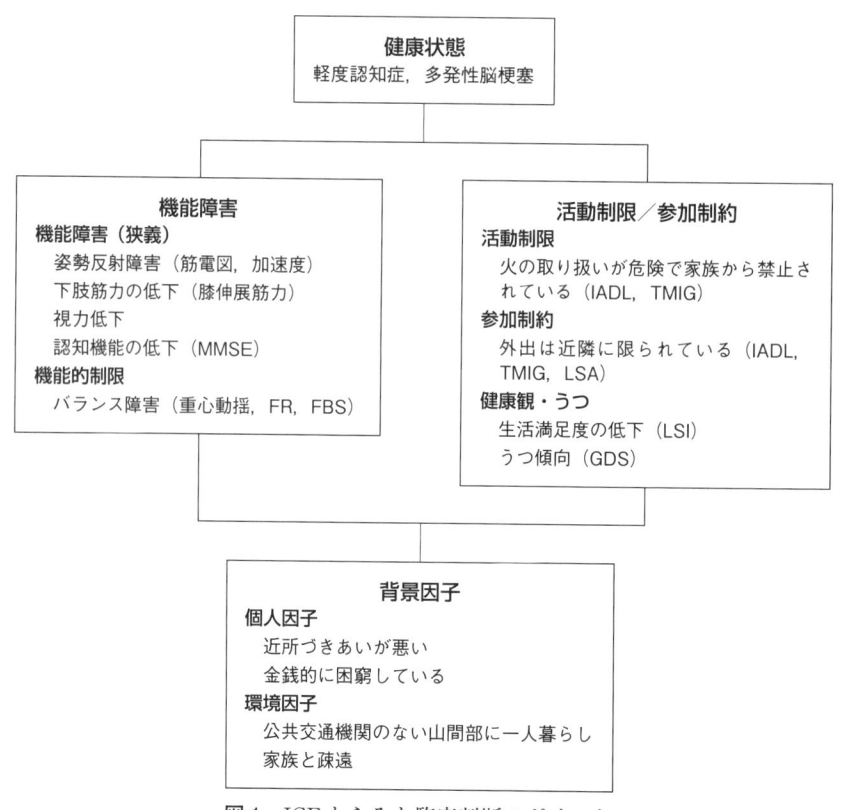

```
                    健康状態
               軽度認知症，多発性脳梗塞
      ┌──────────────┴──────────────┐
      機能障害                        活動制限／参加制約
 機能障害（狭義）                    活動制限
   姿勢反射障害（筋電図，加速度）       火の取り扱いが危険で家族から禁止さ
   下肢筋力の低下（膝伸展筋力）         れている（IADL, TMIG）
   視力低下                          参加制約
   認知機能の低下（MMSE）             外出は近隣に限られている（IADL,
 機能的制限                           TMIG, LSA）
   バランス障害（重心動揺，FR, FBS）   健康観・うつ
                                      生活満足度の低下（LSI）
                                      うつ傾向（GDS）
      └──────────────┬──────────────┘
                    背景因子
                 個人因子
                   近所づきあいが悪い
                   金銭的に困窮している
                 環境因子
                   公共交通機関のない山間部に一人暮らし
                   家族と疎遠
```

図1 ICFからみた臨床判断のポイント

4-31 通所中の虚弱高齢者への支援の事例

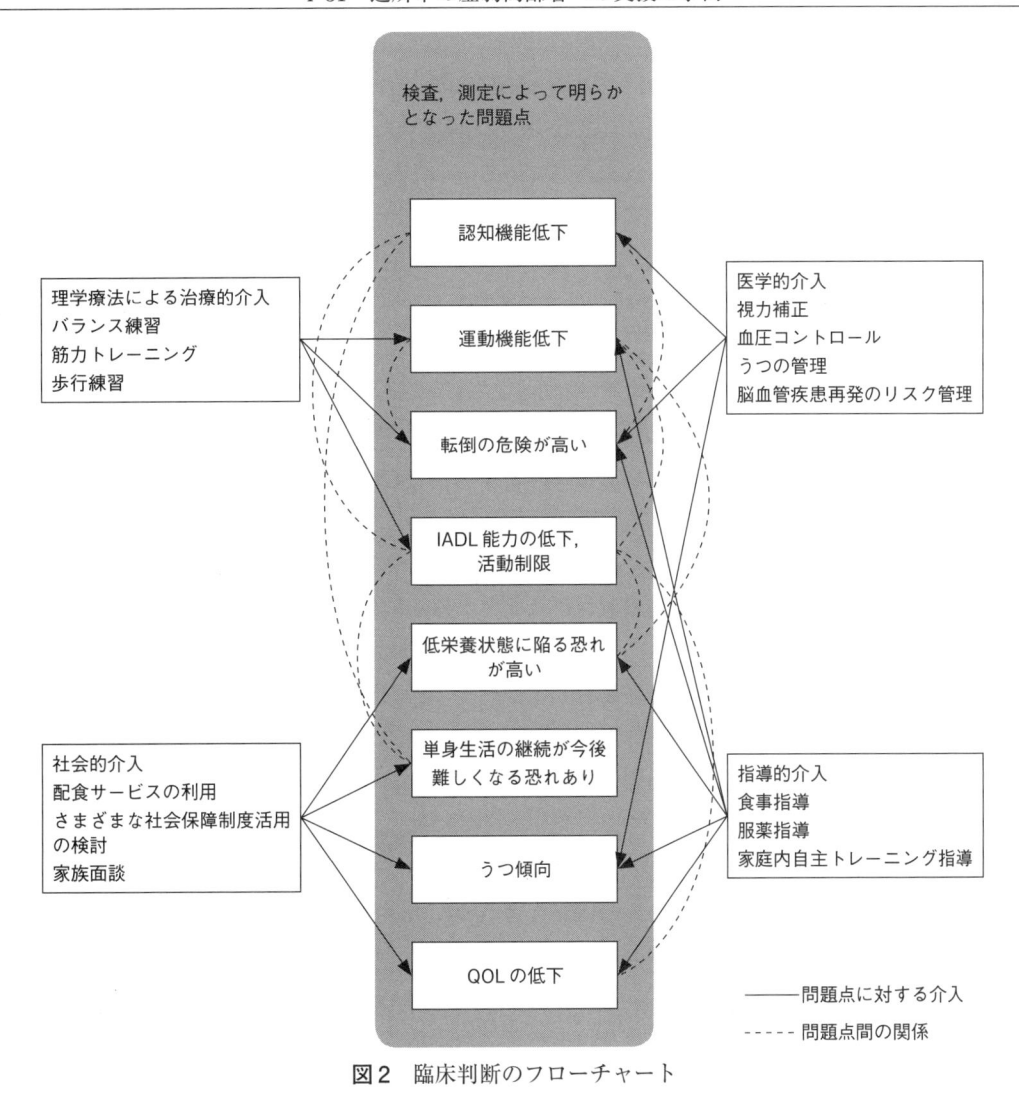

検査，測定によって明らかとなった問題点

- 認知機能低下
- 運動機能低下
- 転倒の危険が高い
- IADL能力の低下，活動制限
- 低栄養状態に陥る恐れが高い
- 単身生活の継続が今後難しくなる恐れあり
- うつ傾向
- QOLの低下

理学療法による治療的介入
- バランス練習
- 筋力トレーニング
- 歩行練習

医学的介入
- 視力補正
- 血圧コントロール
- うつの管理
- 脳血管疾患再発のリスク管理

社会的介入
- 配食サービスの利用
- さまざまな社会保障制度活用の検討
- 家族面談

指導的介入
- 食事指導
- 服薬指導
- 家庭内自主トレーニング指導

―――― 問題点に対する介入
------ 問題点間の関係

図2 臨床判断のフローチャート

表1 本例に関わるリハビリテーション専門職の役割

1. 医師：家庭医，リハビリテーション科医，神経内科医，精神科医，眼科医，他
   マネージメント，医学的状態の確認と治療
2. 理学療法士，作業療法士
   治療的，指導的介入
3. 保健師，看護師
   状態確認，指導的介入
4. ソーシャルワーカー
   社会資源の紹介・調整，家族との連絡
5. その他
   栄養士，臨床心理士，在宅介護支援専門員，在宅介護支援センター職員，行政職員

地域・在宅

1. 疾病・障害の特性と理解

認知症の原因疾患はアルツハイマー病と脳血管疾患が大部分を占めている．また，認知症予備群といわれる Age-Associated Cognitive Decline（AACD）は地域高齢者全体の20～30％を占めることが欧州の疫学的研究で明らかにされている[1]．

ラクナ梗塞は脳の末梢血管の閉塞により生じ，梗塞部位や程度により症状は多彩である．多く認められる症状としては，パーキンソニズムでありバランス機能の低下は早期から出現する場合があるため注意が必要である．

2. 臨床判断のポイント

通所サービスを利用する高齢者は，脳血管疾患に限らず多彩な疾病や障害を有する場合が多い．障害に応じた適切な介入を行うためには，まず対象者の全体像を把握する必要がある．そのためには，理学療法士のみで評価するには限界があるため，学際的な連携により他部門から情報収集を行うことが必須となる．また，維持期のリハビリテーションは機能回復，維持を図るとともに生活機能の保持や安定した生活の確保が重要となるために，社会的，心理的側面からの観察も重要である．図1には，通所する高齢者で比較的多く認められる軽度認知症と脳血管障害を呈した症例の障害像を示した．機能障害に対しては理学・作業療法士が中心となって検査を実施すべきであり，検査結果から，理学・作業療法における治療的介入の資料を得ることができる．これらの評価に基づいて，機能障害の部位を把握して効率的な理学・作業療法を実施することが望ましい．ただし通所サービスにおいては，集中的で個別的な理学・作業療法が困難な場合もあるので，集団において実施可能な方法もあわせて検討しておく必要があろう．活動制限や社会的制約，個人背景については連携職種からの情報を得ることが現実的であり効率的である．これらの情報を統合して，介入すべき優先順位を決定し，対象者ごとに検討していく．場合によっては理学・作業療法士による治療的介入よりも指導的介入に傾注すべき事案も生じてくるため，臨床判断に基づいて決定される介入手法を豊富に用意しておく必要がある．機能維持を図りつつ機能回復の可能性を見落とさないように留意する．機能維持期にある高齢者に過剰な機能改善の期待をしたり希望をもたせることは，リハビリテーション達成の観点から逆効果となることも考慮したうえで慎重な検討と対応をすべきである．通所サービスを利用する高齢者に対する臨床判断をするときの一般的なポイントを表2に示した．

表2　通所サービスを利用する高齢者に対する臨床判断をするときの一般的なポイント

1. 多角的な視点からの評価
2. 学際的な連携の中からの情報収集と多様な介入方法の検討
3. 生活の視点を重視する
4. 機能維持を図りつつ機能回復の可能性をさぐる

3. 臨床判断の流れ

図2には本症例における主な問題点と問題点間の関係，および問題に対する介入方法の概略を示した．高齢者の多彩な問題に対応するためには，リハビリテーション専門職による治療的介入の他に医学的介入，指導的介入，社会的介入が必須となる．これらの介入の中でリハビリテーション専門職が果たすべき中心的な役割は機能障害の改善と，運動や活動を中心とした指導的介入であろう．これらの介入を行う際には，運動機能障害を詳細に把握することの他に，低栄養による筋力低下の可能性などの状況も把握しておかないと見当違いな介入を行ってしまうことになる．また，活動量を低下させている要因が身体機能低下に依存するのか心理状態からなのか，社会的問題によるものかを相互に照らし合わせて検討し，介入の優先順位を決定する必要がある．表3には複数の問題から構成された障害に対する対処の概略を示した．これらの介入の中で中心的な問題への対処方法を明らかにし，リハビリテーション専門職として介入できることを模索する必要がある．

表3 複数の問題から構成された障害への対処

1. 転倒への対処
    運動機能障害：理学療法による治療的介入，指導的介入
        →筋力トレーニング，バランス練習，歩行練習，自主トレーニング指導
    認知機能障害：医学的介入，作業療法士による認知（神経）心理学的介入
        →服薬治療，リアリティ・オリエンテーション，神経心理学的アプローチ
    環境的問題・服薬：社会的介入，医学的介入，指導的介入
        →家屋調整，ホームヘルパーの導入，睡眠薬，精神安定剤の見直し

2. IADL低下，活動制限への対処
    運動機能障害：理学療法による治療的介入，指導的介入
        →筋力トレーニング，各種動作練習，屋外歩行練習，自主トレーニング指導
    認知機能障害・心理的問題：医学的介入，心理学的介入，指導的介入
        →服薬治療，IADL練習，心理状態改善のための介入，教育
    社会的問題：社会的介入
        →金銭的問題の解決，家族との連絡・支援の依頼，社会資源の利用

3. 単身生活が困難な場合の対処
    運動機能障害：理学療法による治療的介入
        →筋力トレーニング，各種動作練習，屋外活動練習
    認知機能障害・心理的問題：医学的介入，心理学的介入
        →服薬治療，IADL練習，認知（神経）心理学的介入，心理状態改善のための介入
    環境的問題：社会的介入
        →適切な住まいの確保
    社会的問題：社会的介入
        →金銭的問題の解決，家族との連絡・支援の依頼，社会資源の利用，ボランティアの活用

文献

1) Ritchie K et al：Classification criteria for mild cognitive impairment：a population-based validation study. Neurology Jan 9:56（1）：37-42, 2001.

（島田裕之）

4-32　地域在住の変形性膝関節症者への支援の事例

事例

65歳女性．専業主婦．身長150 cmで体重は68 kg．58歳頃より右膝関節痛が出現し，整形外科医院を受診．右変形性膝関節症（以下，膝OA）の診断にて外来通院を継続．ここ数年，右膝関節痛の増悪に加え左側の疼痛も出現しており，右膝関節に対する手術を勧められている．現在連続歩行は約500 m．住環境整備と屋外移動手段に関する相談があり，自宅訪問を行った．

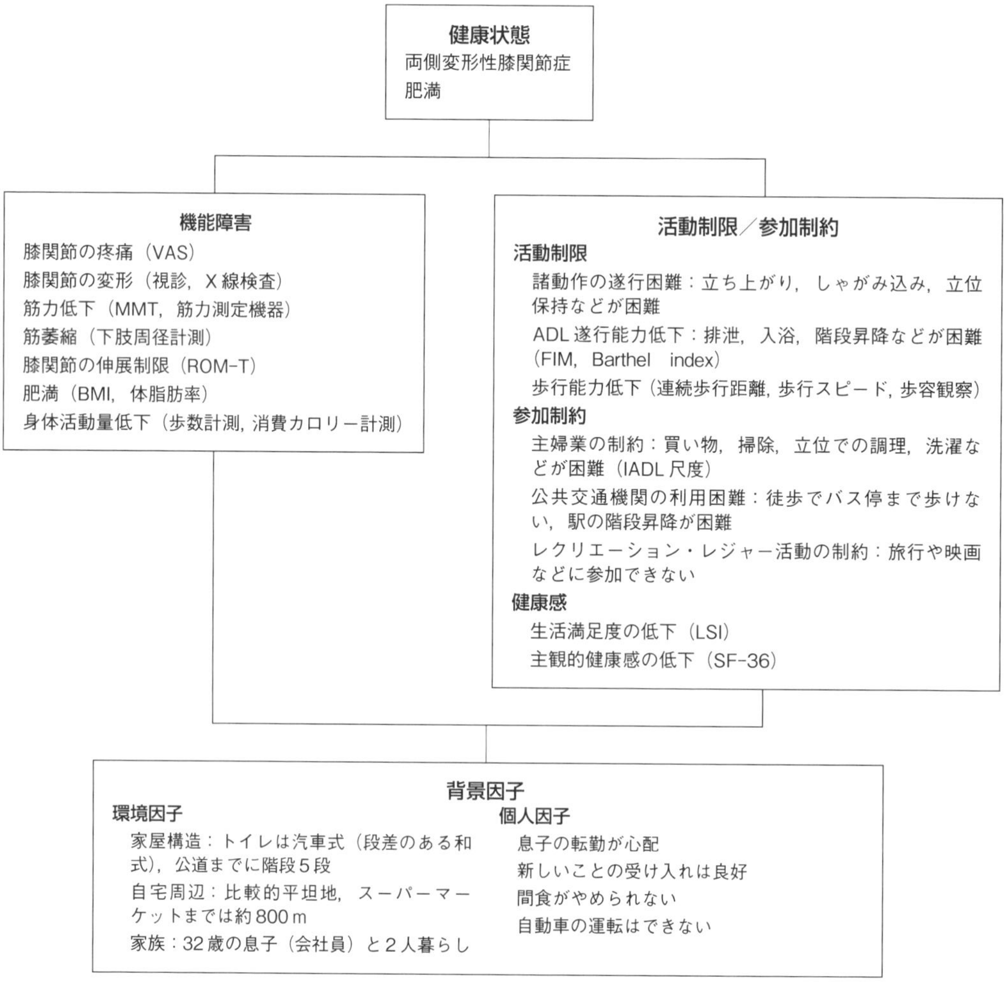

健康状態
両側変形性膝関節症
肥満

機能障害
膝関節の疼痛（VAS）
膝関節の変形（視診，X線検査）
筋力低下（MMT，筋力測定機器）
筋萎縮（下肢周径計測）
膝関節の伸展制限（ROM-T）
肥満（BMI，体脂肪率）
身体活動量低下（歩数計測，消費カロリー計測）

活動制限／参加制約

活動制限
諸動作の遂行困難：立ち上がり，しゃがみ込み，立位保持などが困難
ADL遂行能力低下：排泄，入浴，階段昇降などが困難（FIM, Barthel index）
歩行能力低下（連続歩行距離，歩行スピード，歩容観察）

参加制約
主婦業の制約：買い物，掃除，立位での調理，洗濯などが困難（IADL尺度）
公共交通機関の利用困難：徒歩でバス停まで歩けない，駅の階段昇降が困難
レクリエーション・レジャー活動の制約：旅行や映画などに参加できない

健康感
生活満足度の低下（LSI）
主観的健康感の低下（SF-36）

背景因子

環境因子
家屋構造：トイレは汽車式（段差のある和式），公道までに階段5段
自宅周辺：比較的平坦地，スーパーマーケットまでは約800 m
家族：32歳の息子（会社員）と2人暮らし

個人因子
息子の転勤が心配
新しいことの受け入れは良好
間食がやめられない
自動車の運転はできない

図1　ICFからみた臨床判断のポイント

4-32 地域在住の変形性膝関節症者への支援の事例

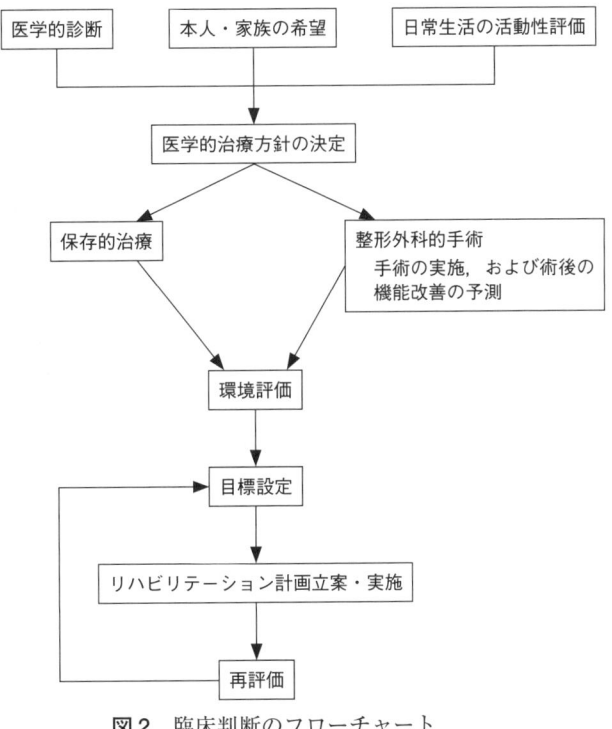

```
  ┌─────────┐  ┌─────────────┐  ┌───────────────┐
  │ 医学的診断 │  │ 本人・家族の希望 │  │ 日常生活の活動性評価 │
  └────┬────┘  └──────┬──────┘  └────────┬──────┘
       └──────────────┼────────────────────┘
                ┌─────▼─────────┐
                │ 医学的治療方針の決定 │
                └───┬───────┬───┘
          ┌────────┘       └────────────┐
     ┌────▼────┐              ┌─────────▼─────────┐
     │ 保存的治療 │              │ 整形外科的手術      │
     └────┬────┘              │ 手術の実施、および術後の│
          │                   │ 機能改善の予測        │
          │                   └─────────┬─────────┘
          └───────────┬─────────────────┘
                ┌─────▼─────┐
                │  環境評価   │
                └─────┬─────┘
                ┌─────▼─────┐
           ┌───▶│  目標設定   │
           │    └─────┬─────┘
           │    ┌─────▼──────────────┐
           │    │ リハビリテーション計画立案・実施 │
           │    └─────┬──────────────┘
           │    ┌─────▼─────┐
           └────│   再評価   │
                └───────────┘
```

図2 臨床判断のフローチャート

表1 本例に関わるリハビリテーション専門職・関連職の役割

1. 医師：整形外科医，リハビリテーション科医，内科医
   診断，治療方針の決定（外科的治療あるいは保存的治療），リハビリテーション処方，薬物治療，合併症の治療・経過観察
2. 理学療法士，作業療法士
   運動療法，ADL練習，生活指導，住環境評価・改修指導
3. 栄養士，保健師，看護師
   栄養指導，生活指導，訪問看護
4. 介護支援専門員（ケアマネジャー）
   介護保険サービスの導入（ヘルパー導入，福祉用具レンタル，住宅改修など）
5. ソーシャルワーカー
   社会資源の説明と活用支援，自立支援医療

1. 疾病・障害の特性と理解

膝OAは関節軟骨の磨耗，および関節周囲や軟骨下骨の反応性変化が特徴の進行性の疾患であり，中高年に多くみられる．発生の原因が明らかでない一次性と，先天的な形態異常や後天的な外傷などに続発する二次性の膝OAがある．高齢者にみられるものは大多数が一次性であり[1]，膝OA発生に関係する因子として，肥満，特殊な職業，筋力低下などが考えられている．

疼痛に関しては，安静時の出現はほとんどなく，歩行開始時や階段昇降時の痛みから始まる[2]．関節の炎症が激しい時や屈曲拘縮が出現した時には自発痛が出現することがある．

2. 臨床判断のポイント

疼痛の評価を中心とした膝OAの診断を行いながら，肥満などの全身合併症についても十分な評価を行う．そのうえで，年齢や社会的要件を考え合わせ，どのような医学的治療を行うべきかを決定することがまず重要である．主治医からの医療情報を収集することも有用である．

整形外科的手術の適応がある場合には，術後の機能改善を想定して今後の対応を計画する必要がある．保存的治療により経過をみる場合には，機能面のできる限りの維持を目標として，機能的なトレーニングや生活指導，環境整備などを実施する．

各サービスを実施するにあたっては，医療保険，介護保険，身体障害者福祉法などの法制度を理解し，必要に応じて使い分けることが大切である．

3. 臨床判断の流れ

医学的診断：在宅では，膝関節の腫脹や熱感の評価，筋力やROMの測定，歩容の観察，ADL評価（動作時の疼痛の出現に関する聴取も行う）を中心に膝OAの診断を行う．総合的な評価基準として，日本整形外科学会変形性膝関節症治療成績判定基準（表2）が使用されることも多い．また，肥満などの生活習慣病の合併は膝OAの悪化にも関係するため評価が欠かせない．

日常生活の活動性の聴取：仕事（主婦業を含む）や趣味的活動の内容を聴取する．同時に，これらの活動が阻害されていることによる本人・家族の生活満足度などを評価する．

環境評価：家屋や自宅周囲などの環境，あるいは人的援助に関する評価を行う．生活の洋式化，段差解消，手すりの設置，あるいはヘルパーの導入といった対応は疼痛の軽減に即時的な効果がある．ただし，長年の生活スタイルを変更する場合は，特に高齢者では受け入れが困難な場合もあるので十分な調整が必要である．

目標設定とリハビリテーション計画立案：前述の評価に応じて目標設定を行い，目標達成のための計画を立案する．目標は，できる限り具体的なADL，IADL，趣味活動を設定する．

以下，今回の事例に関するアプローチを列挙する（当面の間，手術は実施しないことになった．また，介護保険サービス利用のために介護認定を受けた）．

①機能維持・改善と疼痛の軽減：医療施設における物理療法と装具療法（右膝装具の作製）
　自宅での運動療法指導（筋力増強練習，ROM練習，杖を用いた歩行練習）[1]

表2 日本整形外科学会変形性膝関節症治療成績判定基準（抜粋）

		右	左
疼痛・歩行可能	1 km 以上歩行可，通常疼痛ないが，動作時たまに疼痛あってもよい	30	30
	1 km 以上歩行可，疼痛あり	25	25
	500 m 以上，1 km 未満の歩行可，疼痛あり	20	20
	100 m 以上，500 m 未満の歩行可，疼痛あり	15	15
	室内歩行または 100 m 未満の歩行可，疼痛あり	10	10
	歩行不能	5	5
	起立不能	0	0
疼痛・階段昇降	昇降自由・疼痛なし	25	25
	昇降自由・疼痛あり，手すりを使い・疼痛なし	20	20
	手すりを使い・疼痛あり，一歩一歩・疼痛なし	15	15
	一歩一歩・疼痛あり，手すりを使い一歩一歩・疼痛なし	10	10
	手すりを使い一歩一歩・疼痛あり	5	5
	できない	0	0
屈曲角度および強直・高度拘縮	正座可能な可動域	35	35
	横座り・胡座可能な可動域	30	30
	110°以上屈曲可能	25	25
	75°以上屈曲可能	20	20
	35°以上屈曲可能	10	10
	35°未満の屈曲，または強直，高度拘縮	0	0
腫脹	水腫・腫脹なし	10	10
	時に穿刺必要	5	5
	頻回に穿刺必要	0	0
	総計		

生活指導（肥満の防止・改善のための食事療法．日常生活上で膝への負担をかける姿勢や動作を避けることの指導）

②ADL改善：住環境整備（トイレの洋式化，ベッドの導入，階段の手すり設置）

人的援助（ヘルパーの導入：重量の重い買い物と床の拭き掃除を依頼）

③QOL向上：手動兼用型電動車いすのレンタル（自宅周囲の外出が可能．旅行にも使用予定）

引用文献

1) 吉永勝訓：高齢者の関節痛－リハアプローチはこうして：変形性膝関節症．臨床リハ11；601-607，2002．
2) 竹内良平，他：バイオメカニクスよりみた膝関節症の疼痛発生メカニズム．MB Med Reha 32：1-8，2003．

（高岡　徹）

4-33 認知症高齢者の在宅支援の事例

事例

85歳の女性．3年前の右大腿骨頸部骨折の後遺症で屋外歩行はT杖を使用．1年前に若年性認知症の一人娘が入院したのをきっかけに孫夫婦が同居したが，夫婦とも会社勤めで日中は不在である．介護保険では要支援1と認定され，本人の楽しみと機能維持を目的に，週2回のデイケア（通所リハビリテーション）利用が開始された．デイケアではほがらかに他の利用者と交流していたが，最近，午後3時の終了時刻がわからなくなり，昼食前に帰り支度を始め外に出てしまうこともある．時計をみせて説明してもすぐに忘れてしまう．同じ話を繰り返し，話し相手への反応は少ない．表情の変化も以前に比べ乏しくなった．通所時の服装がいつも同じで，自宅での生活管理にも問題がありそうだ．

```
                    ┌─────────────────────────────────┐
                    │          健康状態                │
                    │ 認知症の疑い（原疾患の確定診断はついていない）│
                    │ 軽度歩行障害は，今のところ安定している │
                    └─────────────────────────────────┘
                             │
           ┌─────────────────┴─────────────────┐
┌──────────────────────┐       ┌──────────────────────────────────┐
│   機能障害（MMSE）    │       │ 活動制限／参加制約（Barthel Index, IADL）│
│ 記憶障害（CDR）       │       │ IADL遂行能力低下の疑い（更衣動作はできるが，適│
│ 認知機能障害          │       │ 切な衣服の選択は難しいことから，他のIADLにつ│
│   見当識障害          │       │ いても遂行に支障が生じていることが推察される）│
│   思考と判断の障害    │       │ 家族とのコミュニケーションの不足（意思の表現が困│
│   病態認識の欠如      │       │ 難になりつつあるため，今後一層関係が疎遠になる恐│
│ 意欲の減退            │       │ れがある）                        │
│ 不安                  │       │ デイケアでの交流に制限（同じ話を繰り返し，他者の│
│                       │       │ 話への反応が乏しいことにより，他の利用者が関わり│
│                       │       │ を敬遠気味）                      │
└──────────────────────┘       └──────────────────────────────────┘
                             │
                    ┌─────────────────────────────────┐
                    │    背景因子（センター方式シート）  │
                    │ 環境因子                          │
                    │   日中は一軒家でひとりの状態       │
                    │   週2回デイケア通所                │
                    │   デイケアスタッフが家庭での生活状況を未把握│
                    │ 個人因子                          │
                    │   現在の場所には結婚以来在住       │
                    │   以前から「孫夫婦とは共通の話題がなく会話がない」と寂しそうに話していた│
                    │   民謡の踊りが大好きで，主婦業の傍ら，近所の人に教えていたときもあった│
                    └─────────────────────────────────┘
```

図1 ICFからみた臨床判断のポイント

認知症の人の在宅生活の継続には，本人支援と介護家族支援を併行して行う必要がある

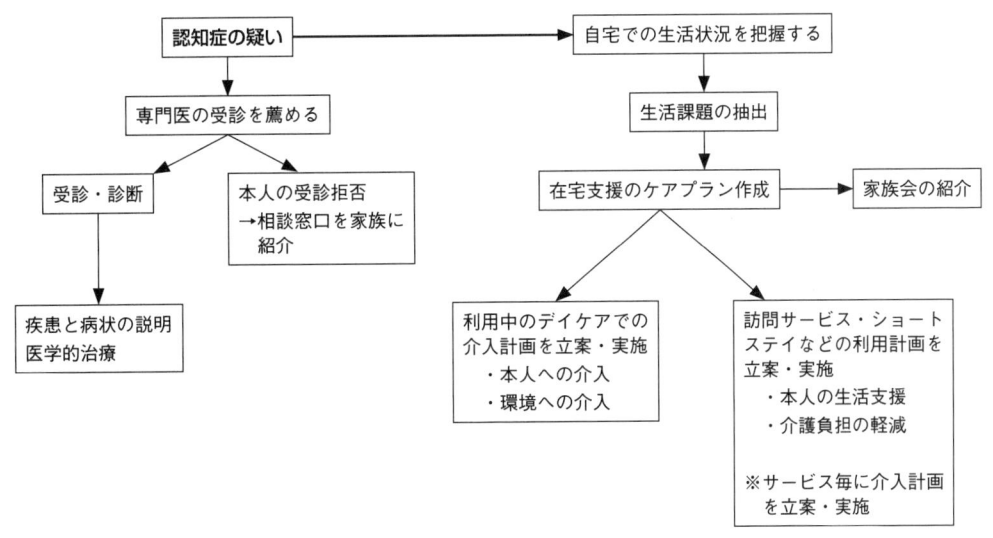

```
認知症の疑い ────────────→ 自宅での生活状況を把握する
    │                              │
    ↓                              ↓
専門医の受診を薦める            生活課題の抽出
    │                              │
    ├──────┐                       ↓
    ↓      ↓                  在宅支援のケアプラン作成 ──→ 家族会の紹介
受診・診断  本人の受診拒否           │
    │      →相談窓口を家族に        ├──────────┐
    │       紹介                   ↓          ↓
    ↓                       利用中のデイケアでの  訪問サービス・ショート
疾患と病状の説明              介入計画を立案・実施  ステイなどの利用計画を
医学的治療                    ・本人への介入      立案・実施
                            ・環境への介入      ・本人の生活支援
                                              ・介護負担の軽減

                                              ※サービス毎に介入計画
                                                を立案・実施
```

図2 臨床判断のフローチャート

表1 本例に関わるリハビリテーション専門職の役割

---
1. 医師：精神科医，神経内科医，他
   確定診断，予後予測，薬物療法，本人や家族への病状の説明
2. 看護師，保健師
   病状観察，健康管理について家族に助言・指導
3. 作業療法士
   認知機能の評価，ADL・IADL遂行能力の評価，住環境整備，本人が遂行できるADL・IADLや余暇活動，役割活動の計画と実施
4. 理学療法士
   転倒予防指導，住環境整備
5. 介護福祉士・ホームヘルパー
   デイケアや自宅での活動援助，自宅における生活状況の把握
6. ケースワーカー
   家族との連絡，家族の介護意思の確認
7. 介護支援専門員（ケアマネジャー）
   他の介護サービスの導入計画立案とマネジメント，家族会の情報提供

1. 疾病・障害の特性と理解

認知症とは脳の疾患がもたらす症候群である．通常は慢性または進行性で，複合的な高次皮質機能障害があり，それには記憶，思考，見当識，理解力，計算，学習能力，言語や判断の能力が含まれる．意識混濁はなく，通常は認知機能障害を伴い，時には，感情の制御，社会的行動や意欲の衰退がこれに先行してみられることもある[1]．

認知症には多くの原疾患があるが，そのうち老年期において発生率および有病率が高いものはアルツハイマー病と脳血管性認知症である．現在の65歳以上の老年期における認知症の有病率は約7%と推計されており，加齢とともに上昇する[2]．

2. 臨床判断のポイント

認知症は発症や進行が緩慢であることが多く，初期の段階では，正常な老化や，せん妄などの意識障害，うつ病との鑑別が難しい場合も多い．周辺症状（後述）が顕著となり生活が破綻するまで，専門医による診断や治療を受けなかったというケースも少なくない．

しかしアルツハイマー病の初期～中期に有効といわれる薬剤（ドネペジル）の登場以来，早期発見の重要性が認識されるようになった．また今日では，正常と認知症の間の状態である軽度認知障害（mild cognitive impairment：MCI）の段階で治療やリハビリテーションを始めることが，認知症の予防や進行の遅延に効果があると考えられるようになってきた．MCIは，日常的なセルフケアには問題はないが，活動意欲の低下や複雑な生活行為に軽度な障害が現れる状態で，観察行動尺度であるClinical Dementia Rating（CDR）0.5（障害の疑い）に相当する[3]．

認知症の症状の特徴や進行スピードは原疾患によるが，中核（基本）症状と周辺（随伴）症状があることは共通している．中核症状は，知識，記憶，認知，見当識，言語など知的機能を基盤にした思考，推理，適応，問題解決などの統合能力の障害である．周辺症状は，中核症状により低下した適応能力を基盤に，環境に反応性に出現したもので，「認知症にみられる行動・心理学的な徴候と症状」（behavioral and psychological signs and symptoms of dementia：BPSD）とも呼ばれ，人によって現れ方が異なる[4,5]．多くの場合，中核症状の改善は見込めないが，周辺症状は，中核症状がもたらした不安や混乱の軽減によって落ち着く可能性がある．介護者の関わり方を含め，どのような環境が個々の認知症の人の不安を静めるのかを個別に検討し調整するこ

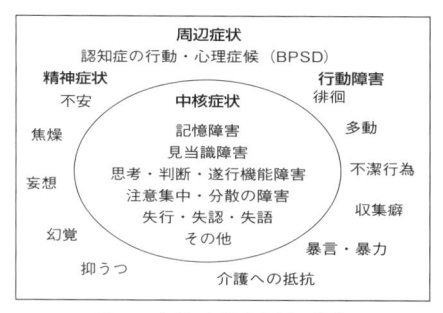

図3 中核症状と周辺症状
（山口晴保：認知症の正しい理解と包括的医療・ケアのポイント．協同医書出版社，2005より引用）

とが，認知症に対する臨床的アプローチのポイントとなる．

3. 臨床判断の流れ

①認知症が疑われたら

在宅の高齢者に認知症の疑いがある場合，まずは専門医を受診することが望ましい．ケースにもの忘れなどの自覚がある場合は比較的スムーズであるが，自覚がないと家族でも受診を勧めることに苦慮することになる．そのような場合には，保健センターなどで開かれる認知症相談会や電話相談を利用し，まずは家族が専門医からアドバイスを受けるとよい．

②認知症の人への介入

ケースへのアプローチの基本は，日常生活の諸行為について，できる部分とできない部分を細かく観察し，過剰介護を避けて，できない部分のみを補完するというものである．自ら開始するが完遂できない行為（例：料理が仕上がらない）については，能力を全面否定するのではなく，代わりに本人の能力でできる内容（例：下ごしらえ）を提示し，することを促す．出来事（例：失敗を叱られたこと）は忘れても感情の記憶（例：嫌な気持ち）は残り，周辺症状を増幅させるので，肯定的な感情が誘発される関わり方を心がける．ケースの生活史を知り，価値観や人生観を理解することは，ケース自身がうまく説明できない言動の意味を解釈し，より良い関係を結ぶためのヒントとなる．

③家族の支援

介護に熱意があっても，毎日介護に追われることは，介護者のストレスを高め，時には虐待に発展する．在宅生活継続には，ケース自身と同時に介護家族への支援が不可欠となる．通所サービスやショートステイなどの公的資源の利用を促すとともに，認知症の症状およびケースが感じている不安について理解を深めてもらい，周辺症状の改善策を一緒に考える．家族会の交流は，介護者の孤独感を軽減し，精神的サポートを授受する機会ともなる．

④施設入所の判断

家族の介護疲労やケースが事故を起こすリスクが著しく高い場合には，ケアマネジャーなどと連携し，施設入所を検討する．ケースの住み慣れた地域にある施設で暮らせれば，家族や知人が面会しやすく，生活の継続性も保ちやすい．

引用文献

1) 厚生省大臣官房統計情報部・編：疾病，傷害および死因統計分類提要 ICD-10準拠第2巻. 1993.
2) 柄澤昭秀：アルツハイマー病の臨床「疫学」（中野今治，水澤英洋・編「よくわかるアルツハイマー病」）．p41，永井書店，2004.
3) 山口晴保：軽度認知障害（MCI）の臨床（山口晴保・編著「認知症の正しい理解と包括的医療・ケアのポイント」）．p41，協同医書出版社，2005.
4) 新井平伊，木村通宏：特異的症候とその治療（柳澤信夫・編「老年期痴呆の克服をめざして」）．p179，医学書院，2005.
5) 小澤 勲：認知症とは何か．岩波新書，p149，2005.

〈付録〉

1. 臨床的認知症尺度（CDR）：Clinical Dementia Rating の略．

認知症の観察尺度のひとつで，家族・介護者による情報が重要視される．

日常生活のエピソード記憶と，遂行機能，複雑な行為などの家庭・社会における適応能力を評価しており，CDR1+の状態は，ICD-10, や DSM-Ⅳにおける認知症の診断基準との一致率が高い．

CDR 判定は，①家族・介護者からの情報，②本人からの情報，③全体的な印象の3点を総合して行う．判定プロセスの詳細は文献参照のこと．

CDR	0	0.5	1	2	3
	なし 0	疑い 0.5	軽度 1	中等度 2	重度 3
記憶（M）	記憶障害なし 軽度の一貫しない物忘れ	一貫した軽い物忘れ 出来事を部分的に思い出す良性健忘	中程度記憶障害 特に最近の出来事に対するもの 日常生活に支障	重度記憶障害 高度に学習したもののみ保持，新しいものはすぐに忘れる	重度記憶障害 断片的記憶のみ残存する程度
見当識（O）	見当識障害なし	時間的関連の軽度の困難さ以外は障害なし	時間的関連の障害 中程度あり，検査では場所の見当識良好，他の場所で時に地誌的失見当	時間的関連の障害 重度，通常時間の失見当，しばしば場所の失見当	人物への見当識のみ
判断力と問題解決（JPS）	日常の問題を解決 仕事をこなす 金銭管理良好 過去の行動と関連した良好な判断	問題解決，類似性差異の指摘における軽度障害	問題解決，類似性差異の指摘の中程度障害／社会的判断は通常，保持される	問題解決，類似性差異の指摘における重度障害／社会的判断は通常，障害される	問題解決不能／判断不能
地域社会活動（CA）	通常の仕事，買物，ボランティア，社会的グループで通常の自立した機能	左記の活動の軽度の障害	左記の活動のいくつかにかかわっていても，自立できない 一見正常	家庭外では自立不可能／家族のいる家の外に連れ出しても他人の目には一見活動可能に見える	家族のいる家の外に連れ出した場合生活不可能
家庭生活および趣味・関心（HH）	家での生活，趣味，知的関心が十分保持されている	家での生活，趣味，知的関心が軽度障害されている	軽度しかし確実な家庭生活の障害 複雑な家事の障害，複雑な趣味や関心の喪失	単純な家事手伝いのみ可能 限定された関心	家庭内における意味のある生活活動困難
介護状況（PC）	セルフケア完全		奨励が必要	着衣，衛生管理などの身の回りのことに介助が必要	日常生活に十分な介護を要する 頻回な失禁

（目黒謙一：痴呆の臨床—CDR 判定用ワークシート解説〈神経心理学コレクション〉．医学書院，p104, 2004 より）

図4　CDR 判定用紙

2. 認知症の人のためのケアマネジメント 「センター方式シート」

認知症介護研究・研修東京センターが開発した，認知症の人の生活ケアアセスメントシート．全体はA「基本情報」4，B「暮らしの情報」4，C「心身の情報」2，D「焦点情報」5，E「24時間アセスメントまとめシート（ケアプラン導入シート）」1の，全16種類のシートにより構成され，必要なシートを選択使用してよい．

認知症の人本位のケアプランを立案できるよう，各シートは「認知症である〈私〉はどうであるか」という視点で記入する書式になっているのが特徴．

書式全体は「いつどこ」ネット（http://www.itsu-doko.net/）からダウンロードが可能．

例（注：実際にダウンロードできるものとは若干，体裁が異なる）：

B-3 暮らしの情報（私の暮らし方シート） 名前　　　　記入日：20　　年　　月　　日／記入者

◎私なりに築いてきたなじみの暮らし方があります．なじみの暮らしを継続できるよう支援して下さい．

暮らしの様子	私が長年なじんだ習慣や好み	私の現在の状態・状況	私の願いや支援してほしいこと ●私が言ったこと △家族が言ったこと ○ケア者が気づいたこと ケアのヒントやアイデア
毎日の習慣となっていること			
食事の習慣			
飲酒・喫煙の習慣			
排泄の習慣・トイレ様式			
お風呂・みだしなみ（湯の温度，歯磨き，ひげそり，髪をとかすなど）			
おしゃれ・色の好み・履き物			
好きな音楽・テレビ・ラジオ			
家事（洗濯，掃除，買い物，料理，食事のしたく）			
興味・関心・遊びなど			
なじみのものや道具			
得意な事／苦手な事			
性格・特徴など			
信仰について			
私の健康法（例：乾布摩擦など）			
その他			

★プライバシー・個人情報の保護を徹底してください．B-3　　　　　Ⓒ認知症介護研究・研修東京センター（0503）

図5　センター方式シート

（浅海奈津美）

索 引

（太字の項目は本書第2部の事例「付録」で解説した評価尺度）

【ア】

ASIA impairment scale **63**
ASIA（American Sipinal Injury Association）の評価 74, 96
IADL（Instrumental Activities of Daily Living） 50, 60, 66, 76, 88, 114, 124, 144, 158, 172, 178, 182, 186
ICIDH（機能障害，能力低下および社会的不利の国際分類） 5
ICARS（International Cooperative Ataxia Rating Scale） **129**
ICF（国際生活機能分類） 5, 6, 17
ICD-10（疾病及び関係保健問題の国際統計分類10回修正） 5
アスペルガー症候群 152
AMPS（Assessment of Motor and Process Skills） 92
ESD, ESUS（Early Supported Discharge, Extended Stroke Unit Service） 36
一絨毛膜二羊膜多胎 26
一般自己効力感尺度 54
医療経済 10
医療の場 3, 5, 6
医療倫理 4
Incremental Shuttle Walking Test（ISWT） 172
インフォームド・コンセント（informed consent） 9
WeeFIM **112**
Visual Analogue Scale（VAS） 50, 66, 76, 88, 102, 140, 172, 182
Wechsler Memory Scale-revised（WMS-R） 84
WOMAC index（Western Ontario and McMaster Universities Osteoarthritis Index） **54**
運動器の10年世界運動 5
運動負荷試験 50, 66

HRSD（Hamilton Rating Scale for Depression） **106**
HAQ（Health Assessment Questionnaire） **134**
modified Health Assessment Questionnaire） **134**
AIMS 2（Arthritis Impact Measurement Scales, version 2） **134**
AACD（Age-Associated Cognitive Decline 180
ALSAQ-40（日本語版） **163**
ALSFRS-R（Japanese version） **163**
ALSの重症度分類 **163**
ACRコアセット **135**
ADL（日常生活活動） 15
SF-36（medical outcome study 36-item short-form health survey） 50, 60, 66, 76, 102, 124, 130, 148, 158, 164, 172, 182
SCDの重症度分類 **128**
SBNS（Spina Bifida Neurological Scale） **112**
NCMRR（National Center for Medical Rehabilitation Research） 17
Fatigue Severity Scale 64
MRCの分類 **176**
MRD（Minimal Record of Disability for Multiple Sclerosis） **63**
MFT（Manual Function Test） 144
MWS（Maximum Walking Speed） 148
LSI（Life satisfaction index：生活満足度尺度） 50, 66, 76, 102, 124, 148, 158, 164, 178, 182
LSA（Life Space Activity） 124, 164, 178
遠城寺式乳幼児分析的発達検査 **119**
オーダーメイドの医療 6

【カ】

改訂長谷川式簡易知能評価スケール 88, 92
拡大代替コミュニケーション（AAC） 81

索　引

片麻痺12段階回復グレード　33
簡易上肢機能検査（STEF）　47
寛骨臼回転骨切り術　50
観察　3, 11, 19, 21
　　脳血管障害者の背臥位姿勢の――　42
関節可動域測定　26, 44, 50, 66, 76, 88, 120, 140, 158, 182
関節リウマチ　130
機能障害，能力低下および社会的不利の国際分類（ICIDH）　5
機能的自立度尺度（FIM）　33, 70, 84, 88, 92, 96, 124, 137, 144, 158, 182
機能的バランス機能　60, 178
QOL（生活の質）　10, 15
急性心筋梗塞　56
急性期脳梗塞（延髄）　38
筋萎縮性側索硬化症（ALS）　158
屈筋腱の区画区分　**48**
くも膜下出血　92, 144
クリティカルな思考　3
頸髄損傷　70, 96
軽度認知障害（mild cognitive impairment：MCI）　188
行為性無視検査（BIT）　137, 144
行為内省察（reflection in action）　3
高機能自閉症スペクトラム・スクリーニング質問紙（ASSQ）　**156**
高次脳機能検査　84, 93
コース立方体組み合わせテスト　92, 144
Coma Scale（Japan Coma Scale, Glasgow Coma Scale）　38, 86, 92
呼吸窮迫症候群　26
国際生活機能分類（ICF）　5, 6, 17
「心の理論」高次テスト（日本版）　**156**
根拠に基づく医療（evidence based practice）　3
　　――による臨床思考過程　4
根拠に基づく個別的な医療　6

【サ】

SIAS（Stroke Impairment Assessment）　88, 144
座位バランスグレード　100
Zancolliの分類　75, 96

CRQ・SGRQ　**176**
CES-D Scale　**106**
GSES　**151**
GMs評価（自発運動評価）　**30**
CCU（coronary care unit）　58
GSES（General Self-Efficacy Scale）　**54**
GDS（Geriatric Depression Scale）　178
視床出血　102
JSS　88
疾病及び関係保健問題の国際統計分類第10回修正（ICD-10）　5
自閉症　152
Sharp法　**134**
Japanese Wechsler Adult Intelligence Scale-revised（WAIS-R）　84
手指屈筋腱損傷　44
手指の識別能力検査　49
手指の触・圧覚検査　48
手内筋マイナス肢位（claw hand）　46
障害者基本計画　5
生涯発達　3, 5, 6
神経断裂　44
新生児集中治療室（NICU）　26
新版SM社会生活能力検査　108, 114
Simple Test of Evaluationg Hand Function（STEF）　84, 92, 114
Scott分類　164
Steinbrocker stage分類　134
Steinbrockerの機能障害度の分類基準　134
Standard Neurological Classification of Spinal Cord Injury　**63**
Standard Language Test of Aphasia　92
Stroke Care Unit（SU）　32
Stroke Scale　42
生活機能　5
精神発達遅滞　80
生理的コスト指数（PCI）　50, 66, 76
脊髄小脳変性症　124
切断　76
全人的医療　4
前頭葉障害　92
専門職の巧みさ（professional artistry）　3
双胎間輸血症候群　26
粗大運動能力尺度（gross motor function measure：GMFM）　118

【タ】

体脂肪率, 体格指数 (body mass index：BMI)　50, 66, 164, 172, 182
対象者・家族の意思と希望　4, 6
大脳動脈梗塞　136
DASH (the JSSH version)　49
多発性硬化症 (MS)　60
Dubowitz 評価 (新生児神経学的評価)　**30**
TAM (total active range of motion)　48
チーム医療　4, 10, 16
　　――の最適化　6
Tinel 徴候　48
長座体前屈テスト　**54**
超早産　26
超低出生体重児童　26
津守式乳幼児精神発達質問紙　**119**
TEACCH プログラム　123
DAS28 (Disease Activity Score)　**135**
TMT　84
Duchenne 型進行性筋ジストロフィー　120
投球障害肩　140
糖尿病　164
頭部外傷　84
Thomas test　54
時計描画テスト (CDT)　137
徒手筋力検査　44, 50, 66, 76, 88, 96, 120, 140, 158, 164, 182
Trail making test　92, 144

【ナ】

Nagi のモデル　17
二分脊椎　108
日本感覚インベントリー　154
日本版 RBMT　92
日本版 WISC-III 知能検査　114, 154
日本版フロスティッグ視知覚発達検査　114
日本版ミラー幼児発達スクリーニング検査 (JMAP)　**157**
ニューヨーク大学式障害段階分類 (Swinyard Stage)　122
認知症　178, 186,
　　――にみられる行動・心理学的な徴候と症状 (BPSD)　188
認知症の人のためのケアマネジメント「センター方式シート」　**191**
脳室周囲白質軟化症　26
脳性麻痺　80, 114
脳卒中クリニカルパス　33
脳卒中後うつ　102

【ハ】

パーキンソン病　148
Barthel Index (BI)　70, 88, 96, 102, 114, 137, 182, 186
perfect O テスト　47
長谷川式簡易知能評価スケール (改訂)　88, 92
PIPA (Position and Intensity Physical Activity)　**167**
PEDI (Pediatric Evaluation of Disability Inventory)　**112**
PCRS (Patient Competency Rating Scale)　84
被殻出血　32
評価　3, 11, 19
　　リハビリテーション科医師による――　15
　　理学療法士による――　18
　　作業療法士による――　20
　　社会・経済的――　11
病態生理・運動学的な思考　4, 6
physical working capacity (PWC)　50, 66
Brazelton 評価 (新生児行動評価)　**30**
Frankel の分類 (改良)　75
Brunnstrom Recovery Stage　88, 102, 136, 144, 168
フロマン徴候　47
閉塞性動脈硬化症　76
Paced Auditory Serial Addition test (PASAT)　84
変形性股関節症　50, 66
変形性膝関節症　88, 182
Benton Visual Retention Test　92
保育士　81
歩行速度・重複歩距離・歩行率　50, 66, 76
Borg スケール　172

【マ】

慢性腎不全　76
慢性閉塞性肺疾患（COPD）　172
重症度によるCOPDの分類（GOLD）　**177**
南カリフォルニア感覚統合検査（SCSIT）　**157**
Mini Mental State Examination（MMSE）　84, 102, 144, 178, 186
三宅式記銘力検査　84, 92
ミラニー運動発達スクリーニングテスト　114
Mets（metabolic equivalents）　58
面接　3, 21
Motor Assessment Scale（MAS）　60
modified Ashworth Scale　26, 60, 88, 102, 158
modified-Rankin Scale　91

【ヤ】

Yahrの重症度分類　148
UMSARSパート3（Unified Multiple System Atrophy Rating Scale）　**129**
UPDRS（Unified Parkinson's Disease Rating Scale）　**129**

Euro QOL　84

【ラ】

Larsen法　134
ラクナ梗塞　178
理学療法士　17
リサーチ・エビデンス　6
リハビリテーション科医師　15
リハビリテーション・カンファレンス　12
リハビリテーション（総合）実施計画書　5
リハビリテーション・チーム　16
臨床疫学的な指標　4
臨床家としての判断（clinical judging）　4
臨床経験的な意思決定　4, 6
臨床的意思決定（clinical decision making）　3, 9
臨床的推論（clinical reasoning）　3, 21
　——科学的リーズニング　21-23
　——実用的リーズニング　21-23
　——ナレーティブ・リーズニング　21-23
　——倫理的リーズニング　21-23
臨床的認知症尺度（CDR）　**190**
臨床判断学　9-13
老健式活動能力指標（TMIG）　60, 70, 76, 124, 178
6分間歩行距離（6MD）　50, 66, 172

臨床判断学入門		定価はカバーに表示

2006年5月22日　初版第1刷発行

編集者	内山　靖, 小林　武, 前田眞治
発行者	木下　攝
印刷・製本	株式会社三秀舎
DTP	Kyodoisho DTP Station
発行所	株式会社協同医書出版社
	〒113-0033　東京都文京区本郷 3-21-10
	電話 03-3818-2361　ファックス 03-3818-2368
	郵便振替 00160-1-148631
	http://www.kyodo-isho.co.jp/　E-mail：kyodo-ed@fd5.so-net.ne.jp

ISBN4-7639-1044-2

JCLS 〈(株)日本著作出版権管理システム委託出版物〉
本書の無断複写は著作権法上での例外を除き禁じられています．複写される場合は，そのつど事前に
(株)日本著作出版権管理システム（電話 03-3817-5670, FAX 03-3815-8199）の許諾を得てください．